国家自然科学基金（项目编号：61363042、61562045、61762051）资助出版

偏最小二乘法优化及其在中医药领域的应用研究

杜建强　聂　斌　熊旺平　著

清華大学出版社
北京

内容简介

全书共11章：第1章绪论；第2～5章阐述数据挖掘和统计学的基本知识；第6章讨论偏最小二乘法在中医药领域的应用思路，承接上下文；第7～10章分别从数据预处理、特征选择、非线性特征提取研究、非线性回归研究四个角度优化偏最小二乘法，并穿插相关基础算法的介绍，以便读者理解；第11章进行总结和展望。本书按照数据挖掘的一般步骤安排章节顺序，以问题为导向提出优化模型，结合理论、方法和实验详细描写模型内容。本书内容由浅入深，从易到难，循序渐进，适合高等中医药院校教师、科研人员以及药物研发人员阅读。

图书在版编目（CIP）数据

偏最小二乘法优化及其在中医药领域的应用研究 / 杜建强，聂斌，熊旺平著. —北京：清华大学出版社，2021.6

ISBN 978-7-302-56854-4

Ⅰ. ①偏…　Ⅱ. ①杜…　②聂…　③熊…　Ⅲ. ①最小二乘法－应用－中国医药学－医学统计－统计分析（数学）－研究　Ⅳ. ① R2-32

中国版本图书馆 CIP 数据核字（2020）第 225192 号

责任编辑： 罗　健
封面设计： 傅瑞学
责任校对： 李建庄
责任印制： 杨　艳

出版发行： 清华大学出版社
网　　址： http://www.tup.com.cn, http://www.wqbook.com
地　　址： 北京清华大学学研大厦A座　　**邮　　编：** 100084
社 总 机： 010-62770175　　**邮　　购：** 010-62786544
投稿与读者服务： 010-62776969, c-service@tup.tsinghua.edu.cn
质量反馈： 010-62772015, zhiliang@tup.tsinghua.edu.cn
印 装 者： 三河市东方印刷有限公司
经　　销： 全国新华书店
开　　本： 185mm×260mm　　**印　　张：** 13.5　　**彩　　插：** 10页　　**字　　数：** 283千字
版　　次： 2021年8月第1版　　**印　　次：** 2021年8月第1次印刷
定　　价： 168.00元

产品编号：087473-01

作 者 简 介

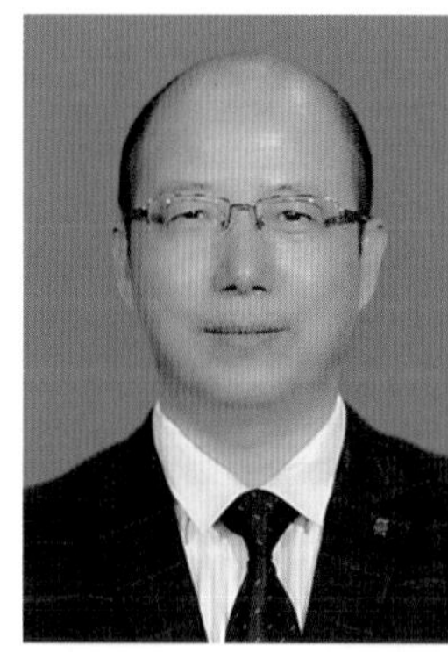

杜建强 江西中医药大学副校长，二级教授，博士研究生导师，博士。中国中医药信息学会副会长，中国中医药信息学会信息教育分会会长，中国中西医结合学会信息专业委员会副主任委员，中国计算机学会高级会员，美国计算机协会会员，江西省新世纪百千万人才工程人选，江西省高等学校中青年学科带头人。

主要研究领域：医药大数据与人工智能、医学自然语言处理。近年来先后主持了国家重点研发计划、国家自然科学基金等国家级课题 8 项，省部级重点课题 10 余项。荣获江西省科学技术进步奖 3 项；获得国家级教学成果奖二等奖 1 项、江西省教学成果奖 3 项。主编全国高等中医药院校“十二五”、“十三五”规划教材各 1 部，在国内外重要学术刊物和学术会议上发表论文 100 余篇，其中三大索引收录论文 60 余篇，获得发明专利 6 项、计算机软件著作权 20 余项。

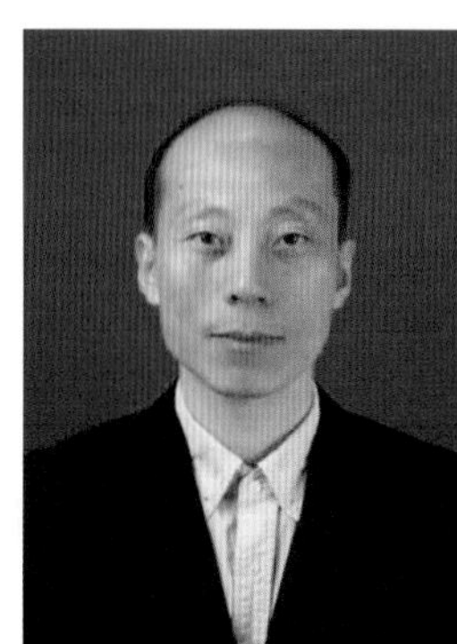

聂斌 副教授，硕士研究生导师。中国人工智能学会粒计算与知识发现专业委员会委员，中国中医药信息学会信息教育分会常务理事，中国中西医结合学会信息专业委员会委员，江西省高新技术企业认定评审专家、江西省高端科技创新智库入选专家。

主要研究领域：数据挖掘、机器学习、人工智能、中医药信息学。近年来主持或参与国家重点研发计划、国家自然科学基金等国家级课题 5 项，省级课题 3 项。发表学术论文 60 余篇，副主编教材 1 部。荣获江西省高等学校科技成果奖一等奖 1 项。获得发明专利 3 项、计算机软件著作权 8 项。

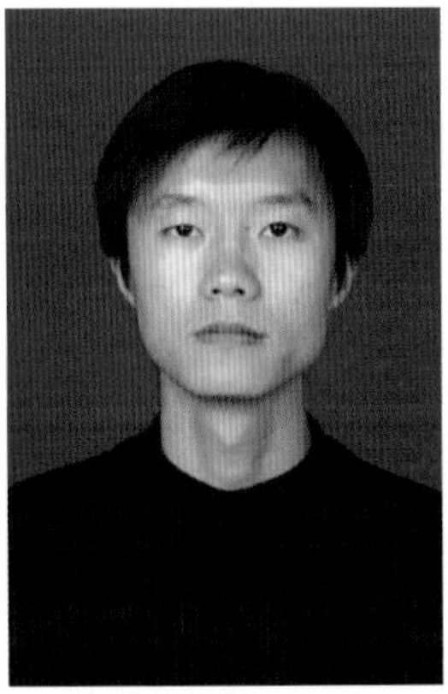

熊旺平　副教授，江西省青年井冈学者，硕士研究生导师。江西省03专项智慧医疗专家指导组成员，中国中医药信息学会信息教育分会理事，校级教学团队负责人，江西中医药大学“十佳”青年，江西中医药大学优秀教师，江西中医药大学优秀共产党员。

主要研究领域：医药数据挖掘、医院信息化。主持国家自然科学基金课题1项、省科技厅重点课题1项、其它省厅级课题6项，主持省级精品在线开放课程和省级育人共享计划课程各1门，参与国家重点研发计划、国家自然科学基金、省部级课题20项。获全国高等学校计算机教学成果奖三等奖1项、校级教学成果奖3项。指导的学生获得国家大学生创新创业项目3项，国家级、省部级大学生科技竞赛奖20余项。发表SCI、EI和中文核心期刊论文30篇，主编教材2部，副主编教材3部，获得专利9项、计算机软件著作权10余项。

序

偏最小二乘法（partial least squares method，PLSM，简称为偏最小二乘，partial least squares，PLS）是一种集主成分分析、典型相关分析和多元线性回归分析于一体的多元分析方法。该方法最先由斯万特·伍德（Svante Wold）和阿巴诺（Albano C.）等人于1983年提出，用以解决化学领域数据存在的变量多重相关、样本点少于解释变量等实际数据分析问题。由于PLS比普通多元回归方法有优势，能更好地解决实际问题，因而越来越受到众多理论研究者和应用领域专家的重视和追捧，近年来PLS的线性与非线性理论及方法得到迅速发展和充实，王惠文教授、吴载斌教授、孟洁教授、吴喜之教授等是国内研究和推广PLS具有代表性的专家学者，PLS在实际应用领域得到不断拓展，可以说在许多领域都展现了其独特的优势。

杜建强教授2006年开始研究PLS，并将该方法应用于中医药数据分析，是我国中医药领域最早研究这一方法的学者之一。由于他具有深厚的计算机理论功底，又虚心好学，敏锐地将这一优势理论及方法用于解决中医药数据分析中的实际问题，取得了许多有意义的成果。杜建强教授带领团队，不仅运用PLS解决中医药实际问题取得成效，还在PLS的方法优化方面取得了突破，并取得较系统的成果。

从2006年开始，我在主持国家973课题期间，组织力量攻关中药药性生物效应评价建模方法等关键问题时，杜建强教授作为课题组主要成员，向我介绍了PLS。我对此方法的独特优势产生了极大的兴趣，并预感此方法将成为解决本课题关键问题的重要途径。事实证明，该方法确实有效，为本课题的顺利实施做出了重要贡献，所以，我很高兴地接受邀请为本书作序。

阐明中医药科学内涵，是深层次开发中药方剂、改进工艺和剂型、制定质量标准、提高临床疗效的重要基础，是中医药现代化的重要组成部分，也是推动中医药被全世界接受，发挥中国传统医学巨大优势的至关重要的一步。中医方药的复杂性和系统性主要体现多成分、多靶点、多药效指标以及非线性特点等方面，这也决定了中医药数据呈现多自变量、多因变量和非线性的特点。为满足中医药数据分析需要，杜建强教授带领团队开展了一系列的研究工作，团队从数据预处理、特征选择、非线性特征提取、非线性回归研究四个角度优化偏最小二乘法，取得了一系列成果。具体包括：针对数据预处理，提出了融合降噪稀疏自编码器的偏最小二乘法和融合非径向数据包络分析的偏最小二乘法；针对中药高维数据的特征选择，提出了基于特征相关的偏最小二乘特征选择方法、基于偏最小二乘的特征选择方法以及基于灰色关联的偏最小二乘辅助分析方法；针对中医药数据多成分、多靶点、非线性回归的特点，提出了三种非线性提取成分的偏最小二乘改进方法，即融合受限玻尔兹曼机的偏最小二乘优化、融合稀疏自编码器的偏最小二乘优化、融合深度置信网络的偏最小二乘优化；还提出了三种非线性回归的偏最小二乘改进方法，即融合模型树的偏最小二乘优化、融合随机森林的偏最小二乘优化和融合 softmax 的偏最小二乘优化方法。这些优化方法包含了研究思路、方法、步骤，在多种中医药数据集中进行比较试验，取得了显著的效果。为了证实这些方法的普适性，我们用 UCI 数据库（加州大学欧文分校数据库）中的标准数据集进行了比较实验，同样取得了良好的效果。杜建强教授团队还开发了一款数据分析软件，集成了书中提出的优化模型，为中医药科研工作者提供了一个实用工具。

我相信本书的出版能够帮助对数理统计、机器学习感兴趣的读者以及从事中医药数据分析研究的科研工作者更加全面了解和掌握 PLS 的基本理论、方法、特色，以及 PLS 的最新改进与优化成果，为他们解决类似数据分析问题提供参考。

岐黄学者：刘红宁
2021 年 2 月 1 日

前 言

2019 年 10 月 25 日，全国中医药大会隆重召开，习近平总书记对中医药的发展提出了“传承精华，守正创新”的指示要求。数据的定量化、客观化是中医药事业发展的其中的一个难题。中医药治疗疾病，往往是中药的多成分对应病证的多靶点，因此采集的中医药数据存在多成分、多靶点和非线性等特点。以药物的量效关系为例，化学药药效成分清楚，结构明确，单成分指标量效关系的概念、原理、方法和应用已形成较为完善的体系。中医方药复杂性和系统性主要体现在多成分、多靶点、多药效指标以及非线性等特点上，反映其量效关系和组效关系的数据呈现多自变量、多因变量和非线性的特点，其复杂性是化学药所不能比拟的，无法用化学药的模型来阐释中医方药的量效关系。研究适合中医药数据特点的多元分析方法显得尤为迫切。

作为一种多元统计分析方法，偏最小二乘法是斯万特·伍德（Svante Wold）等人 1983 年率先提出的。偏最小二乘法通过集成主成分分析、典型相关分析和多元线性回归的基本功能，实现多因变量对多自变量的回归建模，并且可以有效地解决多重共线性以及变量个数大于样本数等问题。由于偏最小二乘法解决了传统统计分析方法无法解决的难题，该方法在各领域的发展非常迅速，所涉及的学科不仅包含了化学、社会学和地质学，还逐渐扩充到生物学、医学以及经济学等领域，同时也给中医药信息处理领域带来了启发。

作者工作单位江西中医药大学具有中药固体制剂国家工程中心和现代中药制剂教育部重点实验室等高水平科研平台，承担了国家 973、新药创制重大专项、国家科技支撑计划等课题，积累了大量实验数据。自 2006 年起，作者带领科研团队承担了多项重大科研项目的数据分析工作。本书提出的诸多偏最小二乘优化方法都是在作者团队分析处理中医药数据的实践过程中产生的。针对数据预处理，作者提出了融合降噪稀疏自编码器的偏最小二乘法和融合非径向数据包络分析的偏最小二乘法；针对中药物质基础研究高维数据的特征选择，作者提出了基于特征相关的偏最小二乘特征选择方法、基于偏最小二乘的特征选择方法以及基于灰色关联的偏最小二乘辅助分析方法；针对具有多成分、多靶点、非线性关系的中医药数据分析，以及经典偏最小二乘法内部采用线性提取成分和线性回归问题，作者提出了分别利用受限玻尔兹曼机、稀疏自编码器、深度置信网络实现非线性成分提取，以及分别融入模型树、随机森林和 softmax 实现非线性回归的三种偏最小二乘优化方法。这些优化方法不但包含了理论、方法、步骤、实验结果与分析，以及多种方法的结果比较，并且还采用 UCI 标准数据集进行实验验证，再以图形和表格的形式实现结果的可视化。同时本书还提供一款数据分析软件，该软件集成了书中提出的优化方法，为中医药科研工作者提供了一种实用工具。全书内容的安排总体上遵从数据挖掘的一般步骤，包含数据挖掘和统计学基本知识、数据预处理、特征提取、特征选择、建模、评估等，也符合中医药数据分析的基本要求，全书的理论、方法和实验三者相互结合，循序渐进，条理清晰，图文并茂，通俗易懂，适合对数理统计、机器学习感兴趣的研究生以及从事医药数据分析研究的科研工作者学习参考。

在本书研究方法形成的过程中，作者得到了固体制剂国家工程中心和现代中药制剂教育部重点实验室科研团队的大力支持和帮助。刘红宁教授、王跃生教授、余日跃教授、徐国良教授、饶毅教授、黄丽萍教授、付剑江教授、刘波教授等提出了很好的指导意见，李冰涛副教授、陈银芳副教授在数据采集、处理、解释等方面提供了诸多具体的帮助，周丽老师在数学方面给予了指导，衷心感谢各位老师的指导和帮助！在本书编写过程中，硕士研究生郝竹林、朱志鹏、喻芳、曾青霞、罗计根、黄灿奕、李欢、贺佳、李郅琴、李天赐、杨延云、周婷、陈裕凤、胡定兴等对全书内容进行了整理和校对，付出了辛勤的汗水，衷心感谢各位同学的帮助！在本书的撰写过程中，作者阅读、参考了大量国内外文献，借鉴了其方法与思路，在此对所涉及的专家和研究人员表示衷心的感谢。在本书出版过程中，清华大学出版社领导、审稿专家、责任编辑罗健提出了大量宝贵的修改意见和建议，为本书高质量的出版付出了辛勤的劳动，表示衷心的感谢！此外，本书的出版得到了国家自然科学基金（项目编号：61363042、61562045、61762051）的支持，在此一并表示衷心的感谢！

经过多年研究，我们认为偏最小二乘及其优化方法不仅可以较好地处理多成分、多靶点以及多药效指标的中医药数据，而且可以较好地解决中医药数据存在的多重共线性、非线性特点以及高维小样本等问题。但是在中医药领域中，有待解决的问题仍然很多，本书涉及的内容仅能解决其中的小部分。希望本书的出版能够起到抛砖引玉的作用，给读者带来灵感或者启发。由于编写时间和水平有限，本书难免有错误和不足之处，敬请各位专家和读者批评指正。

作者

2021 年 2 月 1 日

主要符号表

符号	名称
x	标量
$\boldsymbol{x}$	向量
$\boldsymbol{X}$	自变量矩阵
$\boldsymbol{Y}$	因变量矩阵
$\boldsymbol{E}$	自变量标准化矩阵
$\boldsymbol{F}$	因变量标准化矩阵
$\boldsymbol{t}$	自变量的成分
$\boldsymbol{u}$	因变量的成分
$\boldsymbol{D}=(\boldsymbol{X}, \boldsymbol{Y})_{n(p+q)}$	数据样本
$\overline{x}$	均值
x^*	最优值
$\hat{y}$	预测值
$(\cdot)^{\mathrm{T}}$	转置
$\{\cdots\}$	集合
$\max(\cdot)$	最大化函数
$\mathrm{var}(\cdot)$	方差函数
$\mathrm{cov}(\cdot)$	协方差函数
$\mathrm{r}(\cdot)$	相关系数函数
$P(\cdot)$	概率函数
$\mathrm{I}(\cdot)$	指示函数，在·为真和假时取值分别为 1，0

目 录

第1章 绪 论

偏最小二乘法（partial least squares method，PLSM）[1~4] 简称偏最小二乘（PLS），是一种数学优化方法，它通过最小化误差平方和找到一组数据的最佳函数匹配，其中最简单的方法是令误差平方和最小。偏最小二乘回归（partial least squares regression，PLSR）是指采用偏最小二乘法实现的回归建模技术。

斯万特·伍德（Svante Wold）于 1983 年提出的偏最小二乘回归是一种多元统计数据分析方法，它集主成分分析（principal component analysis，PCA）、典型相关性分析（canonical correlation analysis，CCA）和多元线性回归（multiple linear regression，MLR）分析的基本功能于一体。偏最小二乘回归使用迭代的方式进行回归建模，每一次迭代都有两个步骤：一是 PLS 提取成分的过程，它结合了主成分分析和典型相关分析各自提取成分的优势；二是用原始自变量对提取的成分进行多元线性回归，用提取的成分表达原始自变量。

偏最小二乘回归建模主要优点可以归纳为：①集主成分分析、典型相关分析和多元线性回归分析的基本功能于一体，实现多种数据分析方法的综合应用；②可以处理多因变量对多自变量的回归建模；③可以在样本点个数比变量个数（特征维数）明显过少时进行回归建模，即可以对高维小样本数据进行回归建模；④在自变量之间存在高度冗余时进行回归建模，即自变量存在严重多重共线性时可以克服自相关进行回归建模；⑤在 PLS 模型中，每一个自变量的回归系数容易解释，回归系数是原始自变量的线性组合，因此 PLS 最终的回归模型中包含原有的所有自变量。偏最小二乘回归的种种优点使它在医药化学、分析化学和物理化学等领域得到了广泛的应用。

本书研究的中医药数据包括中医方药实验数据和中药物质基础实验数据。中医方药数据的复杂性和系统性体现在多成分、多靶点、多药效指标以及非线性等方面，决定其量效关系和组效关系的数据呈现多自变量、多因变量和非线性的特点；中药物质基础实验数据（以参附注射液治疗心源性休克的物质基础实验数据为例）具有多自变量、多因变量、非线性、特征维数高、样本量少的特点。

偏最小二乘回归在处理分析中医药数据时有一定优势，中医药数据因其多药效指标的特性决定了它多因变量的事实，因此常规的单因变量的回归建模方法并不适用，而 PLS 作为一种可以处理多因变量对多自变量的回归建模方法，比较适合中医药数据的分析。本书中提出的中医药数据分析方法是基于 PLS 的改进方法。

中医药数据的分析极具挑战性。首先，中药物质基础实验数据存在高维小样本特性，在数据分析时容易导致“维度灾难”和“过拟合”的问题；其次，中药物质基础研究需要寻找“重要性物质”。因此，需要对中药物质基础实验数据进行特征选择，而 PLS 在特征选择时并无明显优势，因此辅助 PLS 的特征选择研究刻不容缓。特征选择是按照某种准则从原始特征集合中选择一组具有良好区分能力的特征子集，本书针对偏最小二乘的特征选择研究，充分发挥基于相关性的特征选择方法（correlation-based feature selection，CFS）、L1 正则项以及灰色关联的各自优势，提出了基于特征相关的偏最小二乘优化、引入 L1 正则项的偏最小二乘模型优化和融合灰色关联的偏最小二乘模型优化方法，开发了一系列适合中医药数据的特征选择方法。

其次，虽然偏最小二乘法的诸多优势，使其在中医药数据中应用广泛，但偏最小二乘本质上是线性回归模型，它对中医药数据非线性特性的处理不太理想，因此本书对偏最小二乘的非线性优化方面做了大量研究。本书从两大切入点对偏最小二乘法进行非线性改进：一是在提取成分时，偏最小二乘法使用主成分分析和典型相关分析相结合的线性提取方式，考虑对线性提取进行非线性优化，主要引入一些深度网络模型，使用非线性提取方式提取成分，从而能够更好地表达原有数据的信息；二是针对偏最小二乘法中多元线性回归过程的非线性优化，考虑用一些非线性回归模型替代多元线性回归。

综上所述，本书主要基于偏最小二乘的优化对中医药数据进行处理，从特征选择研究、非线性特征提取研究和非线性回归研究三方面开展研究，系统地介绍了偏最小二乘在中医药领域的研究结果。

本书第 2 章介绍数据的基本表述，并规定本书的重点符号，以便读者更好地理解本书中的公式及其推理过程。

中医药数据中偶尔会出现数据缺失的情况。另外中医药数据都是通过仪器检测的。所以数据中难免存在噪声，在进行数据分析之前，必须对其进行预处理；在数据分析中，数据标准化是常规处理，可以统一量纲，使每一个变量都具有同等的表现力。因此，本书的第 3 章介绍了一些常规的数据预处理方法。

多元线性回归是偏最小二乘回归中的重要步骤，具体做法是使用提取的成分解释原始自变量，即成分对原始自变量的回归建模。因此第 4 章介绍线性回归分析，以便更准确地理解后文中偏最小二乘回归的推理过程；另外还谈到数据分析中的重要问题——多重共线性问题，主要分析该问题的由来、有何不良影响及其解决办法；最后描述回归分析中模型的主要评价指标。

第 5 章对偏最小二乘回归方法进行详细介绍，从分析基本思路到推导算法原理，然后阐述 PLS 的性质，为了进一步理解 PLS 的构建过程，本章还详细推导主成分分析和典型相关分析的计算过程，因为 PLS 提取成分的原理是由根据主成分分析和典型相关分析提取成分的原理结合而来。主成分分析采用方差最大化原理提取成分，可携带原数据集中最多的信息量；典型相关分析通过相关系数最大化提取成分，能体现自变量数据集和因变量数据集的最大相关性。PLS 结合二者优势使用协方差最大化提取成分，既考虑方差，又考虑相关性。

为了更好地理解偏最小二乘在中医药数据的应用，第 6 章详细介绍偏最小二乘在中医药领域的应用思路。本书主要使用的中医药数据有中医药方药实验数据（麻杏石甘汤平喘实验数据、麻杏石甘汤止咳实验数据和大承气汤实验数据）、中药物质基础实验数据（参附注射液治疗心源性休克的物质基础实验数据）。因此本章对这些中医药数据进行了详细的阐述，并分析其数据特点，以便根据其特点“对症下药”，即什么数据分析方法适合处理中医药数据，当前应用的方法有何缺点，从何处进行改进可使其更符合中医药的数据特点等，分析出偏最小二乘在中医药领域的应用思路。

虽然第 3 章简单介绍了一些数据预处理方法，但都是一些简单操作，大多是一些通用方法，不完全适合中医药数据的特点，而第 7 章的研究内容是研究适合中医药数据的预处理方法，研究成果包括基于非径向数据包络分析的噪声处理方法和基于降噪稀疏自编码器的噪声处理方法。

第 8 章是基于偏最小二乘的特征选择研究，也是本书的研究重点之一，通过特征选择，可以找到“重要性物质”，特别是处理高维小样本特性的中药物质基础实验，我们需要找到“重要性物质”。这些“重要性物质”对寻找药物靶点非常重要，这个任务需要通过特征选择来完成，因此研究适合中医药数据的特征选择方法非常重要。本章首先介绍了特征选择，然后基于 PLS 分别引入 CFS 算法、L1 正则项以及灰色关联的优势，研究三种不同的特征选择模型：特征相关的偏最小二乘模型、引入 L1 正则项的偏最小二乘模型和融合灰色关联的偏最小二乘模型，开发了一套适合中医药数据特点的特征选择算法。

第 9 章和第 10 章内容都是论述 PLS 的非线性改进，但是改进的切入点不一样：第 9 章中的“非线性特征提取研究”属于 PLS 的成分提取过程的非线性优化。我们知道，PLS 的成分提取过程是线性的，而中医药数据是呈现非线性特点的，因此用受限玻尔兹曼机、稀疏自编码器、深度置信网络提取非线性成分对 PLS 的成分提取过程进行改进，用提取的非线性成分取代偏最小二乘中的成分，从而形成能适应非线性的模型，然后将该特征成分放入偏最小二乘模型中进行多元线性回归。而第 10 章中的“非线性回归研究”是指 PLS 的多元线性回归过程的非线性优化。虽然 PLS 在回归建模时有诸多优势，但是 PLS 框架中使用的回归模型是多元线性回归模型，难以适应中医药数据的非线性特点，因此对 PLS 使用的回归模型进行改进。softmax、模型树和随机森林均可用来建立非线性回归模型，主要做法是：将偏最小二乘内模型提取的成分分别放入以 softmax、模型树、随机森林为主建立的非线性回归模型中，以提高回归模型的精度。基于 PLS，作者提出了融合 softmax 的偏最小二乘外模型优化方法、融合模型树的偏最小二乘外模型优化方法以及融合随机森林的偏最小二乘外模型优化方法。

本书的第 11 章是总结与展望。对偏最小二乘的理论优势和不足进行了总结，对其未来发展进行了展望。

参 考 文 献

[1] WOLD S, MARTENS H, WOLD H. The multivariate calibration problem in chemistry solved by the PLS method [M]. //KÅGSTRÖM B, RUHE A. Matrix pencils. lecture notes in mathematics:vol 973. Berlin: Springer, 1983.

[2] LINDBERG W, PERSSON J A, WOLD S. Partial least-squares method for spectrofluorimetric analysis of mixtures of humic acid and ligninsulfonate [J]. Analytical Chemistry, 1983, 55 (4):643-648.

[3] Wold S, Albano C, Dunn W J, et al. Multivariate data analysis in chemistry [M]. Amsterdam: Springer, 1984.

[4] 王惠文，吴载斌，孟洁. 偏最小二乘回归的线性与非线性方法［M］. 北京：国防工业出版社，2006.

第 2 章　数据基本表述

2.1　数据基本知识

在本书当中，多元分析所涉及的数据主要是横截面数据。对于 p 个变量 $\boldsymbol{x}_1$，$\boldsymbol{x}_2$，…，$\boldsymbol{x}_p$，分别对它们进行 n 次采样或观测，可以得到一个 $n \times p$ 数据矩阵：

$$\boldsymbol{X}=(\boldsymbol{x}_1, \boldsymbol{x}_2, \cdots, \boldsymbol{x}_p)_{np}$$

其中，n 代表样本数，每一行代表一个样本点（也称观测点），p 是变量个数，每个样本点均用 p 个指标变量来描述[1]。一般情况下，变量、属性、特征和维可以互换。

表 2.1 是关于麻杏石甘汤平喘数据集。这张表包含了 46 个样本，7 个变量。其中，自变量为麻黄碱、伪麻黄碱、甲基麻黄碱、野黑樱苷、甘草苷的含量，因变量为引喘潜伏期、咳嗽持续时间。数据表中包含了全部变量的部分观测值。

表 2.1　麻杏石甘汤平喘数据集

序号	有效成分					药效指标	
	麻黄碱 /（ng/ml）	伪麻黄碱 /（ng/ml）	甲基麻黄碱 /（ng/ml）	野黑樱苷 /（ng/ml）	甘草苷 /（ng/ml）	引喘潜伏期 /s	咳嗽持续时间 /min
1	0.93	0.52	0.14	0.00	0.51	79	8
2	1.05	0.44	0.18	0.00	0.43	56	30
3	1.04	0.47	0.19	0.00	0.47	68	28
4	0.97	0.48	0.16	0.34	0.53	51	18
5	0.95	0.53	0.17	1.67	0.48	44	22
6	1.17	0.61	0.34	0.14	0.60	60	19
7	0.92	0.59	0.39	0.00	0.57	66	9
8	1.09	0.43	0.41	0.00	0.42	71	19
…	…	…		…	…	…	…

根据变量是否可测量，变量可分为定量变量和定性变量。定量变量的值可以由测量、统计或计数所得到，一般为数值型，如麻黄碱、甲基麻黄碱、甘草苷等药物的含量；定性变量的值不可测量，只有性质上的不同，变量的取值一般为离散型，如性别、职称等。

根据计量尺度的不同，变量可以更详细地划分为以下三种类型：

（1）分类变量：分类变量的观测值通常是事物的名称或一些符号。每个观测值代表某种状态、类别或编码，如药名、药物编号等。药名的值可以是薄荷、麻黄、甘草……药名的值是可以枚举的。特殊地，当分类变量只有两个状态或类别时，我们称这种变量为二元变量。药物编号虽然可以用数值表示，但它不是数值变量，因为它的数学运算没有意义。药物编号与药物含量（此处，药物含量是数值型变量）不同，一个对象的药物编号减去另一个对象的药物编号是没有任何意义的，所以它不是数值变量，并且不是定量变量。

在一个数据表中，分类变量用于描述对象的特征，不给出实际的大小或数值，因此无法计算它的均值和中位数，需要通过众数（即某个变量出现最频繁的观测值）来度量该变量的中心趋势，2.2 节介绍中心趋势度量。

（2）序数变量：序数变量的值之间是有意义的序，它也可用于秩评定，但是任意两个值之间的差是未知的。如药效的等级划分，药效的“差”“一般”“好”，这些值表示了药物效果的递增顺序，但是人们无法量化药效等级“好”和“一般”之间的差别。

序数变量和分类变量一样，无法计算它们的均值，但是序数变量可以用众数和中位数（有序序列的中间值）来描述数据的中心趋势。

（3）数值型变量：该变量是可度量的，其取值是数值型数。表 2.1 中的变量均为数值型变量。数值型变量可分为比率变量和区间变量。

区间变量是具有相等单位的变量，它的观测值是有序的，人们可以比较和定量评估值之间的差。例如，麻黄碱含量为 0.93ng/ml 且伪麻黄碱含量为 0.52ng/ml 时，人们可以说麻黄碱含量比伪麻黄碱含量高 0.41ng/ml。然而，区间变量的观测值没有固定的零点。例如，在日历中就没有固定的零点，0 年不是指时间的开始。

比率变量是指具有相等的单位和绝对零点的变量，这意味着比率变量的一个值可以是另一个值的倍数，如速度、重量等。

区间变量和比率变量的值都是有数值的、有序的，因此能计算它们的中位数、均值和众数。

2.2 度量中心趋势

在数据预处理之前，需要熟悉数据，这样才能知道学习什么能够有助于数据的预处理。接下来，通过数据的基本统计描述获得属性值的更多相关知识。本节介绍度量中心趋势的各种方法，这些度量方法包括算术平均数、几何平均数、中位数、百分位数和众数。

1. 算术平均数

算术平均数又称为均值，是一种最基本、最常用的数据集中趋势度量。变量 x_j 表示在 j 指标上所有样本点的取值分布，则假设 x_{1j}，x_{2j}，…，x_{nj} 是数据表中变量 x_j 的 n 个观测值（变量值），那么这组观测值的均值为：

$$\bar{x}_j=\frac{x_{1j}+x_{2j}+\cdots+x_{nj}}{n}=\frac{1}{n}\sum_{i=1}^{n}x_{ij} \tag{2.1}$$

以上属于简单的算术平均数。还有一种特殊的加权平均数，即对于变量 x_j 的每个观测值 x_{ij} 都有一个权重 w_{ij} 与之相关联，其中 $i=1, 2, \cdots, n$，$j=1, 2, \cdots, p$，权重反映了相对应值的显著性、重要性或出现的频率等。在这种情况下，加权平均值为：

$$\bar{x}_j=\frac{w_{1j}x_{1j}+w_{2j}x_{2j}+\cdots+w_{nj}x_{nj}}{w_{1j}+w_{2j}+\cdots+w_{nj}}=\frac{\sum_{i=1}^{n}w_{ij}x_{ij}}{\sum_{i=1}^{n}w_{ij}} \tag{2.2}$$

例 2.1　假设 5 种不同的平喘药中麻黄碱含量（单位为 ng/ml）分别为 0.90、0.74、0.60、0.54、0.42，这 5 种平喘药中，麻黄碱所起药效所占的权重分别为 40%、20%、15%、5%、20%，试求出这 5 种平喘药中麻黄碱的平均含量和加权平均含量。

使用式（2.1）求麻黄碱的平均含量，有：

$$\bar{x}=\frac{0.90+0.74+0.60+0.54+0.42}{5}\text{ng/ml}=0.64\text{ng/ml}$$

使用式（2.2）求麻黄碱的加权平均含量，有

$$\bar{x}=\frac{0.90\times40\%+0.74\times20\%+0.60\times15\%+0.54\times5\%+0.42\times20\%}{40\%+20\%+15\%+5\%+20\%}\text{ng/ml}=0.709\text{ng/ml}$$

因此，这 5 种平喘药中麻黄碱的平均含量是 0.64ng/ml，加权平均含量是 0.709ng/ml。

均值虽然是描述一组数据集常用且有效的重要参量，但它并不是唯一或最好的度量数据中心方法。在一组怪异（分布）数据中，均值容易受极端值（如离群点）的影响[2]。例如，班上学生的平均身高可能会被少数个子很矮的学生显著地拉低。类似地，公司员工的平均薪水可能被收入很高的管理人员显著地拉高。在这种情况下，我们可采用截尾均值来减少极端值的影响。截尾均值是把一组数据集的相同数量的最高和最低极端值去除后进行的均值运算。

2. 几何平均数

由上面的阐述可知，均值受极端数据的影响较大。因此，当一组数据存在极端值时，我们可以使用几何平均数、中位数或众数等度量方法来描述数据的集中趋势。下面，讨论几何平均数。

几何平均数适用于计算平均速度和平均增长速率。几何平均数也分为简单几何平均数和加权几何平均数。

简单几何平均数是 n 个变量连续乘积的 n 次方根。其计算公式可以表示为：

$$G_j^n=\sqrt[n]{x_{1j}\cdot x_{2j}\cdots x_{nj}}=\sqrt[n]{\prod_{i=1}^{n}x_{ij}} \tag{2.3}$$

哪些时候用几何平均数合适呢？第一，由于几何平均数受极端数据的影响较小，基于这点，它可用于怪异（分布）数据。第二，当一组数据中任何两个相邻数据之比接近于一个常数，即数据具有等比或近似等比的关系。例如，计算平均增长速率。然而，几何平均数也存在一个缺点，即当观测值有负值时，计算出的几何平均数可能会是负数或虚数。

例 2.2　一种平喘药从 2016 年到 2019 年收益率依次为 4.5%、2.0%、3.5%、20%，计算该平喘药在这四年中的平均收益率。

$$G_4=\sqrt[4]{104.5\%\times102\%\times103.5\%\times120\%}=107.27\%$$

平均收益率为 107.27%−1=7.27%。

3. 中位数

对于倾斜数据，中位数能够更好地度量数据中心。中位数，又称为中值。中位数是一组按从大到小或从小到大顺序排列的数据中处于中间位置的数。它把数据值较大的一半和较小的一半分开，这里用 $m_{0.5}$ 来表示中位数。假设 x_{1j}，x_{2j}，…，x_{nj} 是数值变量 x_j 按递增顺序排列的 n 个观测值。

当 n 为奇数时，则

$$m_{0.5}=x_{\left(\frac{n+1}{2}\right)j} \tag{2.4}$$

当 n 为偶数时，则：

$$m_{0.5}=\frac{x_{\left(\frac{n}{2}\right)j}+x_{\left(\frac{n}{2}+1\right)j}}{2} \tag{2.5}$$

中位数不同于均值，它不受极端值的影响，能更好地代表倾斜数据的集中趋势。

例 2.3　现有 A、B 两组数据，A 组数据有 0.90、0.54、0.60、0.74、0.42，B 组数据有 0.90、0.50、0.60、0.65、0.28、0.42。请分别找出 A、B 两组数据的中位数。

对于 A 组数据：

按递减顺序排序：0.90、0.74、0.60、0.54、0.42；

A 组数据有 5 个值，n 为奇数，按公式计算，得 $m_{0.5}=x_{\left(\frac{5+1}{2}\right)}=x_3=0.60$。

对于 B 组数据：

按递减顺序排序：0.90、0.65、0.60、0.50、0.42、0.28；

B 组数据有 6 个值，n 为偶数，按公式计算，得

$$m_{0.5}=\frac{x_{\left(\frac{6}{2}\right)}+x_{\left(\frac{6}{2}+1\right)}}{2}=\frac{x_3+x_4}{2}=\frac{0.6+0.50}{2}=0.55$$

因此，A 组数据的中位数为 0.60，B 组数据的中位数为 0.55.

当数据集很大时，中位数的计算量会很大。然而，我们可以通过对数据分组来求数值属性的近似中位数。以一维数据为例，假设根据数据的观测值划分区间，并且每个区间的观测值的个数（即频率）已知，令包含中位数的区间为中位数区间[3]，则整个数据集的近似中位数 median 可以表示为：

$$\text{median}=L_1+\frac{\frac{n}{2}-f_l}{f_{\text{median}}}\times\text{width} \tag{2.6}$$

其中，L_1 是中位数所在区间的下界，n 数据集中观测值的个数，f_l 是低于中位数区间的所有区间的频率，width 是区间的宽度，f_{median} 是中位数区间的频率。

4．众数

众数是数据集中出现次数最多的数，也是另一种中心趋势度量。一个数据集中可能没有众数（即每个观测值仅出现一次）或者有好几个众数。通常，我们称一个众数的数据集是单峰的，具有两个或两个以上的众数的数据集是多峰的。在统计实践中，当数据分布不均或数据出现不同时，可以用众数作为“数据中心”的粗略估计。

众数适用于度量非数值型数据中心趋势，由于这类数据没有明显的次序，它可能无法良好地使用中位数和均值。例如，6 种平喘药中含量最多的药物成分分别是麻黄碱、麻黄碱、甘草苷、麻黄碱、伪麻黄碱、甘草苷，则这组数据的众数为麻黄碱，且该数据集是单峰的。

5．百分位数

以一维数据为例，假设将变量 $\boldsymbol{x}_j$ 的数据值按从小到大排列，我们可以挑选一些数据点把数据分布划分成间隔相等的连贯集。分位数，又称分位点，是指将一个随机变量的概率分布范围分为几个等份的数值点。例如，用 99 个数据点，把一组按从小到大排列的观测值划分成 100 等分，百分位数就是这 99 个数据点。由图 2.1 可以看出，比第 25 个百分位数小的数据个数占数据总个数的 25%，比第 25 个百分位数大的数据个数占数据总个数的 75%。百分位数也不受极端值的影响，能够度量倾斜数据的集中趋势。

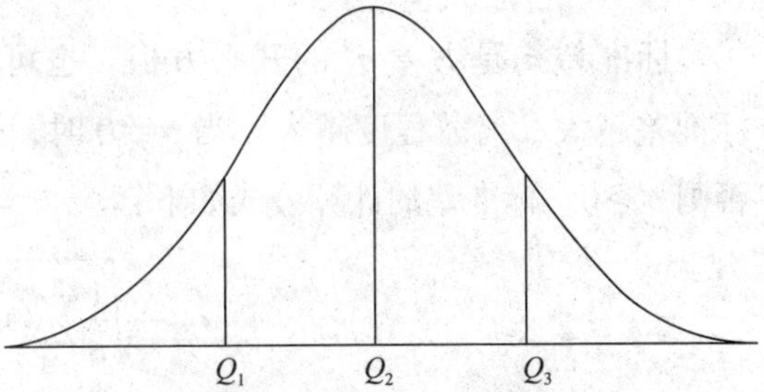

图 2.1　变量 x_j 的数据分布图

实际应用中常见的还有 2 分位数和 4 分位数。2 分位数能把数据分布划分成高低各一半的连贯集，2 分位数又称为中位数。

2.3 度量离散程度

本节我们将介绍度量数据离散程度的方法。极差、方差、标准差和变异系数都是评估数值数据分散程度的度量。

1. 极差

极差又称为全距，它是数据集中最大值与最小值之差，用 R 表示。在统计学中常用极差来刻画一组数据的离散程度，以及反映的是变量分布的变异范围和离散幅度。极差越大，离散程度越大，反之，离散程度越小。

例 2.4　求例 2.1 中数据的极差。

最大值：0.90。

最小值：0.42。

极差：$R=0.90-0.42=0.48$。

2. 方差

方差是描述数据离散程度的另外一种度量方法。在统计中，方差是数据集中每个观测值和数据集均值之差的平方值的平均数，方差用 σ^2 表示。方差越大，离散程度越大。假设 x_{1j}，x_{2j}，…，x_{nj} 是数值变量 $\boldsymbol{x}_j$ 的 n 个数值，方差的计算公式如下：

$$\sigma_j^2=\frac{1}{n}\sum_{i=1}^{n}(x_{ij}-\overline{x}_j)^2 \tag{2.7}$$

3. 标准差

标准差 σ_j 是方差 σ_j^2 的开平方根，也可以度量的数据离散程度。同方差一样，标准差越大，离散程度越大。当 $\sigma_j=0$ 时，数据不发散，即所有的观测值都相同；否则 $\sigma_j>0$。标准差的计算公式如下：

$$\sigma_j=\sqrt{\frac{1}{n}\sum_{i=1}^{n}(x_{ij}-\overline{x}_j)^2} \tag{2.8}$$

例 2.5　求例 2.1中的方差和标准差。

在例 2.1 中，我们得到均值 $\overline{x}=0.64$，$n=5$，使用公式（2.7）和公式（2.8），得到：

$$\sigma^2=\frac{1}{5}[(0.90-0.64)^2+(0.74-0.64)^2+\cdots+(0.42-0.64)^2]=0.02752$$

$$\sigma=\sqrt{0.02752}\approx 0.16589$$

因此，该小组的方差为 0.02752，标准差为 0.16589。

4. 变异系数

一般来说，人们习惯用均值来反映客观现象总体各单位某一数量标志的一般水平，如平均分数、平均收入等。但平均数只能反映总体的一般数量水平，不能说明总体各单位标志值的数量差异程度，不能揭示其离散程度，这时可以用变异系数来度量。

变异系数也称为离散系数或标准差系数，它是反映数据集中各观测值的差异程度或离散程度的指标。变异系数是观测值的标准差和均值之比，用 CV_j 表示。变异系数计算公式如下：

$$CV_j=\frac{\sigma_j}{\overline{x}_j}\times 100\% \tag{2.9}$$

由式 2.9 可知，变异系数的大小同时受标准差和均值的影响。变异系数只有在均值不为 0 时才有意义。

例 2.6　假设 A 批次五种平喘药中麻黄碱含量（单位为 ng/ml）依次为 0.90、0.74、0.60、0.54、0.42，B 批次五种平喘药中麻黄碱含量（单位为 ng/ml）依次为 0.86、0.74、0.64、0.56、0.40。请用变异系数说明这两批次平喘药中麻黄碱的变异程度。

对于 A 组：

$$\overline{x}_A=\frac{0.90+0.74+0.60+0.54+0.42}{5}=0.64$$

$$\sigma_A=\sqrt{\frac{1}{5}[(0.90-0.64)^2+(0.74-0.64)^2+\cdots+(0.42-0.64)^2]}\approx 0.16589$$

$$CV_A=\frac{0.16589}{0.64}\times 100\%\approx 25.92\%$$

对于 B 组：

$$\overline{x}_B=\frac{1}{5}(0.86+0.74+0.64+0.56+0.40)=0.64$$

$$\sigma_B=\sqrt{\frac{1}{5}[(0.86-0.64)^2+(0.74-0.64)^2+\cdots+(0.40-0.64)^2}\approx 0.33407$$

$$CV_B=\frac{0.33407}{0.64}\times 100\%\approx 52.20\%$$

因为 A 批次平喘药中麻黄碱的变异系数小于 B 批次平喘药中麻黄碱的变异系数，所以 A 批次平喘药中麻黄碱的变异程度更小。

2.4　正态分布

1973 年，德国数学家和天文学家莫依维（Moiver）首次提出正态分布的概念。但由于德国数学家 Gauss 率先将其应用于天文学研究，并且这项工作对后世产生了深远

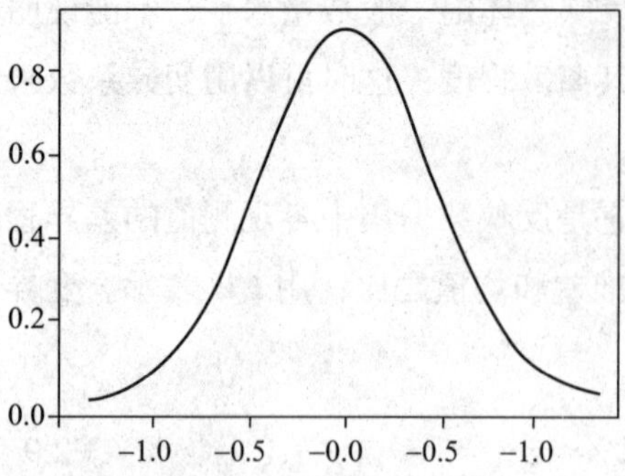

图 2.2　正态分布

的影响，故又称正态分布为高斯分布。正态分布是概率论中最重要的连续型分布，其密度函数是一种形如“中间高，两头低，左右对称”的钟形曲线，如图 2.2 所示。

若随机变量 X 服从期望（或均值）为 μ，方差为 σ^2 的概率分布，并且其概率密度分布函数为：

$$f(x)=\frac{1}{\sigma\sqrt{2\pi}}\mathrm{e}^{-\frac{(x-u)^2}{2\sigma^2}} \tag{2.10}$$

则随机变量 X 称为正态随机变量，X 服从参数为 μ 和 σ^2 的正态分布，记作 $X\sim N(\mu,\ \sigma^2)$。当 $\mu=0$，$\sigma^2=1$ 时，正态分布称为标准正态分布。正态分布曲线图形同时受 μ 和 σ 的影响。μ 是位置参数，描述正态分布的集中趋势。根据概率规律，距离 μ 越近的值概率越大；反之，概率越小。σ 决定了分布的幅度，σ 越大，数据分布越分散；反之，数据分布越集中。σ 也是形状参数，σ 越大，正态分布曲线越扁平；反之，曲线越高瘦。

2.5　本章小结

本章是基础内容，其目的是为读者能够顺利学习后续章节作铺垫。在 2.1 节中，基于样本点变量类型的平面数据，介绍了分类变量、序数变量、数值变量的概念和特点。分类变量是可枚举的，但分类变量不给出实际的大小或数值，其值没有数学意义。序数变量之间的值是有意义的，可用于秩评定，但任意两值之间的差未知。数值变量是数值型，其值有意义，可用于数学运算。2.2 节介绍了度量数据中心趋势的 5 种方法：算术平均数、几何平均数、中位数、众数、百分位数。2.3 节介绍了极差、方差、标准差和变异系数 4 种评估数值数据分散程度的度量方法。2.4 节介绍了概率论中常用的正态分布，描述了正态分布曲线的分布规律。

参 考 文 献

[1] 胡春春. 统计学［M］. 北京：北京理工大学出版社，2017.
[2] 张宏. 统计学［M］. 北京：北京理工大学出版社，2017.
[3] JIAWEI HAN，MICHELINE KAMBER. 数据挖掘概念与技术［M］. 范明，孟小峰，译. 北京：机械工业出版社，2012.

第 3 章　数据常规预处理

现实数据往往会受缺失值、噪声和不一致数据的影响，从而导致数据低质量，中医药中的数据也一样。高质量的算法必然依赖于高质量的、标准化的数据，而数据质量的三大要素就是数据的准确性、完整性和一致性。如果能够对数据进行适当的预处理，提高数据的质量，减少样本误差，就可以有效地减少数据挖掘所要付出的代价，提高后面算法的准确率和效率。

有许多数据预处理的方法。数据清理、数据归约、数据集成和数据变换等技术都可以用来提高数据质量。数据的中心化处理、无量纲化处理和标准化处理等技术可使数据标准化，一定程度上可减少样本数据的误差。

本章主要概述数据预处理的主要任务，即先通过数据清理（3.1 节），其次对数据进行标准化（3.2 节），进而达到数据预处理的效果。

3.1　数据清理

中医药中的数据和现实生活中其他的数据一样，往往是不完整的、脏的和不一致的。设备产生故障导致部分数据被删除，或人为不小心地输入错误数据，或输入字段格式不一致等问题都有可能会导致上述数据问题。因此，我们就需要通过清理数据来提高数据质量。

本节讨论的数据清理，旨在通过填写缺失值数据、光滑噪声数据、识别离群点以及处理不一致数据等方法来达到数据清理的目的。数据清理是数据预处理的主要步骤之一，是其中至关重要的一步。3.1.1 节和 3.1.2 节分别对缺失值处理方法和数据光滑技术进行介绍。

3.1.1　缺失值处理

数据缺失在实际的各种数据库中是无法避免的，医药界、商业界、工业界等各个行业都可能存在数据缺失的问题。数据缺失的原因也是多种多样的，如当数据被遗漏、当数据无法获取时等。

假设待分析的一组数据不完整，某些属性字段值缺失。那么通常使用下面这些方法处理这些缺失的属性值。

1. 直接忽略或者删除含缺失值的元组

如果某个元组存在多个属性缺少值，可以采用忽略或者删除元组的方法，但是不能使用元组的其他属性值，因为它们也许还对当前任务有用。当元组属性缺失值较少或者百分比变化较大时，使用直接忽略的方法并不会很有效果。此外，这种方法可能会让真实的数据被抛弃，从而导致数据发生偏离，得出错误结论。

2. 人工填补缺失值

一般用户会对数据比较熟悉，因此用人工填补缺失值，产生的数据误差相对来说较小。然而，当存在很多缺失值、数据量很大时，人工填补会非常费时，此时使用该方法并不合适。

3. 用全局常量填补缺失值

可以将缺失值简单地用一个常量填补。然而该方法虽然简单，但并不可靠。因为用同一个常量值填补所有缺失的属性值，程序有可能会误认为这些属性具有相同的值，从而导致数据偏离。

4. 用相邻的数据值填补缺失值

该方法主要是通过挖掘出缺失值与它的相邻数据之间的关系，发现其中的数据特征，从而用缺失值所在位置的前一项或者后一项的数据值来填补缺失值。

5. 用属性的均值或中位数填补缺失值

使用该方法填补缺失值时，通常会将数据分为正常的对称数据和非正常的倾斜数据。对于对称的数据，用该属性的平均值填补缺失值；而不对称分布的数据，可以用统计学中的中位数填补。

6. 用与元组同类的样本属性的均值或中位数填补缺失值

使用该方法填补缺失值时，先是将该组数据按固定元组进行分类。同样地，对于正常的数据用属性的均值填补，如果是分布倾斜的数据，则使用中位数填补缺失值。

7. 用模型预测方法填补缺失值

可以用回归分析、贝叶斯估计等方法，基于推理工具或决策树归纳确定缺失值，即推理出最可能的值来填补缺失值[1]。

在处理缺失值问题的众多方法中，第1～6个方法都有可能造成较大程度的数据偏离。相比之下，第7个方法是如今最流行和实用的方法，该方法在已有的数据信息的基础上来预测可能的缺失值，相比其他方法，它更加快速和准确。

3.1.2　噪声数据处理

噪声通常定义为被测变量的一个随机误差或方差。那么对于一个值的属性，要去掉其中的噪声，我们通常会利用下面这些数据光滑技术。

1. 分箱方法

分箱方法利用数据的周围点（近邻点），对一组排序数据进行光滑。这些有序的数据被分配到若干箱或桶（Bins）中，从而进行局部光滑。对箱的划分有两种方法，等高方法（每个箱中的值的个数相等）和等宽方法（每个箱中值的区间间距相等），图 3.1 表示了两种箱划分方法。

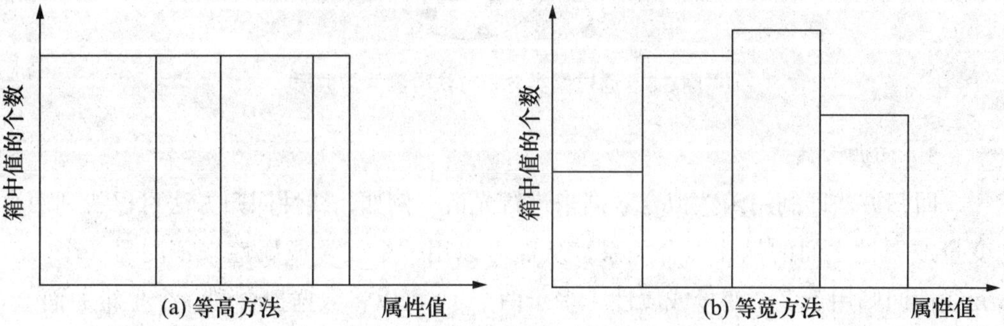

图 3.1　两种典型的箱划分方法

例如，将一组数据按升序排序：6，10，17，23，23，26，30，35，43，再将它们划分到高度为 3 的箱中，每个箱中有 3 个值。我们可以用每个箱的均值进行光滑，即箱中每一个值都用该箱的均值替换，例如箱 1 中的三个值的均值为 11，则该箱的三个值都被替换成均值 11。类似地，也可以用箱的中位数光滑，同理，箱中每一个值都用该箱的中位数替换。另一个方法是用每个箱的边界光滑，边界即箱中的最大值和最小值，该方法是将箱中的每一个值替换为最近的边界值。一般来说，每个箱的宽度越大，其光滑效果越明显。图 3.2 描述了一些分箱方法的技术。

划分为等高度的箱：	用箱均值进行光滑：	用箱边界进行光滑：
箱1：6，10，17	箱1：11，11，11	箱1：6，6，17
箱2：23，23，26	箱2：24，24，24	箱2：23，23，26
箱3：30，35，43	箱3：36，36，36	箱3：30，30，43

图 3.2　利用分箱方法光滑数据

2. 聚类分析方法

该方法通过聚类分析检测离群点，发现异常数据，也叫离群点分析。聚类会将相似或者相邻近的值聚合在一起形成聚类集合，位于集合之外的值就是离群点，被称为异常数据。图 3.3 描述了基于聚类分析方法异常数据的检测。

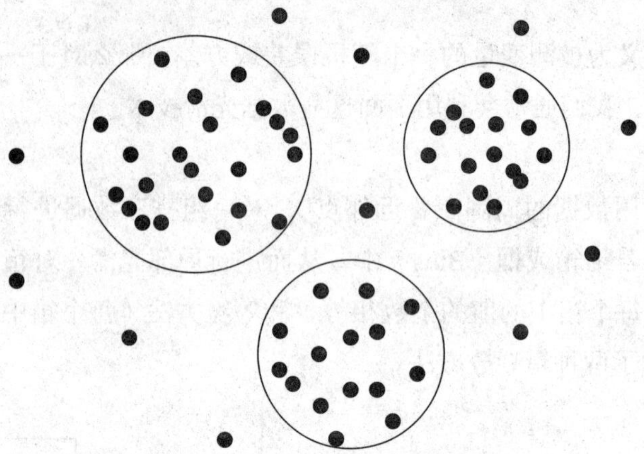

图 3.3　通过聚类分析方法检测异常数据

3. 回归方法

回归方法即利用函数拟合数据来进行光滑。例如，线性回归方法可以找到两个变量或属性之间的最佳拟合关系，从而可以用一个变量或属性来预测另一个。多元线性回归用于多个变量或属性（多于两个），可以将数据拟合到一个多维曲面上。因此，利用回归分析方法获得的拟合函数，可以有效去除噪声光滑数据。

4. 偏最小二乘回归椭圆图辅助分析方法

偏最小二乘回归自带椭圆图辅助分析，该分析方法具有一定的“噪音”识别能力，因此可以在一定程度上去除噪声光滑数据，但是该方法无法分析出多维空间中的“噪音”。在第 5 章中，我们将会专门研究样本数据的噪声处理，其中会讨论通过引入具体的模型算法到偏最小二乘辅助分析方法中，来弥补该分析技术的不足。

此外，部分数据离散化形式也可用来光滑数据。例如可以将价格 p 的值进行概念分层，分为贵的、中等的和便宜的三种形式，这样可以减少处理的数值数量，简化数据处理的步骤。其中概念分层就是一种数据离散化形式。

3.2　数据标准化

数据标准化也是数据预处理的主要任务之一。数据在进行清理之后，再进行标准化处理，从而使得在技术上更加便利，并且有效地提高算法的准确率和效率。

在实际的数据处理中，数据往往受自身变异、量纲不同或者数值相差较大等复杂因素的影响而存在各种误差。例如在实际问题中，我们用多个指标来表示一个样本，而这些指标的量纲和数值的量级都是不一样的，这时，我们可以通过数据的标准化处理，使得不同的指标具有相同的尺度，这样不同的指标对样本参数就具有相同的影响。

3.2.1　数据中心化处理

数据的中心化处理其实就是一个平移的过程，即平移变换，可以表示成：

$$x_{ij}^{*}=x_{ij}-\bar{x}_j\ (i=1,\ 2,\ \cdots,\ n,\ j=1,\ 2,\ \cdots,\ p) \tag{3.1}$$

其中 x_{ij} 是原坐标，x_{ij}^{*} 是中心化处理后的新坐标，i 指数据集的第 i 个样本，j 指数据集的第 j 个变量，$\bar{x}_j$ 表示样本点在 j 指标上的取值的平均值。

用变量减去对应的均值就是数据中心化处理，处理后的样本点之间的相对位置和相关性都不会改变，但是中心化处理后，数据的描述更加容易。

中心化之后的数据是以原点为基准的，而新坐标的原点和样本点集合的重心是相重合的，用 $\bar{\boldsymbol{g}}$ 表示该样本点集合的重心，可以表示成：

$$\bar{\boldsymbol{g}}=(\bar{x}_1,\ \bar{x}_2,\ \cdots,\ \bar{x}_p)^{\mathrm{T}}=(0,\ 0,\ \cdots,\ 0)^{\mathrm{T}} \tag{3.2}$$

如果数据是中心化的，方差、协方差、相关系数等统计量可以表示为：

（1）变量 $\boldsymbol{x}_j$ 的方差为：

$$\sigma_j^2=\mathrm{var}(\boldsymbol{x}_j)=\frac{1}{n}\|\boldsymbol{x}_j\|^2=\frac{1}{n}\boldsymbol{x}_j^{\mathrm{T}}\boldsymbol{x}_j=\frac{1}{n}\sum_{i=1}^{n}x_{ij}^2 \tag{3.3}$$

（2）变量 $\boldsymbol{x}_j$ 与变量 $\boldsymbol{x}_k$ 的协方差为：

$$\sigma_{jk}=\mathrm{cov}(\boldsymbol{x}_j,\boldsymbol{x}_k)=\frac{1}{n}\langle\boldsymbol{x}_j,\boldsymbol{x}_k\rangle=\frac{1}{n}\boldsymbol{x}_j^{\mathrm{T}}\boldsymbol{x}_k=\frac{1}{n}\sum_{i=1}^{n}x_{ij}x_{ik} \tag{3.4}$$

（3）变量 $\boldsymbol{x}_j$ 与变量 $\boldsymbol{x}_k$ 的相关系数为：

$$r_{jk}=\frac{\sigma_{jk}}{\sigma_j\sigma_k}=\frac{\mathrm{cov}(\boldsymbol{x}_j,\boldsymbol{x}_k)}{\sqrt{\mathrm{var}(\boldsymbol{x}_j)\mathrm{var}(\boldsymbol{x}_k)}}=\frac{\langle\boldsymbol{x}_j,\boldsymbol{x}_k\rangle}{\|\boldsymbol{x}_j\|\cdot\|\boldsymbol{x}_k\|} \tag{3.5}$$

当相关系数 $r_{jk}=1$ 时，变量 $\boldsymbol{x}_j$ 与变量 $\boldsymbol{x}_k$ 的夹角余弦值 $\cos\theta_{jk}=1$，则两变量之间的夹角 $\theta_{jk}=0°$；当相关系数 $r_{jk}=0$ 时，变量 $\boldsymbol{x}_j$ 与变量 $\boldsymbol{x}_k$ 的夹角余弦值 $\cos\theta_{jk}=0$，则两变量之间的夹角 $\theta_{jk}=90°$，即变量 $\boldsymbol{x}_j$ 与变量 $\boldsymbol{x}_k$ 的相关系数和它们之间夹角余弦值相等。

3.2.2 数据的无量纲化处理

无量纲化处理是数据标准化处理的主要方面之一。

在实际问题中，面对不同类型的数据，影响数据的各个指标的度量单位也有不同的情况。

当指标的度量单位一样，则样本中各点之间的距离可以用欧式距离来衡量[2]。例如，样本空间中两个向量 $\boldsymbol{\lambda}_i$ 与 $\boldsymbol{\lambda}_k$ 之间的距离用欧氏距离可以表示成：

$$d^2(\boldsymbol{\lambda}_i, \boldsymbol{\lambda}_k)=\|\boldsymbol{\lambda}_i-\boldsymbol{\lambda}_k\|^2=\sum_{j=1}^{p}(x_{ij}-x_{jk})^2 \tag{3.6}$$

当影响数据的各个指标之间的测量单位和数量级不尽相同时，例如，对于 1kg 和 1g，如果使用欧氏距离来衡量，以 kg 为单位的变量变化会很大，而以 g 为单位的变量变化很小，这样扩大了大变化变量，忽略了小变化变量，并不能准确地反映数据的表现力。当碰到这种情况的数据时，我们可以对变量进行压缩处理，消除量纲效应，让变量之间具有一定的可比性。这就是数据的无量纲化处理，可以表示成：

$$x_{ij}^*=\frac{x_{ij}}{\sigma_j} \tag{3.7}$$

其中，σ_j 表示样本点在 j 指标上的取值的标准差。

另外，对于小数据的情况，还可以用 min-max 归一化消除量纲效应。该方法的主要原理是对原始数据进行线性变换，使其映射到［0，1］，可以表示成：

$$x_{ij}^*=\frac{x_{ij}-\min\{x_{ij}\}}{\max\{x_{ij}\}-\min\{x_{ij}\}} \tag{3.8}$$

其中，$\min\{x_{ij}\}$是样本在 i 指标上的最小值，$\max\{x_{ij}\}$是样本在 i 指标上的最大值。

3.2.3 标准化处理

数据的标准化处理，也称作数据中心化＋压缩处理。标准化处理可以让样本的各个指标处于同一数量级，消除量纲的影响。

主要方法是用数据减去均值，再除以标准差。即通过把一组数据变成符合均值为 0，标准差为 1 的标准正态分布来实现数据的缩放。可以表示成：

$$x_{ij}^*=\frac{x_{ij}-\overline{x}_j}{\sigma_j}(i=1, 2, \cdots, n, j=1, 2, \cdots, p) \tag{3.9}$$

标准化处理后的数据满足以下几个性质。

（1）样本中任意一个变量的方差等于 1，可以表示成：

$$\begin{aligned}\operatorname{var}(\boldsymbol{x}_j^*)&=\frac{1}{n}\|\boldsymbol{x}_j^*\|^2=\frac{1}{n}(\boldsymbol{x}_j^*)^{\mathrm{T}}(\boldsymbol{x}_j^*)=\frac{1}{n}\sum_{i=1}^{n}(x_{ij}^*)^2\\&=\frac{1}{n}\sum_{i=1}^{n}\frac{(x_{ij}-\overline{x}_j)^2}{\sigma_j^2}=\frac{\sigma_j^2}{\sigma_j^2}=1\end{aligned}\tag{3.10}$$

（2）样本中任意两个变量的协方差等于其相关系数，可以表示成：

$$\operatorname{cov}(\boldsymbol{x}_j^*,\ \boldsymbol{x}_k^*)=\frac{1}{n}\langle\boldsymbol{x}_j^*,\ \boldsymbol{x}_k^*\rangle=\frac{\langle\boldsymbol{x}_j^*,\ \boldsymbol{x}_k^*\rangle}{\|\boldsymbol{x}_i^*\|\cdot\|\boldsymbol{x}_k^*\|}=\mathrm{r}(\boldsymbol{x}_j^*,\ \boldsymbol{x}_k^*)\tag{3.11}$$

即

$$\sigma_{jk}^*=r_{jk}^*\tag{3.12}$$

又因为标准化处理不改变数据的相关系数，即 $\boldsymbol{x}_j^*$ 与 $\boldsymbol{x}_k^*$ 的相关系数等于 $\boldsymbol{x}_j$ 与 $\boldsymbol{x}_k$ 的相关系数，则可以表示成：

$$\begin{aligned}\mathrm{r}(\boldsymbol{x}_j^*,\ \boldsymbol{x}_k^*)=\operatorname{cov}(\boldsymbol{x}_j^*,\ \boldsymbol{x}_k^*)&=\frac{1}{n}\langle\boldsymbol{x}_j^*\ ,\boldsymbol{x}_k^*\rangle=\frac{1}{n}\sum_{i=1}^{n}\frac{x_{ij}-\overline{x}_j}{\sigma_j}\cdot\frac{x_{ik}-\overline{x}_k}{\sigma_k}\\&=\frac{1}{n}\sum_{i=1}^{n}\frac{(x_{ij}-\overline{x}_j)(x_{ik}-\overline{x}_k)}{\sigma_j\sigma_k}=\frac{\operatorname{cov}(\boldsymbol{x}_j,\boldsymbol{x}_k)}{\sigma_j\sigma_k}=\mathrm{r}(\boldsymbol{x}_j,\ \boldsymbol{x}_k)\end{aligned}\tag{3.13}$$

记

$$\mathrm{r}(\boldsymbol{x}_j^*,\ \boldsymbol{x}_k^*)=r(\boldsymbol{x}_j,\ \boldsymbol{x}_k)=\mathrm{r}_{jk}\tag{3.14}$$

当 $j=k$ 时，则可以表示成：

$$\mathrm{r}_{jj}=\operatorname{cov}(\boldsymbol{x}_j^*,\ \boldsymbol{x}_k^*)=\frac{1}{n}<\boldsymbol{x}_j^*,\ \boldsymbol{x}_k^*>=\frac{1}{n}\|\boldsymbol{x}_j^*\|^2=\operatorname{var}(\boldsymbol{x}_j^*)=1\tag{3.15}$$

3.3　本章小结

本章针对现实数据往往会受多方面影响而导致数据质量低的问题，讨论数据预处理的主要任务和方法。

3.1 节讨论数据清理的主要方法，通过处理缺失值和噪声数据，从而达到数据清理的作用。3.2 节，讨论数据预处理的另一主要任务——数据标准化，数据中心化处理、数据无量纲化处理和标准化处理是其中的三大方面。

对数据进行常规预处理，可以提高数据质量，一定程度上减少样本误差，为数据挖掘做好坚实的铺垫。

参考文献

[1] JIAWEI HAN，MICHELINE KAMBER. 数据挖掘概念与技术[M]. 范明，孟小峰，译. 北京：机械工业出版社，2012.
[2] 王惠文，吴载斌，孟洁. 偏最小二乘回归的线性与非线性方法[M]. 北京：国防工业出版社，2006.

第 4 章　线性回归分析

4.1　线性回归模型

4.1.1　一元线性回归

回归分析是在相关分析的基础上，注重研究变量之间的关系，把这种关系模型化，求出一个能反映变量之间变化关系的关系方程式，并根据此方程进行估计和推算。回归分析可以将相关变量之间不确定、不规则的关系规范化、一般化，进而可以根据自变量的值推断出因变量的估计值（可能值）。设数据集含有 n 个样本，每个样本含有 p 个自变量和 1 个因变量，将解释或预测因变量的变量称为自变量，用 $\boldsymbol{x}$ 表示；将被估计或被预测的变量作为因变量，用 $\boldsymbol{y}$ 表示[1]。

在回归分析与建模中，如果自变量 $\boldsymbol{x}$ 与因变量 $\boldsymbol{y}$ 之间的关系是线性关系，则称之为线性回归模型；否则，称之为非线性回归模型。当回归模型只包含一个自变量时，称为一元线性回归模型；当回归模型包含多个自变量时，称为多元线性回归模型。

一元线性回归模型可以表示为：

$$\boldsymbol{y}=\beta_0+\beta_1\boldsymbol{x}+\boldsymbol{\varepsilon} \tag{4.1}$$

其中，β_1 是回归系数，$\boldsymbol{\varepsilon}$ 是随机误差项。线性模型（$\beta_0+\beta_1\boldsymbol{x}$）反映了系统因素对 $\boldsymbol{y}$ 的影响；$\boldsymbol{\varepsilon}$ 反映了除系统因素之外的随机因素对因变量 $\boldsymbol{y}$ 的影响。

在统计学中，总体是指被研究对象的全体。总体模型是基于研究对象总体数据而进行的回归描述，它比样本模型更能反映事物的本质特征，样本模型误差更大。假设在全体数据中，真实的总体模型可以表示成因变量 $\boldsymbol{y}$ 随自变量 $\boldsymbol{x}$ 的线性变化的统计关系。若对自变量和因变量分别进行 n 次独立观测，可得到 n 对观测值数据集 $\boldsymbol{D}=(\boldsymbol{X},\ \boldsymbol{Y})_{n(p+q)}$。

这 n 对观测值之间的关系可以表示为如下模型：

$$y_i=\beta_0+\beta_1x_i+\varepsilon_i\ (i=1,\ 2,\ \cdots,\ n) \tag{4.2}$$

其中：β_1 是回归参数；ε_i 是随机误差项。x_i 是样本 i 的自变量取值，y_i 是对应于 x_i 和 ε_i 的因变量取值。随机误差项 ε_i 是一个服从均值为零，方差记 σ^2 的正态分布的随机变量，且对于不同的观测值 y_i、y_j，当 $i\neq j$ 时，ε_i 与 ε_j 互不相关，相互独立。

为了进一步简化模型，假设线性回归模型满足高斯－马尔科夫假设：

（1）ε_i 服从均值为零，方差为 σ^2 的正态分布，即 $\varepsilon_i \sim N(0, \sigma^2)$，$i=1, 2, \cdots, n$。

（2）不同观测值的随机误差项之间不相关，即 $\text{cov}(\varepsilon_i, \varepsilon_j)=0$，$i \neq j$，$i, j=1, 2, \cdots, n$。

（3）随机误差项与之对应的自变量也不存在相关性，即 $\text{cov}(x_i, \varepsilon_i)=0$，$i=1, 2, \cdots, n$。

在一元线性回归的总体模型中，在第 i 次的观测中，当自变量 x_i 确定时，受随机变量 $\varepsilon_i \sim N(0, \sigma^2)$ 的影响，y_i 的取值也服从一个正态分布。由假设可知：

$$y_i \sim N(\beta_0+\beta_1 x_i, \sigma^2),\ E(\varepsilon_i)=0 \tag{4.3}$$

所以，因变量 y_i 的期望为：

$$E(y_i)=E(\beta_0+\beta_1 x_i+\varepsilon_i)=\beta_0+\beta_1 x_i \tag{4.4}$$

或者，可以更准确地写成：

$$E(y_i|x_i)=\beta_0+\beta_1 x_i \tag{4.5}$$

$E(y_i|x_i)$ 是 y_i 的条件期望值。该公式说明了一个重要的统计概念：对于一个给定的自变量 x_i，虽然因变量 y_i 的取值是不确定的，y_i 在其概率分布范围内都有可能取值，但是 y_i 的条件期望值 $E(y_i|x_i)$ 与 x_i 有着明确的线性关系。

4.1.2 多元线性回归

以上给出了一元线性回归的总体模型。然而，在许多实际问题当中，往往遇到单因变量 y 和多个自变量 $\boldsymbol{X}=\{\boldsymbol{x}_1, \boldsymbol{x}_2, \cdots, \boldsymbol{x}_p\}_{np}$ 之间的相关关系。例如，某种药品的销售额不仅与产品价格有关，还与消费者收入水平、投入的广告费用、其他可替代产品价格等因素有关。

假设单因变量 $\boldsymbol{y}$ 与变量 $\boldsymbol{x}_1, \boldsymbol{x}_2, \cdots, \boldsymbol{x}_p$ 线性相关，则可以使用多元线性回归方法进行建模，多元线性回归方程的理论模型可以表示为：

$$\boldsymbol{y}=\beta_0+\beta_1\boldsymbol{x}_1+\beta_2\boldsymbol{x}_2+\cdots+\beta_p\boldsymbol{x}_p+\boldsymbol{\varepsilon} \tag{4.6}$$

其中，$\beta_0, \beta_1, \cdots \beta_p$ 是回归系数；$\boldsymbol{\varepsilon}$ 为随机误差，且 $\boldsymbol{\varepsilon}$ 期望为零，即 $E(\boldsymbol{\varepsilon})=0$。

若对自变量 $\boldsymbol{X}$ 和因变量 $\boldsymbol{Y}$ 分别进行 n 次独立观测，可得到 n 对观测值数据集 $\boldsymbol{D}=(\boldsymbol{X}, \boldsymbol{Y})_{n(p+1)}$。

这 n 对观测值之间的关系可以用如下模型表示：

$$y_i=\beta_0+\beta_1 x_{i1}+\beta_2 x_{i2}+\cdots+\beta_p x_{ip}+\varepsilon_i,\ (i=1, 2, \cdots, n) \tag{4.7}$$

其中，$\beta_0, \beta_1, \cdots, \beta_p$ 是总体回归参数；ε_i 为随机误差项。在第 i 次观测中，随机变量 y_i 的条件概率期望可表示为：

$$E(y_i|x_{i1}, x_{i2}, \cdots, x_{ip})=\beta_0+\beta_1 x_{i1}+\beta_2 x_{i2}+\cdots+\beta_p x_{ip} \tag{4.8}$$

将观测数据集 $\boldsymbol{D}=(\boldsymbol{X}, \boldsymbol{Y})_{n(p+1)}$，代入上述方程，可得：

$$\begin{cases} y_1=\beta_0+\beta_1 x_{11}+\beta_2 x_{12}+\cdots+\beta_p x_{1p}+\varepsilon_1, \\ y_2=\beta_0+\beta_1 x_{21}+\beta_2 x_{22}+\cdots+\beta_p x_{2p}+\varepsilon_2, \\ \qquad\vdots \\ y_n=\beta_0+\beta_1 x_{n1}+\beta_2 x_{n2}+\cdots+\beta_p x_{np}+\varepsilon_n \end{cases} \tag{4.9}$$

将该模型写成矩阵形式，记：

$$\boldsymbol{Y}=\begin{bmatrix} y_1 \\ y_2 \\ \vdots \\ y_n \end{bmatrix}, \boldsymbol{X}=\begin{bmatrix} 1 & x_{11} & x_{12} & \cdots & x_{1p} \\ 1 & x_{21} & x_{22} & \cdots & x_{2p} \\ \vdots & \vdots & \vdots & \ddots & \vdots \\ 1 & x_{n1} & x_{n2} & \cdots & x_{np} \end{bmatrix}, \boldsymbol{\beta}=\begin{bmatrix} \beta_0 \\ \beta_1 \\ \vdots \\ \beta_p \end{bmatrix}, \boldsymbol{\varepsilon}=\begin{bmatrix} \varepsilon_1 \\ \varepsilon_2 \\ \vdots \\ \varepsilon_n \end{bmatrix} \tag{4.10}$$

多元线性回归模型可用矩阵表示为：

$$\boldsymbol{Y}=\boldsymbol{X\beta}+\boldsymbol{\varepsilon} \tag{4.11}$$

其中：$\boldsymbol{\varepsilon}$ 为 n 维的随机误差向量；$\boldsymbol{X}$ 为自变量观测值矩阵；$\boldsymbol{\beta}$ 为（$p+1$）维的总体参数向量；$\boldsymbol{Y}$ 为 n 维的因变量观测值向量。

根据高斯 - 马尔科夫假设，随机向量 $\boldsymbol{Y}$ 的条件期望值为：

$$E(\boldsymbol{Y}|\boldsymbol{X})=\boldsymbol{X\beta} \tag{4.12}$$

$\boldsymbol{Y}$ 的方差 - 协方差矩阵为：

$$\text{cov}(\boldsymbol{Y})=\sigma^2\boldsymbol{I} \tag{4.13}$$

在经典的多元线性回归分析中，总体模型服从高斯 - 马尔科夫假设时，各种模型的检验方法和有关参数估计量才能有效。

4.2　最小二乘法原理

4.2.1　计算方法的推导

本文以 n 行 $p+1$ 列数据表为对象，分别针对单自变量的一元线性回归模型和多自变量的多元线性回归模型进行最小二乘法原理的描述。其中，n 表示数据表中样本的个数；p 表示数据表中自变量的个数。

在单因变量 $\boldsymbol{y}$，单自变量 $\boldsymbol{x}$ 的一元线性回归模型中：

$$\boldsymbol{y}=\beta_0+\beta_1\boldsymbol{x}+\boldsymbol{\varepsilon} \tag{4.14}$$

由于无法对总体中的全部数据进行建模分析，故可以采取抽样的方法来估计总体参数 β_0，β_1。通过一次抽样获得 n 个样本数据集 $\boldsymbol{D}=(\boldsymbol{X},\ \boldsymbol{Y})_{n(p+1)}$，使用 b_0，b_1 表示总体参数的估计值 $\hat{\beta}_0$，$\hat{\beta}_1$，即 $\hat{\beta}_0=b_0$，$\hat{\beta}_1=b_1$，则有一元线性估计方程：

$$\hat{y}_i=b_0+b_1x_i,\ i=1,\ 2,\ \cdots\cdots,\ n \tag{4.15}$$

从式（4.14）可知，由于随机误差量 ε 的存在，估计值 $\hat{y}_i$ 与真实值 y_i 往往不相等，其差异性可表示为：

$$e_i=y_i-\hat{y}_i \tag{4.16}$$

其中，e_i 称为偏差或残差，表示真实值与估计值之间的偏离程度。

由于 e_i 有正有负，为了有效反映线性回归模型（$\hat{y}_i=b_0+b_1x_i$，$i=1$，2，…，n）的估计值 $\hat{y}_i$ 与观测值 y_i 的拟合效果，我们引入了残差平方和 e_i^2。$e_i^2=(y_i-\hat{y}_i)^2$。e_i^2 的值越小，表示拟合效果越好。

$$\sum_{i=1}^{n}e_i^2=\sum_{i=1}^{n}(y_i-\hat{y}_i)^2=\sum_{i=1}^{n}(y_i-b_0-b_1x_i)^2 \tag{4.17}$$

当全体样本残差平方和 $\sum_{i=1}^{n}e_i^2$ 值最小时，求得最优估计参数，即得到最优回归模型。因此，我们就要选择最恰当的估计值参数 b_0，b_1，使得全部观测的残差平方和最小，这就是最小二乘法。用数学公式可以表示为如下的最优化问题。

将上式再整理为：

$$\underset{b_0,\ b_1}{\arg\min}\sum_{i=1}^{n}e_i^2=\sum_{i=1}^{n}(y_i-\hat{y}_i)^2=\sum_{i=1}^{n}(y_i-b_0-b_1x_i)^2 \tag{4.18}$$

为了求得最优解，对 $\sum_{i=1}^{n}e_i^2$ 分别求关于 b_0，b_1 的偏导数，并分别令其等于零；联立各方程求解。具体步骤如下：

先求 $\sum_{i=1}^{n}e_i^2$ 对 b_0 的偏导，令其等于零，可以表示为：

$$\frac{\partial\left(\sum_{i=1}^{n}e_i^2\right)}{\partial b_0}=-2\sum_{i=1}^{n}(y_i-b_0-b_1x_i)=0 \tag{4.19}$$

再同理求 $\sum_{i=1}^{n}e_i^2$ 对 b_1 的偏导，令其等于零，可以表示为：

$$\frac{\partial\left(\sum_{i=1}^{n}e_i^2\right)}{\partial b_1}=-2\sum_{i=1}^{n}(y_i-b_0-b_1x_i)x_i=0 \tag{4.20}$$

联立式（4.19）、式（4.20）整理求解可得 b_0，b_1：

$$\begin{cases} b_0=\bar{y}-b_1\bar{x} \\ b_1=\dfrac{\sum\limits_{i=1}^{n}(x_i-\bar{x})(y_i-\bar{y})}{\sum\limits_{i=1}^{n}(x_i-\bar{x})^2} \end{cases} \tag{4.21}$$

其中，$\bar{x}$ 表示 x_i 的样本均值，即：

$$\bar{x}=\frac{1}{n}\sum_{i=1}^{n}x_i \tag{4.22}$$

$\bar{y}$表示 y_i 的样本均值，即：

$$\bar{y}=\frac{1}{n}\sum_{i=1}^{n}y_i \tag{4.23}$$

然而，在实际问题中，往往单个因变量与多自变量的多元线性回归模型。接下来，我们将针对多元线性回归模型讲述最小二乘估计法的推导，及其总体参数估计值计算。

在单因变量 $\boldsymbol{y}$，多自变量 $\boldsymbol{X}=\{\boldsymbol{x}_1，\boldsymbol{x}_2，\cdots，\boldsymbol{x}_p\}_{np}$ 的多元线性回归模型中：

$$\boldsymbol{y}=\beta_0+\beta_1\boldsymbol{x}_1+\beta_2\boldsymbol{x}_2+\cdots+\beta_p\boldsymbol{x}_p+\boldsymbol{\varepsilon} \tag{4.24}$$

由于无法对总体中的全部数据进行建模分析，故可以采取抽样的方法来估计总体参数 β_0，β_1，…，β_p。我们使用 b_0，b_1，…，b_p 表示总体参数的估计值$\hat{\beta}_0$，$\hat{\beta}_1$，…，$\hat{\beta}_p$，即$\hat{\beta}_i=b_i$，$i=1，2，\cdots，p$，则有多元线性估计方程：

$$\hat{y}_i=b_0+b_1x_{i1}+b_2x_{i2}+\cdots+b_px_{ip}(i=1，2，\cdots，n) \tag{4.25}$$

根据一元线性回归模型的经验，采用样本误差（$e_i=y_i-\hat{y}_i$）的平方和（$\sum\limits_{i=1}^{n}e_i^2$），分析多元线性回归模型（$\hat{y}_i=b_0+b_1x_{i1}+b_2x_{i2}+\cdots+b_px_{ip}$）的估计值$\hat{y}_i$与观测值 y_i 的拟合效果。其中，

$$\sum_{i=1}^{n}e_i^2=\sum_{i=1}^{n}(y_i-\hat{y}_i)^2=\sum_{i=1}^{n}(y_i-b_0-b_1x_{i1}-b_2x_{i2}-\cdots-b_px_{ip})^2 \tag{4.26}$$

全体样本的残差平方和$\sum\limits_{i=1}^{n}e_i^2$值最小时求得最优估计参数，即得到最优回归模型。因此，我们就要选择最恰当的估计值参数 b_0，b_1，…，b_p，使得全部观测的残差平方和最小，这就是最小二乘法。用数学公式可以表示为如下的最优化问题：

由式（4.26）可知：

$$\underset{b_0,\ b_1,\cdots,\ b_p}{\arg\min}\sum_{i=1}^{n}e_i^2=\underset{b_0,\ b_1,\cdots,\ b_p}{\arg\min}\sum_{i=1}^{n}(y_i-\hat{y}_i)^2=\underset{b_0,\ b_1,\cdots,\ b_p}{\arg\min}\sum_{i=1}^{n}(y_i-b_0-b_1x_{i1}-b_2x_{i2}-\cdots-b_px_{ip})^2 \tag{4.27}$$

记：$\boldsymbol{Y}=\begin{bmatrix} y_1 \\ y_2 \\ \vdots \\ y_n \end{bmatrix}$，$\boldsymbol{X}=\begin{bmatrix} 1 & x_{11} & x_{12} & \cdots & x_{1p} \\ 1 & x_{21} & x_{22} & \cdots & x_{2p} \\ \vdots & \vdots & \vdots & \ddots & \vdots \\ 1 & x_{n1} & x_{n2} & \cdots & x_{np} \end{bmatrix}$，$\boldsymbol{B}=\begin{bmatrix} b_0 \\ b_1 \\ \vdots \\ b_p \end{bmatrix}$，$\hat{\boldsymbol{Y}}=\begin{bmatrix} \hat{y}_1 \\ \hat{y}_2 \\ \vdots \\ \hat{y}_n \end{bmatrix}$，$\boldsymbol{e}=\begin{bmatrix} e_1 \\ e_2 \\ \vdots \\ e_n \end{bmatrix}$，

其中 $e_i=y_i-\hat{y}_i$，$i=1, 2, \cdots, n$，则，多元线性回归模型（4.25）可表示为：

$$\hat{\boldsymbol{Y}}=\boldsymbol{XB} \tag{4.28}$$

样本方差的平方和用矩阵表示为：

$$\|\boldsymbol{e}^2\|=\boldsymbol{e}^{\mathrm{T}}\boldsymbol{e}=(\boldsymbol{Y}-\hat{\boldsymbol{Y}})^{\mathrm{T}}(\boldsymbol{Y}-\hat{\boldsymbol{Y}})=(\boldsymbol{Y}-\boldsymbol{XB})^{\mathrm{T}}(\boldsymbol{Y}-\boldsymbol{XB})=\boldsymbol{Y}^{\mathrm{T}}\boldsymbol{Y}-2\boldsymbol{B}^{\mathrm{T}}\boldsymbol{X}^{\mathrm{T}}\boldsymbol{Y}+\boldsymbol{B}^{\mathrm{T}}\boldsymbol{X}^{\mathrm{T}}\boldsymbol{XB} \tag{4.29}$$

其中，$\boldsymbol{e}$ 为 n 维的样本残差向量，$\boldsymbol{X}$ 为自变量观测值矩阵，$\boldsymbol{B}$ 为（$p+1$）维的总体参数估计值向量，$\boldsymbol{Y}$ 为 n 维的因变量观测值向量，$\hat{\boldsymbol{Y}}$为 n 维的因变量预测值向量。

对$\sum_{i=1}^{n} e_i^2$分别求关于 b_0，b_1，…，b_p 的偏导数，并分别令其等于零；联立各方程求解。具体的步骤如下：

$$\begin{cases} \dfrac{\partial\left(\sum_{i=1}^{n} e_i^2\right)}{\partial b_0}=-2\sum_{i=1}^{n}(y_i-b_0-b_1x_{i1}-b_2x_{i2}-\cdots-b_px_{ip})=0 \\ \dfrac{\partial\left(\sum_{i=1}^{n} e_i^2\right)}{\partial b_1}=-2\sum_{i=1}^{n}(y_i-b_0-b_1x_{i1}-b_2x_{i2}-\cdots-b_px_{ip})x_{i1}=0 \\ \vdots \\ \dfrac{\partial\left(\sum_{i=1}^{n} e_i^2\right)}{\partial b_p}=-2\sum_{i=1}^{n}\left(y_i-b_0-b_1x_{i1}-b_2x_{i2}-\cdots-b_px_{ip}\right)x_{ip}=0 \end{cases} \tag{4.30}$$

观察上面的式子规律，我们可以发现它们其实是正规方程组。

将上式的正规方程组用矩阵表示为：

$$\boldsymbol{X}^{\mathrm{T}}(\boldsymbol{Y}-\boldsymbol{XB})=0 \tag{4.31}$$

将上式再进行整理可以表示为：

$$\boldsymbol{X}^{\mathrm{T}}\boldsymbol{XB}=\boldsymbol{X}^{\mathrm{T}}\boldsymbol{Y} \tag{4.32}$$

如果在 p 个自变量 $\boldsymbol{x}_1$，…，$\boldsymbol{x}_p$ 之间不存在完全相关性，则可推断出 $\boldsymbol{X}^{\mathrm{T}}\boldsymbol{X}$ 为可逆矩阵，故对方程组进行求解，可得到总体参数的最小二乘估计量 $\boldsymbol{B}$，可以表示为：

$$\boldsymbol{B}=(\boldsymbol{X}^{\mathrm{T}}\boldsymbol{X})^{-1}\boldsymbol{X}^{\mathrm{T}}\boldsymbol{Y} \tag{4.33}$$

从而，我们进一步可以求得 $\boldsymbol{y}$ 的最小二乘估计量$\hat{\boldsymbol{Y}}$，可以表示为：

$$\hat{\boldsymbol{Y}}=\boldsymbol{XB}=\boldsymbol{X}(\boldsymbol{X}^{\mathrm{T}}\boldsymbol{X})^{-1}\boldsymbol{X}^{\mathrm{T}}\boldsymbol{Y} \tag{4.34}$$

4.2.2 总体参数估计量的性质

最小二乘法原理简单，应用极其广泛。利用最小二乘法，我们可以求解到总体参数估计量，其中有许多基本性质。

（1）残差 e_i 的总和为零。

则残差和表示为：

$$\sum_{i=1}^{n} e_i = \sum_{i=1}^{n}(y_i - \hat{y}_i) = \sum_{i=1}^{n}(y_i - b_0 - b_1 x_{i1} - b_2 x_{i2} - \cdots - b_p x_{ip}) \tag{4.35}$$

由式（4.30）可得到上述等式的右边为零，因此，残差和 $\sum_{i=1}^{n} e_i = 0$。

（2）估计值 $\hat{y}_i$ 的均值和真实值 y_i 的均值相等。

根据性质（1）可以得到：

$$\sum_{i=1}^{n}(y_i - b_0 - b_1 x_{i1} - b_2 x_{i2} - \cdots - b_p x_{ip}) = 0 \tag{4.36}$$

对两边进行整理移项可以得到：

$$\sum_{i=1}^{n} y_i = \sum_{i=1}^{n}(b_0 + b_1 x_{i1} + b_2 x_{i2} + \cdots + b_p x_{ip}) \tag{4.37}$$

又由估计值 $\hat{y}_i = b_0 + b_1 x_{i1} + b_2 x_{i2} + \cdots + b_p x_{ip}$，则可以得到：

$$\sum_{i=1}^{n} y_i = \sum_{i=1}^{n} \hat{y}_i \tag{4.38}$$

因此，均值 $\bar{y} = \frac{1}{n}\sum_{i=1}^{n} y_i = \frac{1}{n}\sum_{i=1}^{n} \hat{y}_i$。

（3）第 i 个残差以相对应的自变量 x_{ij} 或因变量的估计值 $\hat{y}_i$ 为权值时，加权残差和均为零。

由式（4.30）的正规方程组可以得到：

$$\sum_{i=1}^{n} x_{ij} e_i = 0 \ (j = 1, 2, \cdots, k) \tag{4.39}$$

则又有：

$$\begin{aligned} \sum_{i=1}^{n} \hat{y}_i e_i &= \sum_{i=1}^{n}(b_0 + b_1 x_{i1} + b_2 x_{i2} + \cdots + b_p x_{ip}) e_i \\ &= b_0 \sum_{i=1}^{n} e_i + b_1 \sum_{i=1}^{n} x_{i1} e_i + b_2 \sum_{i=1}^{n} x_{i2} e_i + \cdots + b_k \sum_{i=1}^{n} x_{ik} e_i \\ &= 0 \end{aligned} \tag{4.40}$$

（4）由式（4.33）可知，总体参数估计量 $\boldsymbol{B}$ 与因变量 $\boldsymbol{y}$ 之间是线性关系。

（5）最小二乘估计法在统计特性上具有无偏性，其中主要表现在，总体参数估计量 $\boldsymbol{B}$ 是无偏估计量。

利用数学知识，我们可以将总体参数估计量 $\boldsymbol{B}$ 的期望表示为：

$$E(\boldsymbol{B})=E[(\boldsymbol{X}^{\mathrm{T}}\boldsymbol{X})^{-1}\boldsymbol{X}^{\mathrm{T}}\boldsymbol{Y}]=(\boldsymbol{X}^{\mathrm{T}}\boldsymbol{X})^{-1}\boldsymbol{X}^{\mathrm{T}}E(\boldsymbol{Y})=(\boldsymbol{X}^{\mathrm{T}}\boldsymbol{X})^{-1}\boldsymbol{X}^{\mathrm{T}}\boldsymbol{X}\boldsymbol{\beta}=\boldsymbol{\beta} \quad (4.41)$$

因此，上述性质成立[2]。

4.3 多重共线性问题

在实际问题的研究中，往往会涉及多个自变量，而这些自变量之间往往会存在多重共线性问题。这常常会给建模带来很大的影响，影响模型的稳定性和影响建模的参数估计，更会扩大模型的误差。因此，本节将对这个问题进行讨论。

4.3.1 问题的提出

多重共线性是对于自变量之间的关系而言的，自变量之间往往存在以下三种关系。

（1）完全的相关关系。此时，自变量的相关系数为 1，我们称它们之间存在完全的相关性。

（2）完全没有相关关系。此时，自变量的相关系数为 0，我们称它们之间完全不存在相关性。

（3）程度不同的相关关系。此时，自变量的相关系数处于 0 和 1 之间，我们称它们之间存在一定程度的相关性。

我们称这种自变量之间存在线性相关的现象为多重共线性，也叫多重相关性。

在实际问题中，一般（1）和（2）的这两种自变量间的关系很少见，这是两种极端的现象，并不能代表实际工作研究中的普遍现象[3]。相反地，（3）的情形在自变量中却十分常见。造成这种现象的原因有很多。一个主要原因是模型本身的自变量限定，如家庭收入与家庭劳动力人口数和总人口数存在线性增长的趋势，而劳动力人口数和总人口数又具有相关关系。另外，还与数据收集不足使得样本点数量太少有关，样本点数量过少，也会使得自变量中存在多重共线性问题。况且，在有些问题中，常常会存在因为实验本身的限制，采集数据有限而导致样本点较少的情况，这时，多重共线性问题就更加无法避免了。

多重共线性主要表现为强和弱两类情况，我们称为完全共线性和近似共线性。在最小二乘法估计下，这两种导致的多重共线性都会导致估计不准确，不可靠，以及检验结果偏小。在 4.2 中我们知道总体参数的最小二乘估计量 $\boldsymbol{B}$ 的表示方法。

（1）在多重共线性中，自变量之间的相关系数为 1，此时矩阵 $\boldsymbol{X}^{\mathrm{T}}\boldsymbol{X}$ 的秩 Rank（$\boldsymbol{X}^{\mathrm{T}}\boldsymbol{X}$）$<p$，即 $\boldsymbol{X}^{\mathrm{T}}\boldsymbol{X}$ 为不可逆矩阵，因而估计量 $\boldsymbol{B}$ 也无法求得。

（2）在近似共线性中，自变量之间相关系数在 0～1 之间，此时几乎 $\boldsymbol{X}^{\mathrm{T}}\boldsymbol{X}$ 为零，求出 $\boldsymbol{X}^{\mathrm{T}}\boldsymbol{X}$ 的逆矩阵将会产生严重的误差。

自变量之间难免会出现一定程度的多重共线性，在实际研究中，多重共线性带来的问题常常表现为更加复杂和严重，这让我们在使用线性回归模型来估计和预测时经常会提心吊胆。

4.3.2　多重共线性的影响

多重共线性会对最小二乘估计造成很多影响，常见的影响有以下几种：

（1）在自变量完全共线性中，回归系数的估计量将不存在，估计方差和标准差都将无穷大。

对于估计量 $\boldsymbol{B}=(\boldsymbol{X}^{\mathrm{T}}\boldsymbol{X})^{-1}\boldsymbol{X}^{\mathrm{T}}\boldsymbol{Y}$ 来说，当自变量完全相关时，$(\boldsymbol{X}^{\mathrm{T}}\boldsymbol{X})^{-1}$ 不存在，则回归系数的估计量不存在，此时回归系数无法估计。

对于二元线性回归模型估计方程：

$$\hat{y}_i=b_0+b_1x_{i1}+b_2x_{i2}+\varepsilon\,(i=1,\ 2,\ \cdots,\ n) \tag{4.42}$$

回归系数 b_1，b_2 的估计方差为：

$$\operatorname{var}(b_1)=\frac{\sigma^2}{\sum_{i=1}^{n}x_{i1}^2(1-r_{12}^2)} \tag{4.43}$$

$$\operatorname{var}(b_2)=\frac{\sigma^2}{\sum_{i=1}^{n}x_{i2}^2(1-r_{21}^2)} \tag{4.44}$$

当自变量完全相关时，$r_{12}=r_{21}=1$，因此，$\operatorname{var}(b_1)$ 和 $\operatorname{var}(b_2)$ 均为无穷大，同理标准差也无穷大。然而，在自变量完全相关的情况下，也有因变量与自变量线性回归模型存在的情况，例如当 $\boldsymbol{y}=\boldsymbol{x}_1=\boldsymbol{x}_2$ 时，就有线性函数关系式：

$$\boldsymbol{y}=\lambda\boldsymbol{x}_1+(1-\lambda)\,\boldsymbol{x}_2\ (0\leqslant\lambda\leqslant1) \tag{4.45}$$

但是这种情况却无法用最小二乘法来估计。

（2）在自变量近似共线中，即自变量之间不完全共线，这时，虽然回归系数的估计量可以确定，但是随着自变量之间的相关程度不断增强，回归系数估计量的方差会不断增大，从而导致回归系数估计量的精度较低。

同样对于二元线性回归模型中，回归系数 b_1 的方差可以表示为：

$$\text{var}(b_1)=\sigma^2(\boldsymbol{X}^{\text{T}}\boldsymbol{X})^{-1}=\frac{\sigma^2\sum_{i=1}^{n}x_{i2}^2}{\sum_{i=1}^{n}x_{i1}^2\sum_{i=1}^{n}x_{i2}^2(\sum_{i=1}^{n}x_{i1}x_{i2})^2}=\frac{\sigma^2}{\sum_{i=1}^{n}x_{i1}^2}\cdot\frac{1}{1-r_{12}^2} \tag{4.46}$$

由于在近似共线性中，$|\boldsymbol{X}^{\text{T}}\boldsymbol{X}|\approx 0$，则逆矩阵（$\boldsymbol{X}^{\text{T}}\boldsymbol{X}$）$^{-1}$ 主对角线上元素很大，因此回归系数估计量的方差和标准差也很大。从而，回归系数估计值的精确度将明显降低。

（3）在多重共线性的影响下，回归系数的 t 检验可能会不显著，甚至失去意义。

在多重共线性中，对回归系数 b_j 进行显著性检验，则 t 统计量为：

$$t=\frac{b_j}{\sigma(b_j)};\ df=n-2 \tag{4.47}$$

当自变量高度相关时，回归系数的估计量 $\boldsymbol{B}$ 的方差和标准差都将增大，则 t 计算出来的值会小于临界值，导致在应用过程中，可能会把部分重要的解释变量忽略在模型之外。如果不对结果仔细思考，很可能会得出与客观情况相违背的错误结论。

（4）在多重共线性的影响下，回归模型会失去预测功能，稳定性破坏。

回归分析是基于样本的，如果不同样本得到的回归系数值差异很大，那么我们得到的回归方程就不具有可靠性了。由上一点我们知道，当存在多重共线性情况下，回归系数的估计方差会很大，从而，当样本数据一有微小变化时，得到的回归系数的值就会有很大差异。因此，多重共线性会让回归系数估计值的稳定性变差。

（5）在多重共线性的影响下，不能利用回归模型判断单独自变量的影响。

在应用模型中，人们通常用回归系数来分析并定量每个自变量的影响程度，希望回归系数的解释方法能够很好地应用于模型。例如，对于多元线性回归模型的估计方程：

$$\hat{\boldsymbol{y}}=b_0+b_1\boldsymbol{x}_1+b_2\boldsymbol{x}_2+\cdots+b_p\boldsymbol{x}_p \tag{4.48}$$

当其他自变量保持不变的情况下，假设 $\boldsymbol{x}_1$ 的一个样本变化一个单位将引起 $\hat{\boldsymbol{y}}$ 变化，可以表示为：

$$\Delta\boldsymbol{y}=b_1\Delta\boldsymbol{x}_1 \tag{4.49}$$

其中，自变量 $\boldsymbol{x}_1$ 和 $\hat{\boldsymbol{y}}$ 的变化量分别用 $\Delta\boldsymbol{x}_1$ 和 $\Delta\boldsymbol{y}$ 表示。

然而，当自变量高度相关下，其中一个自变量改变，很难保持其他自变量不变。例如，当考虑日照量和降水量对果树产量的影响时，由于日照量和降水量高度相关，如果通过保持其中一个自变量改变另一个自变量的方法来考虑会很难适用。因此，在多重共线性的影响下，很难区分每个自变量的单独影响。

（6）在多重共线性的情况下，回归模型的预测结果可能会存在不确定性。

假如建立回归模型的样本数据是存在多重共线性问题的，当将回归模型用于预测期间，样本数据变成了不存在多重共线性问题，则得到的预测结果就会完全不一样。例如表 4.1 的这样一组数据所示：

表 4.1　观测值中的自变量与因变量数据

序号	观测值		
	x_1	x_2	y
1	2	6	23
2	8	9	83
3	10	10	103

我们可以发现 $\boldsymbol{x}_1$ 与 $\boldsymbol{x}_2$ 之间的共线性，即 $\boldsymbol{x}_2=0.5\boldsymbol{x}_1+5$。

根据这几个样本的观测数据建立回归模型，得到两个回归方程：

$$\hat{y}=-7+9x_1+2x_2 \tag{4.50}$$

$$\hat{y}=-87+x_1+18x_2 \tag{4.51}$$

我们可以发现，在样本范围内，这两个回归模型的拟合值均与数据相符合。然而，对于观测区间的另外一个点 $x_1=3$，$x_2=6$，用上面得到的两个回归模型计算出的预测数据分别为 32 和 24，预测数据的结果不一样，因此该回归模型就不存在一般的适用性了。

4.3.3　多重共线性的诊断

在 4.3.2 小节中，我们讨论了多重共线性对最小二乘估计造成的多种影响。在本小节中，我们将对如何检验多重共线性进行讨论，通常有以下这些方法。

1. 直接的经验式诊断方法

直接通过观察发现一些严重多重共线性存在的迹象，当出现下面这些方面是就很可能存在多重共线性。

（1）其中一个或几个自变量是另外自变量的线性组合；

（2）在大部分观测数据中，如果样本点数量过少，很可能会存在多重共线性问题；

（3）改变自变量数量时（增加或者删除），回归系数会发生明显变化；

（4）回归系数的代数符号与一般经验中的相反或者不一致；

（5）在自变量的简单相关系数的矩阵中，存在一些自变量相关系数值较大，即自变量之间的二元相关系数较大。

然而，这种直接靠经验观察的方法必定会具有一定的局限性，我们可以用来作为诊断多重共线性的一种参考，要真正确定多重共线性问题，还是需要从科学的数据上来度量。

2. 判别特征根方法

由数学中的特征根分析可以得出，当一个矩阵中有特征根近似等于零时，该矩阵中就存在多重共线性。设 λ_{i} 和 λ_m 分别为矩阵 $\boldsymbol{X}^{\mathrm{T}}\boldsymbol{X}$ 的特征根和最大特征根，则有：

$$w_i=\sqrt{\frac{\lambda_m}{\lambda_i}}\ (i=0,\ 1,\ 2,\ \cdots,\ n) \tag{4.52}$$

其中，称 w_i 为特征根 λ_{i} 的条件数[4]。则一般有：

（1）当 $0<w_i<10$ 时，矩阵 $\boldsymbol{X}^{\mathrm{T}}\boldsymbol{X}$ 中不存在多重共线性；

（2）当 $10\leqslant w_i<100$ 时，矩阵 $\boldsymbol{X}^{\mathrm{T}}\boldsymbol{X}$ 中存在较严重的多重共线性；

（3）当 $w_i\geqslant 100$ 时，矩阵 $\boldsymbol{X}^{\mathrm{T}}\boldsymbol{X}$ 中存在严重的多重共线性。

3. 利用方差膨胀因子诊断方法

方差膨胀因子是目前较为正规和常见的一种检验多重共线性的方法，它的原理是自变量共线性引起回归系数的估计量的方差增加一个相对度量。人们将方差膨胀因子定义为相关矩阵的逆矩阵的对角线上的元素。对于自变量 $\boldsymbol{x}_i$ 的方差膨胀因子 VIF_i，其表达式为：

$$\mathrm{VIF}_i=\frac{1}{1-R_i^2} \tag{4.53}$$

其中，R_i^2 为自变量 $\boldsymbol{x}_i$ 对其他自变量作为回归分析的复测定系数（复测定系数内容将在 4.4 内容中讨论）。

我们可以用 R_i^2 来衡量自变量 $\boldsymbol{x}_i$ 与其他自变量之间的相关程度，相关性越高，则多重共线性问题越严重。而 VIF_i 随着 R_i^2 的增大而增大，当 VIF_i 很大时，常常表明自变量之间存在很严重的多重共线性问题。

我们通常用自变量中最大的 VIF_i 衡量多重共线性，一般建议以 10 为 VIF_i 的临界值。当方差膨胀因子 $\mathrm{VIF}_i=\frac{1}{1-R_i^2}>10$ 时，则有复测定系数 $R_i^2>0.9$，这时，我们可以认为该自变量与其他自变量之间存在高度相关性，即存在严重的多重共线性。

4. 多元决定系数诊断方法

在多元回归模型中，存在多元决定系数 R^2。假设除自变量 $\boldsymbol{x}_a$ 以外的其他 p 个自变量，用最小二乘法拟合出回归方程，并分别求出这 p 个自变量 $\boldsymbol{x}_0$，$\boldsymbol{x}_1$，…，$\boldsymbol{x}_p$ 的决定系数 R^2。我们取出其中自变量系数最大的两个系数 R_i^2 和 R_j^2，如果这两个系数很接近，则表示自变量 $\boldsymbol{x}_a$ 对模型的多元决定系数影响不大，$\boldsymbol{x}_a$ 可能是其他自变量的线性组合。因此，这时我们可以判断自变量 $\boldsymbol{x}_a$ 可能会引起多重共线性问题。

然而，当使用这种方法检验多重共线性问题时，我们很难判断最大两个自变量系数 R_i^2 和 R_j^2 的接近程度，对于会引起多重共线性问题的准确临界值，没有一个参考。因此，这个方法必然存在一定的缺陷。

4.3.4　解决多重共线性的方法

在 4.3.3 节中，我们讨论了如何检验出多重共线性。那么，当存在多重共线性问题时，我们就要消除多重共线性的不良影响。下面介绍解决多重共线性的主要方法。

1. 删除一些不重要的解释变量

删掉不重要的相关性变量是解决多重共线性最简单直接的方法。

然而，自变量之间的多重共线性问题常常错综复杂，并没有那么容易确定要删除的变量。因此，使用该方法还需要确定变量的重要性，错误地删除多重相关变量很可能会导致模型误差增大，回归方程结果出现偏差。

另外，由于一些模型本身的自变量限定，其中一些存在多重共线性的解释变量又必须包含在模型中，缺一不可，例如在研究家庭收入与家庭劳动力人口数和总人口数的模型中，劳动力人口数和总人口数具有严重的相关关系，但又要求这两个解释变量必须包含在模型中。因此，删除部分解释变量来解决多重共线性问题，经常是不太合理的。

2. 增大样本量

通过 4.3.1 节中的讨论，我们知道在用回归分析建模中，样本点数量不足的时，也会导致多重共线性问题。因此，我们可以通过增加样本量来减少多重共线性的影响。

由 4.3.2 小节的内容可知，二元线性回归模型估计方程中回归系数 b_1、b_2 的估计方差为 $\mathrm{var}(b_1)=\dfrac{\sigma^2}{\sum\limits_{i=1}^{n}x_{i1}^2(1-r_{12}^2)}$ 和 $\mathrm{var}(b_2)=\dfrac{\sigma^2}{\sum\limits_{i=1}^{n}x_{i2}^2(1-r_{21}^2)}$，增加样本量的主要原理是通过增大 $\sum\limits_{i=1}^{n}x_{i1}^2$ 和 $\sum\limits_{i=1}^{n}x_{i2}^2$，来使 b_1、b_2 的估计方差 var（b_1）、var（b_2）减小，从而提高估计值的精确度，一定程度上减少了多重共线性的影响。

然而，这种方法常常会增加工作中的计算量。另外，某些模型中考虑到实际条件的限制，通过增大样本量来减少多重共线性的方法往往会不太现实，这个方法仍然有一定的缺陷。

3. 岭回归方法

当在实际工作中存在多重共线性问题时，最小二乘估计会不够稳定甚至效果明显变得很差。针对这个问题，1962 年，Hoerl A. E. 提出了一种有偏估计方法，叫作岭回归估计方法，它对最小二乘估计法进行了改良，比无偏估计的最小二乘法更加稳定[5]。

由前面小节中的讨论我们知道，当自变量之间存在严重的相关性时，$|\boldsymbol{X}^{\mathrm{T}}\boldsymbol{X}|\approx 0$，使得估计量 $\boldsymbol{B}=(\boldsymbol{X}^{\mathrm{T}}\boldsymbol{X})^{-1}\boldsymbol{X}^{\mathrm{T}}\boldsymbol{Y}$ 很不稳定，甚至无法估计。岭回归的基本原理是，人们引入一个常数 k（$k>0$），给 $\boldsymbol{X}^{\mathrm{T}}\boldsymbol{X}$ 加上一个正常数矩阵 $k\boldsymbol{I}$，这样 $|\boldsymbol{X}^{\mathrm{T}}\boldsymbol{X}+k\boldsymbol{I}|$ 为零的可能性就会比 $|\boldsymbol{X}^{\mathrm{T}}\boldsymbol{X}|$ 的可能性小得多。这时，用估计量 $\boldsymbol{B}_r=(\boldsymbol{X}^{\mathrm{T}}\boldsymbol{X}+k\boldsymbol{I})^{-1}\boldsymbol{X}^{\mathrm{T}}\boldsymbol{Y}$ 来估计，相比于最小二乘估计更加稳定，有偏估计 $\boldsymbol{B}_r$ 的精度高于无偏估计 $\boldsymbol{B}$。

在岭回归估计中，将数据进行标准化处理，称：

$$\boldsymbol{B}_r=(\boldsymbol{X}^{\mathrm{T}}\boldsymbol{X}+k\boldsymbol{I})^{-1}\boldsymbol{X}^{\mathrm{T}}\boldsymbol{Y} \tag{4.54}$$

其中，常数 k 称为有偏常数，它反映了岭回归估计中的偏差。当 k 取不同值时，会得到不同的估计。当 $k>0$ 时，它才表示有偏的岭回归估计；当 $k=0$ 时，估计量 $\boldsymbol{B}=(\boldsymbol{X}^{\mathrm{T}}\boldsymbol{X}+k\boldsymbol{I})^{-1}\boldsymbol{X}^{\mathrm{T}}\boldsymbol{Y}$，它就是最小二乘估计。

当常数 k 与 $\boldsymbol{Y}$ 无关时，有：

$$\boldsymbol{B}_r=(\boldsymbol{X}^{\mathrm{T}}\boldsymbol{X}+k\boldsymbol{I})^{-1}\boldsymbol{X}^{\mathrm{T}}\boldsymbol{Y}=(\boldsymbol{X}^{\mathrm{T}}\boldsymbol{X}+k\boldsymbol{I})^{-1}\boldsymbol{X}^{\mathrm{T}}\boldsymbol{X}(\boldsymbol{X}^{\mathrm{T}}\boldsymbol{X})^{-1}\boldsymbol{X}^{\mathrm{T}}\boldsymbol{Y}=(\boldsymbol{X}^{\mathrm{T}}\boldsymbol{X}+k\boldsymbol{I})^{-1}\boldsymbol{X}^{\mathrm{T}}\boldsymbol{X}\boldsymbol{B} \tag{4.55}$$

则可以看出，岭估计量 $\boldsymbol{B}_r$ 与最小二乘估计量 $\boldsymbol{B}$ 之间存在一个线性关系，$\boldsymbol{B}_r$ 是 $\boldsymbol{B}$ 的一个线性变换，同时 $\boldsymbol{B}_r$ 也是 $\boldsymbol{Y}$ 的线性函数。

在岭回归分析中，最重要的就是有偏常数 k 的选取。但是，由于 k 是一个外生的量，它与估计量和矩阵 $\boldsymbol{X}^{\mathrm{T}}\boldsymbol{X}$ 之间的函数关系和依赖关系都很模糊，通常是人为选取，只能凭经验判断。另外，对于不同的应用，选取的常数 k 还会有所不同。目前在常数 k 的选取上还没有一个明确的标准的规定，还未找到一个确定常数 k 的最优的方法，还存在一定的局限性。

4. 主成分回归方法

还有一种多元统计方法也可以用来有效地解决多重共线性问题，它就是主成分分析方法。主成分分析又称为主分量分析，是霍特林（Hotelling H.）在 1933 年提出的。它的基本原理是，用主成分分析技术，将原来具有相关性的变量替换为几个互不相关的主成分，且要保证选取的主成分要尽可能地包含更多的原始信息，再利用这些主成分与因变量建立回归模型，这样可以有效地避免自变量之间的多重共线性问题。

然而，利用主成分分析选取主成分时，往往会把主成分和因变量之间的联系忽略，因而不能很好地解释因变量。因此，用主成分回归方法解决多重共线性问题也会存在一定的局限性。

4.4　模型效果评价指标

对于一个样本得到的一组观测数据，我们总能利用它拟合出对应的回归方程。但在实际工作中，具备良好的预测功能的模型才是最适合样本的模型。因此，在得到回归方程之后，我们需要对模型的效果进行分析与评价，判断该模型是否具有良好的预测功能。本节将讨论常用于线性回归模型效果评价的指标。

4.4.1　测定系数

通过本章前几小节的讨论我们知道，通过一次抽样得到 n 个样本数据集 $\boldsymbol{D}=(\boldsymbol{X},\ \boldsymbol{Y})_{n(p+q)}$，对于 $\boldsymbol{x}_i$ 相对应地存在观测值 y_i，由多元线性回归模型得出相应的估计值 $\hat{y}_i$。但估计值和观测值之间往往是存在偏差的，我们把变量的各数值对于其平均值的偏离称为变异，而回归模型就是用 $\boldsymbol{x}_1$，$\boldsymbol{x}_2$，…，$\boldsymbol{x}_p$ 构成的线性函数来解释因变量 $\boldsymbol{y}$ 的变异。我们通常用样本方差来衡量特定数值的变异程度，则观测值 y_i 和拟合值 $\hat{y}_i$ 的变异程度衡量的样本方差分别可以表示为：

$$s^2=\frac{1}{n-1}\sum_{i=1}^{n}(y_i-\overline{y})^2 \tag{4.56}$$

$$\hat{s}^2=\frac{1}{n-1}\sum_{i=1}^{n}(\hat{y}_i-\overline{y})^2 \tag{4.57}$$

把数值相对其平均值的偏离称为离差，则在回归模型中，$y_i-\overline{y}$ 称为总离差，$\hat{y}_i-\overline{y}$ 称为已解释误差，$y_i-\hat{y}_i$ 称为未解释误差（也就是残差），这三者的关系可以表示成：

$$y_i-\overline{y}=(\hat{y}_i-\overline{y})+(y_i-\hat{y}_i) \tag{4.58}$$

上式等式两边的平方和可以表示为：

$$\sum_{i=1}^{n}(y_i-\overline{y})^2=\sum_{i=1}^{n}(\hat{y}_i-\overline{y})^2+\sum_{i=1}^{n}(y_i-\hat{y}_i)^2+2\sum_{i=1}^{n}(\hat{y}_i-\overline{y})(y_i-\hat{y}_i) \tag{4.59}$$

根据式（4.30）可知，$2\sum_{i=1}^{n}(\hat{y}_i-\overline{y})(y_i-\hat{y}_i)=0$，则有：

$$\sum_{i=1}^{n}(y_i-\overline{y})^2=\sum_{i=1}^{n}(\hat{y}_i-\overline{y})^2+\sum_{i=1}^{n}(y_i-\hat{y}_i)^2 \tag{4.60}$$

总离差的平方和称为总平方和，我们常用 S_{SST} 表示 y_i 的总变异平方和，即：

$$S_{\mathrm{SST}}=\sum_{i=1}^{n}(y_i-\overline{y})^2 \tag{4.61}$$

自由度 $df_{\mathrm{SST}}=n-1$；

已解释离差的平方和称为回归平方和，我们常用 S_{SSR} 表示拟合方程的可解释变异平方和，即：

$$S_{SSR}=\sum_{i=1}^{n}(\hat{y}_i-\bar{y})^2 \tag{4.62}$$

自由度 $df_{SSR}=p$；

未解释离差的平方和称为残差平方和，常用 S_{SSE} 表示残差平方和，即：

$$S_{SSE}=\sum_{i=1}^{n}(y_i-\hat{y}_i)^2 \tag{4.63}$$

自由度 $df_{SSE}=n-p-1$。

因此，式（4.59）也可以表示为：

$$S_{SST}=S_{SSR}+S_{SSE} \tag{4.64}$$

$$df_{SST}=df_{SSR}+df_{SSE} \tag{4.65}$$

将测定系数定义为：可解释变异占总变异的百分比。用来反映模型中回归方程对原始数据的拟合程度，通常用 R^2 表示测定系数，在多元回归中，习惯称 R^2 为复测定系数，则有：

$$R^2=\frac{S_{SSR}}{S_{SST}}=\frac{S_{SST}-S_{SSE}}{S_{SST}}=1-\frac{S_{SSE}}{S_{SST}} \tag{4.66}$$

通常在实际的样本中，S_{SST} 是固定不变的，当 S_{SSR} 越大时，S_{SSE} 越小，即残差平方总和越小，估计值与观测值之间的偏差越小，回归方程就更好地拟合原数据。

测定系数 R^2 的主要性质有

（1）当 $R^2=1$ 时，根据式（4.66）可知 $S_{SSE}=0$，$S_{SSR}=S_{SST}$，则表示拟合方程可以解释原始数据的总变异，样本的估计值和观测值完全相等。

（2）当 $R^2=0$ 时，根据式（4.66）可知 $S_{SSE}=S_{SST}$，则表示拟合方程完全不能解释原始数据的变异，回归方程与原始数据的拟合度为零。

（3）测定系数 R^2 的范围为 $0\leqslant R^2\leqslant 1$。

在一元线性回归模型中，$r=\sqrt{R^2}$ 表示因变量与自变量之间的相关系数。而在多元线性回归模型中，$r=\sqrt{R^2}$ 则表示因变量与各自变量之间的相关程度，此时 r 也称为复相关系数。一般地，相关系数 r 越大，原数据与回归方程估计数据越相近，回归方程的拟合效果越好。

然而，在实际问题中，测定系数并不是越大回归方程的拟合效果就越好。

一方面，R^2 的值通常与自变量的个数有关，随着自变量个数的增加，多元回归中的复测定系数的值就增大。R^2 的值总是在增加从不会减少，即使增加一些与因变量没有相关关系的自变量，也会使 R^2 的值增大。

另一方面，当 $k=n-1$ 时，则 $R^2=1$，即当自变量个数比观测值个数少 1 时，样本的估计值和观测值会完全相等，回归方程与原始数据完全拟合。2 个点可以拟合出一条直线，3 个点可以拟合出一个二维的平面，n 个点可以拟合出一个 $n-1$ 维的平面。这些拟合看似是完美、无误差的拟合，但对于新的观测点，预测功能就会极差，甚至失效。

由此可见，一味地提高拟合的优度，并不能很好地检验出模型的好坏，拟合效果越好，模型效果可能会越差。因此，结合对自由度的考虑，又引进了一个调整后的衡量拟合优度的统计量，称为调整复测定系数，表示为：

$$\bar{R}^2=1-\frac{S_{\mathrm{SSE}}/(n-k-1)}{S_{\mathrm{SST}}/(n-1)} \tag{4.67}$$

调整复测定系数 $\bar{R}^2$ 与测定系数 R^2 之间的关系可以表示为：

$$\bar{R}^2=1-(1-R^2)\cdot\frac{n-1}{n-p-1} \tag{4.68}$$

由式（4.68）可知，当自变量个数较小时，$\bar{R}^2$ 与 R^2 的大小相近，如当 $n=2$ 时，$\bar{R}^2=R^2$；而当 $n>2$ 时，$\bar{R}^2<R^2$。随着自变量个数的增加，调整复测定系数 $\bar{R}^2$ 增长的速度远小于未调整的复测定系数 R^2。当模型中假如任意的自变量时，R^2 的值总是在增加，但对于 $\bar{R}^2$ 来说却不一定，增加自变量个数时，$\bar{R}^2$ 的值可能会减小。如果增加了某个自变量之后，$\bar{R}^2$ 值的大小没有发生明显变化，则说明这个自变量对建模没有意义，就不考虑增加该自变量。因此，相比于 R^2，调整复测定系数 $\bar{R}^2$ 更加适合用于衡量回归模型的好坏。

另外，$\bar{R}^2$ 的值也不是越大越好，在回归分析中，如果 $\bar{R}^2$ 的值很大时，可能会存在与经验中相反的符号，或者显著性检验不通过。因此，当 $\bar{R}^2$ 的值很大时，也不能很好地衡量模型的好坏。

4.4.2　均方根误差

除了上述的测定系数，另外均方根误差也常常作为模型效果评价的指标。

由 4.2 节可知，残差 $e_i=y_i-\hat{y}_i$，残差又称为预测误差，常用 MSE 表示均方误差：

$$\mathrm{MSE}=\frac{1}{n}\sum_{i=1}^{n}e_i^2=\frac{1}{n}\sum_{i=1}^{n}\left(y_i-\hat{y}_i\right)^2 \tag{4.69}$$

从式（4.69）可以看出，均方误差是预测误差平方和的平均数，它可以作为一种衡量观测值和估计值之间的偏差程度的方法。

然而，为了降低样本数和特征维数的影响，有学者提出了另外一种用来衡量观测值和估计值之间的偏差程度的方法，称为均方根误差，常用 RMSE 表示：

$$\text{RMSE}=\sqrt{\frac{\sum_{i=1}^{n}(y_i-\hat{y}_i)^2}{n}} \tag{4.70}$$

从式（4.70）可以看出，均方根误差是预测误差平方和的平均数（均方误差）的平方根，因此，式（4.70）又可以表示成：

$$\text{RMSE}=\sqrt{\frac{S_{\text{SSE}}}{n}} \tag{4.71}$$

从数学性质上看，均方根误差优于预测误差和均方误差，且应用范围更加广泛。由于均方根误差可以与标准差相类比，因而又被称为估计标准误差。标准差常常用来衡量一组数据之间的离散程度，均方根误差则是衡量观测值与估计值之间的偏离程度。与标准差的原理一致，均方根误差的越小，表示回归方程的预测功能越好，从而线性回归模型的效果也越好。

4.5 本章小结

本章主要讨论线性回归分析中涉及的主要模型，模型常用拟合方法的原理，模型普遍存在的问题，以及模型效果评价的指标。

其中在 4.1 节中，介绍一元线性回归模型和多元线性回归模型的基本概念；在 4.2 节中，讨论线性回归模型常用拟合方法——最小二乘方法的原理，针对该原理讨论其推导过程以及总体参数估计量的基本性质；在 4.3 节中，讨论线性回归模型存在的普遍问题——多重共线性，包括多重共线性对最小二乘估计的影响，诊断多重共线性的方法，以及如何解决多重共线性问题这几个方面；在 4.4 节中，讨论常用于线性回归模型效果评价的指标，其中主要讨论测定系数和均方根误差。

参考文献

[1] 胡春春. 统计学［M］. 北京：北京理工大学出版社，2017.

[2] 王惠文，吴载斌，孟洁. 偏最小二乘回归的线性与非线性方法［M］. 北京：国防工业出版社，2006.

[3] 赵东波. 线性回归模型中多重共线性问题的研究［D］. 锦州：渤海大学，2017.

[4] 魏红燕. 回归分析中多重共线性的诊断与处理［J］. 周口师范学院学报，2019，36（2）：11-15.

[5] 马雄威. 线性回归方程中多重共线性诊断方法及其实证分析［J］. 华中农业大学学报（社会科学版），2008（2）：78-81，85.

第 5 章　偏最小二乘线性回归模型

5.1　基本思路与算法原理

5.1.1　基本思路

偏最小二乘法在使用时，如果因变量为类别变量，可形成偏最小二乘判别分析（partial least squares discrimination analysis，PLS-DA）；如果因变量是连续变量，可形成偏最小二乘回归（partial least squares regression，PLSR）。偏最小二乘回归是一种新的多元统计分析方法，与以前普通的最小二乘回归研究一个因变量和多个自变量之间的关系不同，偏最小二乘回归研究的是多因变量对多自变量的回归建模[1]。特别是当变量存在多重相关性或样本点数据少于变量个数时，采用偏最小二乘回归模型更为有效[2]。它于 1983 年由斯万特·伍德（Svante Wold）等[3]人首次提出。近几十年来，它在理论、方法和应用方面都得到了迅速的发展。长期以来，模型式的方法和认识性的方法之间的界限分得十分清楚，而偏最小二乘回归则把它们有机地结合起来了，在一个算法下，可以同时实现回归建模（多元线性回归）、数据结构简化（主成分分析）以及两组变量之间的相关性分析（典型相关分析）。这是多元统计数据分析中的一个飞跃。

偏最小二乘回归是对多元线性回归模型的一种扩展，更适用于对多个自变量与多个因变量的线性回归建模，其最简单的形式是单因变量 $\boldsymbol{y}$ 与多自变量 $\{\boldsymbol{x}_1, \boldsymbol{x}_2, \cdots, \boldsymbol{x}_p\}$ 的线性关系：

$$\boldsymbol{y}=b_0+b_1\boldsymbol{x}_1+b_2\boldsymbol{x}_2+\cdots+b_p\boldsymbol{x}_p \tag{5.1}$$

例如，我们可以认为人的体重是他的身高、性别的函数，并且从各自的样本点中估计出回归系数，之后，我们从测得的身高及性别中可以预测出某人的大致体重。对许多的数据分析方法来说，最大的问题莫过于准确的描述观测数据并且对新的观测数据作出合理的预测。

为了不失一般性，本文以 n 行 $p+q$ 列数据表为对象，对偏最小二乘法基本原理进行描述。其中，n 表示抽取样本点个数，p 表示自变量个数，q 表示因变量个数；则数据表可由自变量数据表 $\boldsymbol{X}=(\boldsymbol{x}_1, \boldsymbol{x}_2, \cdots, \boldsymbol{x}_p)_{np}$ 和因变量数据表 $\boldsymbol{Y}=(\boldsymbol{y}_1,$

$\boldsymbol{y}_2$，…，$\boldsymbol{y}_q)_{nq}$ 表示，整个数据表用矩阵表示为 $\boldsymbol{D}=(\boldsymbol{X},\ \boldsymbol{Y})_{n(p+q)}$。

为了处理更复杂的数据分析问题，多元线性回归模型扩展了一些其他算法，像判别式分析、主成分回归、相关性分析等[4]，都是以多元线性回归模型为基础的多元统计方法。

但是，在对多个自变量与多个因变量的问题建立线性回归模型时，上述多元统计方法存在两点严重不足：①自变量矩阵 $\boldsymbol{X}$ 和因变量矩阵 $\boldsymbol{Y}$ 的因子分别从 $\boldsymbol{X}^{\mathrm{T}}\boldsymbol{X}$ 和 $\boldsymbol{Y}^{\mathrm{T}}\boldsymbol{Y}$ 矩阵中提取，这些因子无法同时表示变量矩阵 $\boldsymbol{X}$ 和矩阵 $\boldsymbol{Y}$ 的相关性；②预测方程的数量永远不能多于变量 $\boldsymbol{Y}$ 跟变量 $\boldsymbol{X}$ 的数量。

偏最小二乘回归从多元线性回归扩展而来时不需要这些数据的约束。在偏最小二乘回归中，预测方程将由从矩阵 $\boldsymbol{Y}^{\mathrm{T}}\boldsymbol{X}\boldsymbol{X}^{\mathrm{T}}\boldsymbol{Y}$ 中提取出来的因子来描述；为了更具有代表性，提取出来的预测方程的数量可能大于变量 $\boldsymbol{X}$ 与 $\boldsymbol{Y}$ 的最大数。

5.1.2 算法原理

偏最小二乘法可以解决多个因变量与多个自变量之间的建模问题。假设通过实验或调研获取了 n 个样本点，每个样本点有若干个变量值，其中包含 p 个自变量，q 个因变量，因此构成自变量数据表 $\boldsymbol{X}=(\boldsymbol{x}_1,\ \boldsymbol{x}_2,\ \cdots,\ \boldsymbol{x}_p)_{np}$ 和因变量数据集 $\boldsymbol{Y}=(\boldsymbol{y}_1,\ \boldsymbol{y}_2,\ \cdots,\ \boldsymbol{y}_q)_{nq}$。

偏最小二乘回归从 $\boldsymbol{X}$ 与 $\boldsymbol{Y}$ 中提取主成分 $\boldsymbol{t}_1$ 和 $\boldsymbol{u}_1$ 时，需要满足以下两点：

（1）结合主成分分析的原理，成分 $\boldsymbol{t}_1$ 和 $\boldsymbol{u}_1$ 需最大可能地包含 $\boldsymbol{X}$ 与 $\boldsymbol{Y}$ 中的变异信息，即方差最大化：max（var（$\boldsymbol{t}_1$））、max（var（$\boldsymbol{u}_1$））。

（2）结合典型相关分析的原理，成分 $\boldsymbol{t}_1$ 和 $\boldsymbol{u}_1$ 相关系数应达到最大化：max（r（$\boldsymbol{t}_1$，$\boldsymbol{u}_1$））。

方差最大化代表 $\boldsymbol{t}_1$ 和 $\boldsymbol{u}_1$ 携带了 $\boldsymbol{X}$ 与 $\boldsymbol{Y}$ 中最多的变异信息，因此可用 $\boldsymbol{t}_1$ 和 $\boldsymbol{u}_1$ 代表 $\boldsymbol{X}$ 与 $\boldsymbol{Y}$；相关系数最大化表明 $\boldsymbol{X}$ 的成分 $\boldsymbol{t}_1$ 跟 $\boldsymbol{Y}$ 的成分 $\boldsymbol{u}_1$ 相关程度最高，$\boldsymbol{t}_1$ 对 $\boldsymbol{u}_1$ 解释能力最强。

获取成分 $\boldsymbol{t}_1$ 和 $\boldsymbol{u}_1$ 之后，使用 $\boldsymbol{t}_1$ 和 $\boldsymbol{u}_1$ 对原数据集 $\boldsymbol{X}$ 与 $\boldsymbol{Y}$ 进行表达，得到 $\boldsymbol{X}$ 对 $\boldsymbol{t}_1$、$\boldsymbol{Y}$ 对 $\boldsymbol{u}_1$、$\boldsymbol{Y}$ 对 $\boldsymbol{t}_1$ 的回归方程，如果精度满意，则算法停止；否则，使用 $\boldsymbol{X}$ 被 $\boldsymbol{t}_1$ 解释后的残差矩阵 $\boldsymbol{X}_1$、$\boldsymbol{Y}$ 被 $\boldsymbol{u}_1$ 解释后的残差矩阵 $\boldsymbol{Y}_1$ 提取第二个成分 $\boldsymbol{t}_2$、$\boldsymbol{u}_2$。如此迭代，直到精度满意。最终，自变量集合中共提取了 A 个成分 $\boldsymbol{t}_1$，$\boldsymbol{t}_2$，…，$\boldsymbol{t}_A(A\leqslant p)$，偏最小二乘回归将分别求每个因变量 $\boldsymbol{y}_k(k=1,\ 2,\ \cdots,\ q)$ 对 $\boldsymbol{t}_1$，$\boldsymbol{t}_2$，$\cdots\boldsymbol{t}_A(A\leqslant p)$ 的回归方程。由于每个成分都可表达成原自变量 $\{\boldsymbol{x}_1,\ \boldsymbol{x}_2,\ \cdots,\ \boldsymbol{x}_p\}$ 的线性组合，因此，最终可表达成 $\boldsymbol{y}_k$ 关于原自变量 $\{\boldsymbol{x}_1,\ \boldsymbol{x}_2,\ \cdots\boldsymbol{x}_p\}$ 的回归方程，求得回归系数。

1. 数据标准化

数据矩阵 $\boldsymbol{X}$ 为自变量矩阵，每行都代表了一个样例，每列都代表了一个维度的变量；数据矩阵 $\boldsymbol{Y}$ 为因变量矩阵。为数学推导方便，我们对 $\boldsymbol{X}$ 和 $\boldsymbol{Y}$ 标准化处理得到 $\boldsymbol{E}$、$\boldsymbol{F}$，具体方法是对每个样本都做如下操作：将 x_{ij} 减去该维度变量的均值，再除以该维度的标准差。原始数据矩阵 $\boldsymbol{X}$ 标准化后，记为 $\boldsymbol{E}_0=(\boldsymbol{e}_1,\ \boldsymbol{e}_2,\ \cdots,\ \boldsymbol{e}_p)_{np}$，原始数据矩阵 $\boldsymbol{Y}$ 标准化后，记为 $\boldsymbol{F}=(\boldsymbol{f}_1,\ \boldsymbol{f}_2,\ \cdots,\ \boldsymbol{f}_q)_{nq}$。

2. 求符合要求的成分

记 $\boldsymbol{t}_1$ 是 $\boldsymbol{E}$ 的第一个成分，找到投影方向 $\boldsymbol{\omega}_1$ 使得 $\boldsymbol{t}_1$ 满足：$\max(\mathrm{var}(\boldsymbol{t}_1))$，$\boldsymbol{t}_1=\boldsymbol{E\omega}_1$，且 $\|\boldsymbol{\omega}_1\|=1$。值得注意的是，投影方向 $\boldsymbol{\omega}_1$ 是 $\boldsymbol{E}_0$ 新坐标轴的第一个轴。

记 $\boldsymbol{u}_1$ 是 $\boldsymbol{F}$ 的第一个成分，寻找投影方向 $\boldsymbol{v}_1$ 使 $\boldsymbol{u}_1$ 满足：$\max(\mathrm{var}(\boldsymbol{u}_1))$，$\boldsymbol{u}_1=\boldsymbol{F}\boldsymbol{v}_1$，且 $\|\boldsymbol{v}_1\|=1$。同样的，$\boldsymbol{v}_1$ 是 $\boldsymbol{F}$ 新坐标轴的第一个轴。

若 $\boldsymbol{t}_1$ 与 $\boldsymbol{u}_1$ 需要携带 $\boldsymbol{X}$ 和 $\boldsymbol{Y}$ 中最多的数据变异信息，要求 $\boldsymbol{t}_1$ 与 $\boldsymbol{u}_1$ 的方差达到最大。与此同时，我们需要 $\boldsymbol{t}_1$ 对 $\boldsymbol{u}_1$ 解释能力最强，因此最大化 $\boldsymbol{t}_1$ 与 $\boldsymbol{u}_1$ 的相关程度，$\max(\mathrm{r}(\boldsymbol{t}_1,\ \boldsymbol{u}_1))$。

综合上述描述，可得：

$$\begin{cases}\max(\mathrm{var}(\boldsymbol{t}_1))\\ \max(\mathrm{var}(\boldsymbol{u}_1))\\ \max(\mathrm{r}(\boldsymbol{t}_1,\boldsymbol{u}_1))\end{cases} \tag{5.2}$$

从上式可知，需要求 $\boldsymbol{t}_1$ 与 $\boldsymbol{u}_1$ 的协方差达到最大[5]，即：

$$\max(\mathrm{cov}(\boldsymbol{t}_1,\boldsymbol{u}_1))=\max(\mathrm{r}(\boldsymbol{t}_1,\boldsymbol{u}_1)\sqrt{\mathrm{var}(\boldsymbol{t}_1)\mathrm{var}(\boldsymbol{u}_1)}) \tag{5.3}$$

将上式表达成求解目标函数的形式，即：

$$\begin{cases}\max\limits_{\boldsymbol{\omega}_1,\ \boldsymbol{v}_1} <\boldsymbol{E\omega}_1,\ \boldsymbol{F}\boldsymbol{v}_1>\\ \text{s.t. } \|\boldsymbol{\omega}_1\|^2=1, \|\boldsymbol{v}_1\|^2=1\end{cases} \tag{5.4}$$

对于这个问题，采用拉格朗日乘子法求解，有：

$$f=\boldsymbol{\omega}_1^{\mathrm{T}}\boldsymbol{E}^{\mathrm{T}}\boldsymbol{F}\boldsymbol{v}_1-\lambda(\boldsymbol{\omega}_1^{\mathrm{T}}\boldsymbol{\omega}_1-1)-u(\boldsymbol{v}_1^{\mathrm{T}}\boldsymbol{v}_1-1) \tag{5.5}$$

其中，λ、u 为拉格朗日乘子。

对 f 分别求关于 $\boldsymbol{\omega}_1$，$\boldsymbol{v}_1$，λ，u 的偏导且置 0，有：

$$\begin{cases}\dfrac{\partial f}{\partial \boldsymbol{\omega}_1}=\boldsymbol{E}^{\mathrm{T}}\boldsymbol{F}\boldsymbol{v}_1-2\lambda\boldsymbol{\omega}_1=0\\ \dfrac{\partial f}{\partial \boldsymbol{v}_1}=\boldsymbol{F}^{\mathrm{T}}\boldsymbol{E\omega}_1-2u\boldsymbol{v}_1=0\\ \dfrac{\partial f}{\partial \lambda}=-(\boldsymbol{\omega}_1^{\mathrm{T}}\boldsymbol{\omega}_1-1)=0\\ \dfrac{\partial f}{\partial u}=-(\boldsymbol{v}_1^{\mathrm{T}}\boldsymbol{v}_1-1)=0\end{cases} \tag{5.6}$$

由式（5.6）可推出：

$$2\lambda=2u=\boldsymbol{\omega}_1^{\mathrm{T}}\boldsymbol{E}^{\mathrm{T}}\boldsymbol{F}\boldsymbol{v}_1=(\boldsymbol{E}\boldsymbol{\omega}_1)^{\mathrm{T}}\boldsymbol{F}\boldsymbol{v}_1=<\boldsymbol{E}\boldsymbol{\omega}_1,\ \boldsymbol{F}\boldsymbol{v}_1> \tag{5.7}$$

记$\theta_1=2\lambda=2u=(\boldsymbol{E}\boldsymbol{\omega}_1)^{\mathrm{T}}\boldsymbol{F}\boldsymbol{v}_1$，则 θ_1 是优化问题的目标参数值。把式（5.6）中的前 2 个式子写成：

$$\begin{cases}\boldsymbol{E}^{\mathrm{T}}\boldsymbol{F}\boldsymbol{v}_1=\theta_1\boldsymbol{\omega}_1\\ \boldsymbol{F}^{\mathrm{T}}\boldsymbol{E}\boldsymbol{\omega}_1=\theta_1\boldsymbol{v}_1\end{cases} \tag{5.8}$$

将上面组合式结合得：

$$\boldsymbol{E}^{\mathrm{T}}\boldsymbol{F}(\frac{1}{\theta_1}\boldsymbol{F}^{\mathrm{T}}\boldsymbol{E}\boldsymbol{\omega}_1)=\theta_1\boldsymbol{\omega}_1\Rightarrow\boldsymbol{E}^{\mathrm{T}}\boldsymbol{F}\boldsymbol{F}^{\mathrm{T}}\boldsymbol{E}\boldsymbol{\omega}_1=\theta_1^2\boldsymbol{\omega}_1 \tag{5.9}$$

同理可得：

$$\boldsymbol{E}^{\mathrm{T}}\boldsymbol{F}\boldsymbol{F}^{\mathrm{T}}\boldsymbol{E}\boldsymbol{v}_1=\theta_1^2\boldsymbol{v}_1 \tag{5.10}$$

可以看出，$\boldsymbol{\omega}_1$ 是 $\boldsymbol{E}^{\mathrm{T}}\boldsymbol{F}\boldsymbol{F}^{\mathrm{T}}\boldsymbol{E}$ 特征值为 $\theta_1{}^2$ 的特征向量，因此 θ_1 是目标函数值，且为最大值。则 $\boldsymbol{\omega}_1$ 是 $\boldsymbol{E}^{\mathrm{T}}\boldsymbol{F}\boldsymbol{F}^{\mathrm{T}}\boldsymbol{E}$ 的最大特征值 $\theta_1{}^2$ 的单位特征向量（列向量）。同理，$\boldsymbol{v}_1$ 是 $\boldsymbol{E}^{\mathrm{T}}\boldsymbol{F}\boldsymbol{F}^{\mathrm{T}}\boldsymbol{E}$ 最大特征值 $\theta_1{}^2$ 的单位特征向量（列向量）。

我们通过求得 $\boldsymbol{\omega}_1$ 和 $\boldsymbol{v}_1$ 之后即可得到第 1 成分：

$$\begin{cases}\boldsymbol{t}_1=\boldsymbol{E}\boldsymbol{\omega}_1\\ \boldsymbol{u}_1=\boldsymbol{F}\boldsymbol{v}_1\end{cases} \tag{5.11}$$

3. 建立成分与原自变量、因变量之间的回归

建立 $\boldsymbol{E}$、$\boldsymbol{F}$ 对 $\boldsymbol{t}_1$、$\boldsymbol{u}_1$ 的三个回归方程：

$$\begin{cases}\boldsymbol{E}=\boldsymbol{t}_1\boldsymbol{p}_1^{\mathrm{T}}+\boldsymbol{E}_1\\ \boldsymbol{F}=\boldsymbol{u}_1\boldsymbol{q}_1^{\mathrm{T}}+\boldsymbol{F}_1^*\\ \boldsymbol{F}=\boldsymbol{t}_1\boldsymbol{r}_1^{\mathrm{T}}+\boldsymbol{F}_1\end{cases} \tag{5.12}$$

可得回归系数向量：

$$\begin{cases}\boldsymbol{p}_1=\dfrac{\boldsymbol{E}^{\mathrm{T}}\boldsymbol{t}_1}{\|\boldsymbol{t}_1\|^2}\\ \boldsymbol{q}_1=\dfrac{\boldsymbol{F}^{\mathrm{T}}\boldsymbol{u}_1}{\|\boldsymbol{u}_1\|^2}\\ \boldsymbol{r}_1=\dfrac{\boldsymbol{F}^{\mathrm{T}}\boldsymbol{t}_1}{\|\boldsymbol{t}_1\|^2}\end{cases} \tag{5.13}$$

（计算方法：将 $\boldsymbol{E}=\boldsymbol{t}_1\boldsymbol{p}_1^{\mathrm{T}}+\boldsymbol{E}_1$ 转置后右乘 $\boldsymbol{t}_1^{\mathrm{T}}$）

其中 $\boldsymbol{E}_1$、$\boldsymbol{F}_1^*$、$\boldsymbol{F}_1$ 分别是三个回归方程的残差矩阵。

4. 继续求成分，直到满足要求

残差信息矩阵 $\boldsymbol{E}_1$、$\boldsymbol{F}_1$ 取代 $\boldsymbol{E}$、$\boldsymbol{F}$，求第 2 个成分 $\boldsymbol{t}_2$、$\boldsymbol{u}_2$ 和第 2 个轴 $\boldsymbol{\omega}_2$、$\boldsymbol{v}_2$，即：

$$\begin{cases} t_2 = E_1\omega_2 \\ u_2 = F_1 v_2 \end{cases} \tag{5.14}$$

$$\theta_2 = \langle t_2, u_2 \rangle = \omega_2^{\mathrm{T}} E_1^{\mathrm{T}} F_1 v_2 \tag{5.15}$$

易知，ω_2 是 $E_1^{\mathrm{T}}F_1F_1^{\mathrm{T}}E_1$ 最大特征值 θ_2^2 的特征向量（列向量），v_2 是 $E_1^{\mathrm{T}}F_1F_1^{\mathrm{T}}E_1$ 最大特征值 θ_2^2 的特征向量（列向量），于是回归方程：

$$\begin{cases} E_1 = t_2 p_2^{\mathrm{T}} + E_2 \\ F_1 = t_2 r_2^{\mathrm{T}} + F_2 \end{cases} \tag{5.16}$$

其中，回归系数向量：

$$\begin{cases} p_2 = \dfrac{E_1^{\mathrm{T}} t_2}{\| t_2 \|^2} \\ r_2 = \dfrac{F_1^{\mathrm{T}} t_2}{\| t_2 \|^2} \end{cases} \tag{5.17}$$

5. 推导因变量之于自变量的回归表达式

如此经过（3）-（4）反复，若 E_0 的秩为 A（即可以有 A 个成分），则可以求出：

$$\begin{cases} E = t_1 p_1^{\mathrm{T}} + t_2 p_2^{\mathrm{T}} + \cdots + t_A p_A^{\mathrm{T}} \\ F = t_1 r_1^{\mathrm{T}} + t_2 r_2^{\mathrm{T}} + \cdots + t_A r_A^{\mathrm{T}} + F_A \end{cases} \tag{5.18}$$

由于 t_1，t_2，…，t_A 都可以表示 e_1，e_2，…，e_p 的线性组合，那么就自然还原成下面的形式：

$$y_k^* = a_{k1} x_1^* + \cdots + a_{kp} x_p^* + F_{Ak},\ k=1,\ 2,\ \cdots,\ q \tag{5.19}$$

其中：$a_{k1}, a_{k2}, \cdots, a_{kp}$（$k=1,2,\cdots,q$）为回归系数，$F_{Ak}$ 为残差矩阵 F_A 的第 k 列。

5.1.3　交叉有效性

在偏最小二乘回归中，交叉有效性是非常重要的一步。交叉有效性准则通常用来判断是否得到了足够多的成分。数据集 X 最多可提取 A（A=秩（X））个成分，在大多数情况下，并不需要使用所有的成分进行回归建模，可只选择前 m 个成分 t_1，t_2，…t_m 构建模型。m 的值至关重要，取值过大，成分中会携带过多的无关和噪声信息；取值过小，可能丢失数据集中的变异。因此，在进行成分提取的每一轮计算中，都要对是否得到了足够多的成分进行判断。

那么，如何确定所应提取的成分个数？可用交叉有效性确定，计算公式为：

$$Q_m^2 = 1 - \frac{\mathrm{PRESS}_m}{\mathrm{SS}_{(m-1)}} \tag{5.20}$$

上式中，PRESS_m 表示从所有 n 个样本点中舍弃第 i 个样本点之后，用剩余 $n-1$ 个样本点拟合出有 m 个成分的回归方程，再对第 i 个样本点进行回归预测，并得到在该样本点的拟合值$\hat{y}_{mj(-i)}$，记 $PRESS_{mj}=\sum_{i=1}^{n}[y_{ij}-\hat{y}_{mj(i)}]^2$ 为y_i的预测误差平方和，则 $PRESS_m=\sum_{i=1}^{p}PRESS_{mi}$就是的$\boldsymbol{Y}$预测误差平方和；$SS_{(m-1)}$是用所有$n$个样本点拟合出的包含$m-1$个成分的回归方程的拟合误差平方和，更详细一点，记$\hat{y}_{(m-1)ji}$为$y_i$在样本点$i$处的拟合值，$SS_{(m-1)j}=\sum_{i=1}^{n}[y_{ij}-\hat{y}_{(m-1)ji}]^2$为$y_i$的拟合误差平方和，则 $SS_{(m-1)}=\sum_{i=1}^{p}SS_{(m-1)i}$就是$\boldsymbol{Y}$的拟合误差平方和。

交叉有效性是对新增成分能否对模型的预测功能有明显改进的判断指标。若$Q_m^2\geqslant 1-0.95^2=0.0975$，认为第$m$个成分加入对模型的精度有积极影响；若至少存在一个因变量y_k，使$Q_{mk}^2\geqslant 0.0975$。则此时增加第m个成分，可以至少改进一个因变量的预测模型。

5.2 算法的基本性质

由 5.1 节可以得到以下基本公式，其中m表示第几个成分：

$$\boldsymbol{t}_m=\boldsymbol{E}_{m-1}\boldsymbol{\omega}_m \tag{5.21}$$

$$\boldsymbol{u}_m=\boldsymbol{F}_{m-1}\boldsymbol{v}_m \tag{5.22}$$

$$\boldsymbol{p}_m=\frac{\boldsymbol{E}_{m-1}^{\mathrm{T}}\boldsymbol{t}_m}{\|\boldsymbol{t}_m\|^2} \tag{5.23}$$

$$\boldsymbol{r}_m=\frac{\boldsymbol{F}_{m-1}^{\mathrm{T}}\boldsymbol{t}_m}{\|\boldsymbol{t}_m\|^2} \tag{5.24}$$

$$\boldsymbol{E}_m=\boldsymbol{E}_{m-1}-\boldsymbol{t}_m\boldsymbol{p}_m^{\mathrm{T}} \tag{5.25}$$

$$\boldsymbol{F}_m=\boldsymbol{F}_{m-1}-\boldsymbol{t}_m\boldsymbol{r}_m^{\mathrm{T}} \tag{5.26}$$

基本性质推导

性质一 $\boldsymbol{E}_{\mathrm{m+1}}$和$\boldsymbol{F}_{\mathrm{m+1}}$轴$\boldsymbol{\omega}_m$，$\boldsymbol{v}_m$存在以下循环计算关系：

$$\boldsymbol{v}_m=\frac{1}{\theta_m}\boldsymbol{F}_{m-1}^{\mathrm{T}}\boldsymbol{t}_m \tag{5.27}$$

$$\boldsymbol{\omega}_m=\frac{1}{\theta_m}\boldsymbol{E}_{m-1}^{\mathrm{T}}\boldsymbol{u}_m \tag{5.28}$$

证明：对于式（5.28），我们由式（5.8）可以推知，

$$\boldsymbol{E}_{m-1}^{\mathrm{T}}\boldsymbol{F}_{m-1}\boldsymbol{v}_m=\theta_m\boldsymbol{\omega}_m \tag{5.29}$$

再联系式（5.22），有：

$$\boldsymbol{\omega}_m=\frac{1}{\theta_m}\boldsymbol{E}_{m-1}^{\mathrm{T}}\boldsymbol{F}_{m-1}\boldsymbol{v}_m=\frac{1}{\theta_m}\boldsymbol{E}_{m-1}^{\mathrm{T}}\boldsymbol{u}_m \tag{5.30}$$

性质二 成分 $\boldsymbol{t}_m$ 与其同阶的残差向量 $\boldsymbol{E}_m$ 正交，对于任意 m，有：

$$\boldsymbol{t}_m^{\mathrm{T}}\boldsymbol{E}_m=0 \tag{5.31}$$

证明：结合式（5.23）和式（5.25）推知，

$$\boldsymbol{t}_m^{\mathrm{T}}\boldsymbol{E}_m=\boldsymbol{t}_m^{\mathrm{T}}(\boldsymbol{E}_{m-1}-\boldsymbol{t}_m\boldsymbol{p}_m^{\mathrm{T}})=\boldsymbol{t}_m^{\mathrm{T}}\boldsymbol{E}_{m-1}-\boldsymbol{t}_m^{\mathrm{T}}\boldsymbol{t}_m\frac{\boldsymbol{t}_m\boldsymbol{E}_{m-1}^{\mathrm{T}}}{\|\boldsymbol{t}_m\|^2}=0 \tag{5.32}$$

性质三 成分 $\boldsymbol{t}_1$，$\boldsymbol{t}_2$，…，$\boldsymbol{t}_A$ 之间相互正交，对于任意 $m\neq l$，有：

$$\boldsymbol{t}_m^{\mathrm{T}}\boldsymbol{t}_1=0 \tag{5.33}$$

证明：首先证明 $\boldsymbol{t}_1^{\mathrm{T}}\boldsymbol{t}_2=0$，由性质二可知，

$$\boldsymbol{t}_1^{\mathrm{T}}\boldsymbol{t}_2=\boldsymbol{t}_1^{\mathrm{T}}(\boldsymbol{E}_1\boldsymbol{\omega}_2)==(\boldsymbol{t}_1^{\mathrm{T}}\boldsymbol{E}_1)\boldsymbol{\omega}_2=0 \tag{5.34}$$

利用数学归纳法，假设 $\boldsymbol{t}_1$，$\boldsymbol{t}_2$，…，$\boldsymbol{t}_m$ 相互正交，那么只要证明 $\boldsymbol{t}_{m+1}$ 与 $\boldsymbol{t}_1$，$\boldsymbol{t}_2$，…，$\boldsymbol{t}_m$ 相互正交即可：

$$\boldsymbol{t}_m^{\mathrm{T}}\boldsymbol{t}_{m+1}=\boldsymbol{t}_m^{\mathrm{T}}(\boldsymbol{E}_m\boldsymbol{\omega}_{m+1})=\boldsymbol{t}_m^{\mathrm{T}}(\boldsymbol{E}_m)\ \boldsymbol{\omega}_{m+1}=0 \tag{5.35}$$

$$\boldsymbol{t}_{m-1}^{\mathrm{T}}\boldsymbol{t}_{m+1}=\boldsymbol{t}_{m-1}^{\mathrm{T}}\boldsymbol{E}_m\boldsymbol{\omega}_{m+1})=\boldsymbol{t}_{m-1}^{\mathrm{T}}(\boldsymbol{E}_{m-1}-\boldsymbol{t}_m\boldsymbol{p}_m^{\mathrm{T}})\boldsymbol{\omega}_{m+1}=0 \tag{5.36}$$

以次类推可以得到 $\boldsymbol{t}_{m+l}$ 与 $\boldsymbol{t}_1$，$\boldsymbol{t}_2$，…，$\boldsymbol{t}_m$ 都正交，即 $\boldsymbol{t}_1$，$\boldsymbol{t}_2$，…，$\boldsymbol{t}_A$ 相互正交。

在几何意义上，从性质二已经得到每次残差矩阵 $\boldsymbol{E}_m$ 会将自身的成分，按列分为 $\boldsymbol{t}$ 的方向和其正交做分解，提取 $\boldsymbol{t}$ 方向，剩余 $\boldsymbol{t}$ 的正交方向作为残差，这一点保证了从原自变量 $\boldsymbol{E}$ 中抽取的成分之间都是相互正交的。成分正交给回归带来一个好处是，避免了多重共线的问题。

性质四 成分 $\boldsymbol{t}_m$ 与后面的残差项都正交，即对于 $k\geqslant m$，有：

$$\boldsymbol{t}_m^{\mathrm{T}}\boldsymbol{E}_k=0 \tag{5.37}$$

根据性质二，可以得到 $\boldsymbol{t}_m^{\mathrm{T}}\boldsymbol{E}_k=0$，当 $k\geqslant m$ 时，有：

$$\boldsymbol{t}_m^{\mathrm{T}}\boldsymbol{E}_k=\boldsymbol{t}_m^{\mathrm{T}}(\boldsymbol{E}_{k-1}-\boldsymbol{t}_m\boldsymbol{p}_k^{\mathrm{T}}) \tag{5.38}$$

再根据性质三，$\boldsymbol{t}_m^{\mathrm{T}}\boldsymbol{t}_k=0$，则有：

$$\begin{aligned}\boldsymbol{t}_m^{\mathrm{T}}\boldsymbol{E}_k&=\boldsymbol{t}_m^{\mathrm{T}}(\boldsymbol{E}_{k-1}-\boldsymbol{t}_m\boldsymbol{p}_k^{\mathrm{T}})\\&=\boldsymbol{t}_m^{\mathrm{T}}\boldsymbol{E}_{k-1}=\boldsymbol{t}_m^{\mathrm{T}}(\boldsymbol{E}_{k-2}-\boldsymbol{t}_{m-1}\boldsymbol{p}_{k-1}^{\mathrm{T}})\\&=\boldsymbol{t}_m^{\mathrm{T}}\boldsymbol{E}_{k-2}\\&\ \ \vdots\\&=\boldsymbol{t}_m^{\mathrm{T}}\boldsymbol{E}=0\end{aligned} \tag{5.39}$$

性质五 回归系数向量 $\boldsymbol{p}_m$ 与其对应的轴 $\boldsymbol{\omega}_m$ 之间有关系：

$$\boldsymbol{p}_m^{\mathrm{T}}\boldsymbol{\omega}_m=1 \tag{5.40}$$

证明：

$$\boldsymbol{p}_m^{\mathrm{T}}\boldsymbol{\omega}_m=\frac{\boldsymbol{t}_m^{\mathrm{T}}\boldsymbol{E}_{m-1}}{\|\boldsymbol{t}_m\|^2}\boldsymbol{\omega}_m=\frac{\boldsymbol{t}_m^{\mathrm{T}}\boldsymbol{t}_m}{\|\boldsymbol{t}_m\|^2}=1 \tag{5.41}$$

性质六 轴 $\boldsymbol{\omega}_m$ 与其后面的残差向量 $\boldsymbol{E}_k$ 都正交，即对于 $k \geqslant m$，有：

$$\boldsymbol{\omega}_m^{\mathrm{T}} \boldsymbol{E}_k^{\mathrm{T}} = 0 \tag{5.42}$$

证明：

$$\boldsymbol{\omega}_m^{\mathrm{T}} \boldsymbol{E}_m^{\mathrm{T}} = \boldsymbol{\omega}_m^{\mathrm{T}} (\boldsymbol{E}_{m-1} - \boldsymbol{t}_m \boldsymbol{p}_m^{\mathrm{T}})^{\mathrm{T}} = \boldsymbol{t}_m^{\mathrm{T}} - \boldsymbol{\omega}_m^{\mathrm{T}} \boldsymbol{p}_m^{\mathrm{T}} = 0 \tag{5.43}$$

对于任意 $k \geqslant m$，若有 $\boldsymbol{\omega}_m^{\mathrm{T}} \boldsymbol{E}_k^{\mathrm{T}} = 0$，则可证明 $\boldsymbol{\omega}_m^{\mathrm{T}} \boldsymbol{E}_{k+1}^{\mathrm{T}} = 0$。

$$\boldsymbol{\omega}_m^{\mathrm{T}} \boldsymbol{E}_{k+1}^{\mathrm{T}} = \boldsymbol{\omega}_m^{\mathrm{T}} (\boldsymbol{E}_k - \boldsymbol{t}_{k+1} \boldsymbol{p}_{k+1}^{\mathrm{T}})^{\mathrm{T}} = \boldsymbol{\omega}_m^{\mathrm{T}} \boldsymbol{E}_k^{\mathrm{T}} - \frac{\boldsymbol{\omega}_m^{\mathrm{T}} \boldsymbol{E}_k^{\mathrm{T}} \boldsymbol{t}_{k+1} \boldsymbol{t}_{k+1}^{\mathrm{T}}}{\| \boldsymbol{t}_{k+1} \|^2} = 0 \tag{5.44}$$

由上可以推知，$\forall k \geqslant m$，均有 $\boldsymbol{\omega}_m^{\mathrm{T}} \boldsymbol{E}_k^{\mathrm{T}} = 0$。

性质七 轴 $\boldsymbol{\omega}_m$ 与后续回归系数 $\boldsymbol{p}_k$ 正交，即对于 $k \geqslant m$，有：

$$\boldsymbol{\omega}_m^{\mathrm{T}} \boldsymbol{p}_k = 0 \tag{5.45}$$

证明：

$$\boldsymbol{\omega}_m^{\mathrm{T}} \boldsymbol{p}_k = \boldsymbol{\omega}_m^{\mathrm{T}} \frac{\boldsymbol{E}_{k-1}^{\mathrm{T}} \boldsymbol{t}_k}{\| \boldsymbol{t}_k \|^2} \tag{5.46}$$

根据性质六，可以得到 $\boldsymbol{\omega}_m^{\mathrm{T}} \boldsymbol{E}_{k-1}^{\mathrm{T}} = 0$，因此有：

$$\boldsymbol{\omega}_m^{\mathrm{T}} \boldsymbol{p}_k = 0 \tag{5.47}$$

性质八 轴 $\boldsymbol{\omega}_1$，$\boldsymbol{\omega}_2$，…，$\boldsymbol{\omega}_A$ 之间相互正交，对于任意 $m \neq k$，有：

$$\boldsymbol{\omega}_m^{\mathrm{T}} \boldsymbol{p}_k = 0 \tag{5.48}$$

证明：根据式（5.28）有可知，

$$\boldsymbol{\omega}_m^{\mathrm{T}} \boldsymbol{\omega}_k = \boldsymbol{\omega}_m^{\mathrm{T}} \frac{1}{\theta_k} \boldsymbol{E}_{k-1}^{\mathrm{T}} \boldsymbol{u}_k = \frac{1}{\theta_k} \boldsymbol{\omega}_m^{\mathrm{T}} \boldsymbol{E}_{k-1}^{\mathrm{T}} \boldsymbol{u}_k \tag{5.49}$$

由性质六可知，$\boldsymbol{\omega}_m^{\mathrm{T}} \boldsymbol{E}_{k-1}^{\mathrm{T}} = 0$，则有 $\boldsymbol{\omega}_m^{\mathrm{T}} \boldsymbol{\omega}_k = 0$；

性质九 任意残差矩阵中的变异信息量等于上一次的残差矩阵的变异信息量加上本次提取的变异信息量，即：

$$\| \boldsymbol{E}_{m-1} \|^2 = \| \boldsymbol{E}_m \|^2 + \| \boldsymbol{t}_m \|^2 \times \| \boldsymbol{p}_m \|^2 \tag{5.50}$$

证明：令 $\boldsymbol{E}_{(m,k)}$ 是 $\boldsymbol{E}_m$ 的第 k 的分量，$\boldsymbol{p}_{(m,k)}$ 是 $\boldsymbol{p}_m$ 的第 k 的分量，根据式（5.25）有：

$$\boldsymbol{E}_{(m-1,k)} = \boldsymbol{E}_{(m,k)} + \boldsymbol{t}_m \boldsymbol{p}_{(m,k)}^{\mathrm{T}} \Rightarrow \| \boldsymbol{E}_{(m-1,k)} \|^2 = \boldsymbol{p}_{(m,k)}^2 \| \boldsymbol{t}_m \|^2 + \| \boldsymbol{E}_{(m,k)} \|^2 \tag{5.51}$$

由于 $\boldsymbol{t}_m$ 与 $\boldsymbol{E}_i$ 中的向量直交，因此有：

$$\| \boldsymbol{E}_{i-1} \|^2 = \sum_{j=1}^{p} \boldsymbol{p}_{(i,j)}^2 \| \boldsymbol{t}_i \|^2 + \sum_{j=1}^{p} \| \boldsymbol{E}_{(i,j)} \|^2 = \| \boldsymbol{p}_i \|^2 \| \boldsymbol{t}_i \|^2 + \| \boldsymbol{E}_i \|^2 \tag{5.52}$$

性质十 假设矩阵 $\boldsymbol{E}_0$ 的秩为 A，则有：

（1）$\| \boldsymbol{E}_0 \|^2 = \sum_{k=1}^{A} \| \boldsymbol{t}_k \|^2 \times \| \boldsymbol{p}_k \|^2$

（2）$\| \boldsymbol{F} \|^2 = \sum_{m=1}^{A} \| \boldsymbol{t}_m \|^2 \times \| \boldsymbol{r}_m \|^2 + \| \boldsymbol{F}_A \|^2$

证明：根据性质九推知，

$$\begin{aligned}\|\boldsymbol{E}\|^2 &= \|\boldsymbol{t}_1\|^2 \times \|\boldsymbol{p}_1\|^2 + \|\boldsymbol{E}_1\|^2 \\ &= \|\boldsymbol{t}_1\|^2 \times \|\boldsymbol{p}_1\|^2 + \|\boldsymbol{t}_2\|^2 \times \|\boldsymbol{p}_2\|^2 + \|\boldsymbol{E}_2\|^2 \\ &= \sum_{m=1}^{A} \|\boldsymbol{t}_m\|^2 \times \|\boldsymbol{p}_m\|^2\end{aligned} \tag{5.53}$$

同理有：

$$\|\boldsymbol{F}\|^2 = \sum_{m=1}^{A} \|\boldsymbol{t}_m\|^2 \times \|\boldsymbol{r}_m\|^2 + \|\boldsymbol{F}_A\|^2 \tag{5.54}$$

由性质十我们可以看出：如果提取了 h 个成分，则每一个成分 $\boldsymbol{t}_m$ 对 $\boldsymbol{E}$、$\boldsymbol{F}$ 的变异解释能力分别为：

$$b_m = \frac{\|\boldsymbol{t}_m\|^2 \times \|\boldsymbol{p}_m\|^2}{\|\boldsymbol{E}\|^2} \tag{5.55}$$

$$d_m = \frac{\|\boldsymbol{t}_m\|^2 \times \|\boldsymbol{r}_m\|^2}{\|\boldsymbol{F}\|^2} \tag{5.56}$$

同理可以得到累加变异解释能力为：

$$\hat{b}_m = \sum_{m=1}^{h} b_m = \frac{\sum_{m=1}^{h} \|\boldsymbol{t}_m\|^2 \times \|\boldsymbol{p}_m\|^2}{\|\boldsymbol{E}\|^2} \tag{5.57}$$

$$\hat{d}_m = \sum_{m=1}^{h} d_m = \frac{\sum_{m=1}^{h} \|\boldsymbol{t}_m\|^2 \times \|\boldsymbol{r}_m\|^2}{\|\boldsymbol{F}\|^2} \tag{5.58}$$

性质十一　当 $m \geqslant 1$ 时，$\boldsymbol{E}_m$ 与 $\boldsymbol{E}$ 满足下列关系：

$$\boldsymbol{E}_m = \boldsymbol{E} \prod_{k=1}^{m} (\boldsymbol{I} - \boldsymbol{\omega}_k \boldsymbol{p}_k^{\mathrm{T}}) \tag{5.59}$$

上式中，$\boldsymbol{I}$ 为单位矩阵。

证明：利用数学归纳法，当 $m=1$ 时，有

$$\boldsymbol{E}_1 = \boldsymbol{E} - \boldsymbol{t}_1 \boldsymbol{p}_1^{\mathrm{T}} = \boldsymbol{E} - \boldsymbol{E}\boldsymbol{\omega}_1 \boldsymbol{p}_1^{\mathrm{T}} = \boldsymbol{E}(\boldsymbol{I} - \boldsymbol{\omega}_1 \boldsymbol{p}_1^{\mathrm{T}}) \tag{5.60}$$

假设该性质在 $m=k$ 时成立，则需要证明它在 $m=k+1$ 时也成立：

$$\begin{aligned}\boldsymbol{E}_{k+1} &= \boldsymbol{E}_k - \boldsymbol{t}_{k+1} \boldsymbol{p}_{k+1}^{\mathrm{T}} \\ &= \boldsymbol{E}_k - \boldsymbol{E}_k \boldsymbol{\omega}_{k+1} \boldsymbol{p}_{k+1}^{\mathrm{T}} \\ &= \boldsymbol{E}_k (\boldsymbol{I} - \boldsymbol{\omega}_{k+1} \boldsymbol{p}_{k+1}^{\mathrm{T}}) \\ &= \boldsymbol{E} \prod_{k=1}^{m} (\boldsymbol{I} - \boldsymbol{\omega}_k \boldsymbol{p}_k^{\mathrm{T}})(\boldsymbol{I} - \boldsymbol{\omega}_{k+1} \boldsymbol{p}_{k+1}^{\mathrm{T}})\end{aligned} \tag{5.61}$$

由此，可证出性质十一。

性质十二 任意成分 $\boldsymbol{t}_m$ 是原自变量 $\boldsymbol{E}$ 的线性组合，即：

$$\boldsymbol{t}_m=\boldsymbol{E}\boldsymbol{\omega}_m^*,\ \text{其中}\boldsymbol{\omega}_m^*=\prod_{k=1}^{m-1}(\boldsymbol{I}-\boldsymbol{\omega}_k\boldsymbol{p}_k^{\mathrm{T}})\boldsymbol{\omega}_m \tag{5.62}$$

证明：依据性质十一可知，

$$\boldsymbol{t}_m=\boldsymbol{E}_{m-1}\boldsymbol{\omega}_m=\boldsymbol{E}\prod_{k=1}^{m-1}(\boldsymbol{I}-\boldsymbol{\omega}_k\boldsymbol{p}_k^{\mathrm{T}})\boldsymbol{\omega}_m \tag{5.63}$$

5.3 主要分析技术

偏最小二乘回归和最小二乘回归的区别在于偏最小二乘回归引入了成分提取的技术手段，它不直接对因变量矩阵 $\boldsymbol{Y}$ 与自变量矩阵 $\boldsymbol{X}$ 进行回归，而是从变量系统中提取若干具有最佳解释能力的成分，用成分进行回归建模。偏最小二乘回归中成分的提取思路结合了主成分分析和典型相关分析两者的主成分提取方式，本节主要介绍偏最小二乘回归成分提取中涉及两个数据分析技术：主成分分析和典型相关分析；此外还介绍了针对偏最小二乘回归算法的 T^2 椭圆图辅助分析技术和 VIP 辅助分析技术。

5.3.1 主成分分析

主成分分析是一种特征提取方法，它通过投影的方式将数据集从高维空间映射到低维空间，从而实现对原始数据集的压缩。

假设自变量的数据表为 $\boldsymbol{X}=(\boldsymbol{x}_1,\ \boldsymbol{x}_2,\ \cdots,\ \boldsymbol{x}_p)_{np}$，主成分分析是从数据表 $\boldsymbol{X}$ 提取 m 个综合特征 $\boldsymbol{t}_1$，$\boldsymbol{t}_2$，$\cdots$，$\boldsymbol{t}_m$（$m<p$），这 m 个综合特征包含了原数据集中最大的变异信息，也就是说，主成分分析是在保证数据信息丢失最小的情况下，对数据集进行降维。在主成分分析中，这些综合特征被称为主成分，主成分能尽可能多的携带原数据集中的信息，能对原数据集的变异情况具有最强的解释能力。

一般来说，数据集中的信息指这个数据集中数据的变异情况，可用数据集中所有特征的方差总和衡量，方差越大，数据集信息含量越大。主成分分析的关键是求解投影方向 $\boldsymbol{\omega}_1$，$\boldsymbol{\omega}_2$，$\cdots$，$\boldsymbol{\omega}_m$（$m<p$），主成分分析首先找到数据集中数据变异最大的方向 $\boldsymbol{\omega}_1$，把 $\boldsymbol{X}$ 中的样本点投影到 $\boldsymbol{\omega}_1$ 方向上得到主成分 $\boldsymbol{t}_1$；然后找到数据集中数据变异第二大的方向 $\boldsymbol{\omega}_2$，把 $\boldsymbol{X}$ 中的样本点投影到 $\boldsymbol{\omega}_2$ 方向上得到主成分 $\boldsymbol{t}_2$，以此类推。实际上，主成分分析通过数据投影对原坐标系进行平移和旋转，数据集的重心即为新坐标原点，新坐标系是样本点的投影方向 $\boldsymbol{\omega}_1$，$\boldsymbol{\omega}_2$，$\cdots$，$\boldsymbol{\omega}_m$（$m<p$），$\boldsymbol{\omega}_1$ 被称为第一主轴，是数据变异最大的方向，$\boldsymbol{\omega}_2$ 被称为第二主轴，是数据变异第二大的方

向，新坐标系 $\boldsymbol{\omega}_1$，$\boldsymbol{\omega}_2$，…，$\boldsymbol{\omega}_m$（$m<p$）重构的子空间最大程度的表示了原数据集的变异信息，数据集从 p 维降到 m 维，主成分分析达到了降维的目的。

下面对主成分分析的计算方法进行推导：

记原始数据集标准化（每个特征的均值为 0，方差为 1）后的数据矩阵为 $\boldsymbol{E}$，含有 n 个样本点和 p 个特征 $\{\boldsymbol{x}_1, \boldsymbol{x}_2, \cdots, \boldsymbol{x}_p\}$ 的数据集，即：

$$\boldsymbol{E}=\begin{pmatrix} e_{11} & e_{12} & \cdots & e_{1p} \\ e_{21} & e_{22} & \cdots & e_{2p} \\ \vdots & \vdots & \ddots & \vdots \\ e_{n1} & e_{n2} & \cdots & e_{np} \end{pmatrix}=(\boldsymbol{e}_1, \boldsymbol{e}_2, \cdots, \boldsymbol{e}_p)$$

要使主成分 $\boldsymbol{t}_1$ 携带最大的变异信息，即主成分 $\boldsymbol{t}_1$ 的方差要取到最大值 max（var（$\boldsymbol{t}_1$）)，即：

$$\mathrm{var}(\boldsymbol{t}_1)=\frac{1}{n}\|\boldsymbol{t}_1\|^2=\frac{1}{n}\boldsymbol{\omega}_1^{\mathrm{T}}\boldsymbol{E}^{\mathrm{T}}\boldsymbol{E}\boldsymbol{\omega}_1 \tag{5.64}$$

实际上，主成分 $\boldsymbol{t}_1$ 是 $\boldsymbol{E}$ 中的样本点在数据变异最大的方向 $\boldsymbol{\omega}_1$ 的投影结果：

$$\boldsymbol{t}_1=\boldsymbol{E}\boldsymbol{\omega}_1,\ \|\boldsymbol{\omega}_1\|^2=1 \tag{5.65}$$

其中，$\boldsymbol{\omega}_1=(\omega_{11}, \omega_{12}, \cdots, \omega_{1p})^{\mathrm{T}}$ 为单位向量，易知，$\boldsymbol{t}_1$ 是 $\boldsymbol{e}_1$，$\boldsymbol{e}_2$，…，$\boldsymbol{e}_p$ 的线性组合。

记 $\boldsymbol{V}=\frac{1}{n}\boldsymbol{E}^{\mathrm{T}}\boldsymbol{E}$ 是 $\boldsymbol{E}$ 的协方差矩阵，则 var（$\boldsymbol{t}_1$）：

$$\mathrm{var}(\boldsymbol{t}_1)=\boldsymbol{\omega}_1^{\mathrm{T}}\boldsymbol{V}\boldsymbol{\omega}_1 \tag{5.66}$$

通过以上分析，可知要求解投影方向 $\boldsymbol{\omega}_1$ 最关键的是：主成分 $\boldsymbol{t}_1$ 方差最大化，以及约束条件——投影方向 $\boldsymbol{\omega}_1$ 是单位向量。这是典型的最优化问题，用数学表达式表示为：

$$\begin{cases} \underset{\boldsymbol{\omega}_1}{\arg\max}\,\boldsymbol{\omega}_1^{\mathrm{T}}\boldsymbol{V}\boldsymbol{\omega}_1 \\ \text{s.t. } \boldsymbol{\omega}_1^{\mathrm{T}}\boldsymbol{\omega}_1=1 \end{cases} \tag{5.67}$$

最优化问题可使用拉格朗日（Lagrange）算法求解，引入拉格朗日系数 α_1，令：

$$L=\boldsymbol{\omega}_1^{\mathrm{T}}\boldsymbol{V}\boldsymbol{\omega}_1-\alpha_1(\boldsymbol{\omega}_1^{\mathrm{T}}\boldsymbol{\omega}_1-1) \tag{5.68}$$

对 $\boldsymbol{\omega}_1$ 和 α_1 求偏导，置 0 得：

$$\begin{cases} \dfrac{\partial L}{\partial \boldsymbol{\omega}_1}=2\boldsymbol{V}\boldsymbol{\omega}_1-2\alpha_1\boldsymbol{\omega}_1=0 \\ \dfrac{\partial L}{\partial \alpha_1}=-(\boldsymbol{\omega}_1^{\mathrm{T}}\boldsymbol{\omega}_1-1)=0 \end{cases} \tag{5.69}$$

推导可得：

$$\begin{cases} \boldsymbol{V}\boldsymbol{\omega}_1=\alpha_1\boldsymbol{\omega}_1 \\ \boldsymbol{\omega}_1^{\mathrm{T}}\boldsymbol{\omega}_1=1 \end{cases} \tag{5.70}$$

由式（5.70）可知，$\boldsymbol{\omega}_1$ 是协方差矩阵 $\boldsymbol{V}$ 的一个标准化特征向量，其对应的特征值为 α_1。代入式（5.65），有：

$$\mathrm{var}(\boldsymbol{t}_1)=\boldsymbol{\omega}_1^{\mathrm{T}}\boldsymbol{V}\boldsymbol{\omega}_1=\boldsymbol{\omega}_1^{\mathrm{T}}(\alpha_1\boldsymbol{\omega}_1)=\alpha_1\boldsymbol{\omega}_1^{\mathrm{T}}\boldsymbol{\omega}_1=\alpha_1 \tag{5.71}$$

因此，当第一主成分 $\boldsymbol{t}_1$ 的方差最大时，$\boldsymbol{\omega}_1$ 对应的特征值 α_1 也是最大的。也就是说，投影方向 $\boldsymbol{\omega}_1$ 是协方差矩阵 $\boldsymbol{V}$ 的最大特征值 α_1 对应的标准化特征向量。我们把 $\boldsymbol{\omega}_1$ 称作第一主轴，把 $\boldsymbol{t}_1$ 称作第一主成分。

接下来，求第二主轴 $\boldsymbol{\omega}_2$，第二主成分 $\boldsymbol{t}_2=\boldsymbol{E}\boldsymbol{\omega}_2$ 是含有的变异信息仅次于 $\boldsymbol{t}_1$，排在第二位。和第一主轴 $\boldsymbol{\omega}_2$ 一样，第二主轴 $\boldsymbol{\omega}_2$ 应该是单位向量，并且第二主轴 $\boldsymbol{\omega}_2$ 和第一主轴 $\boldsymbol{\omega}_2$ 一定是标准正交的，因此求第二主轴 $\boldsymbol{\omega}_2$ 的约束条件为：

$$\boldsymbol{\omega}_2^{\mathrm{T}}\boldsymbol{\omega}_1=0,\|\boldsymbol{\omega}_2\|^2=1 \tag{5.72}$$

$\mathrm{var}(\boldsymbol{t}_2)$ 为：

$$\mathrm{var}(\boldsymbol{t}_2)=\frac{1}{n}\|\boldsymbol{t}_2\|^2=\frac{1}{n}\boldsymbol{\omega}_2^{\mathrm{T}}\boldsymbol{E}^{\mathrm{T}}\boldsymbol{E}\boldsymbol{\omega}_2=\boldsymbol{\omega}_2^{\mathrm{T}}\boldsymbol{V}\boldsymbol{\omega}_2 \tag{5.73}$$

结合式（5.71）和式（5.72），同样是最优化问题：

$$\begin{cases}\arg\max\limits_{\omega_2}\boldsymbol{\omega}_2^{\mathrm{T}}\boldsymbol{V}\boldsymbol{\omega}_2\\ \text{s.t. }\boldsymbol{\omega}_2^{\mathrm{T}}\boldsymbol{\omega}_1=0,\ \boldsymbol{\omega}_2^{\mathrm{T}}\boldsymbol{\omega}_2=1\end{cases} \tag{5.74}$$

引入拉格朗日系数 α_2，得到拉格朗日函数：

$$L=\boldsymbol{\omega}_2^{\mathrm{T}}\boldsymbol{V}\boldsymbol{\omega}_2-\alpha_2(\boldsymbol{\omega}_2^{\mathrm{T}}\boldsymbol{\omega}_2-1) \tag{5.75}$$

对 $\boldsymbol{\omega}_2$ 和 α_2 求偏导，置 0 得：

$$\begin{cases}\dfrac{\partial L}{\partial\boldsymbol{\omega}_2}=2\boldsymbol{V}\boldsymbol{\omega}_2-2\alpha_2\boldsymbol{\omega}_2=0\\[2ex] \dfrac{\partial L}{\partial\alpha_2}=-(\boldsymbol{\omega}_2^{\mathrm{T}}\boldsymbol{\omega}_2-1)=0\end{cases} \tag{5.76}$$

可得：

$$\begin{cases}\boldsymbol{V}\boldsymbol{\omega}_2=\alpha_2\boldsymbol{\omega}_2\\ \boldsymbol{\omega}_2^{\mathrm{T}}\boldsymbol{\omega}_2=1\end{cases} \tag{5.77}$$

注意不要忽略约束：

$$\boldsymbol{\omega}_2^{\mathrm{T}}\boldsymbol{\omega}_1=0 \tag{5.78}$$

由式（5.77）可知，第二主轴 $\boldsymbol{\omega}_2$ 是矩阵的 $\boldsymbol{V}$ 的标准化特征向量，与之对应的特征值是 α_2，代入式（5.73）有：

$$\mathrm{var}(\boldsymbol{t}_2)=\boldsymbol{\omega}_2^{\mathrm{T}}\boldsymbol{V}\boldsymbol{\omega}_2=\boldsymbol{\omega}_2^{\mathrm{T}}(\alpha_2\boldsymbol{\omega}_2)=\alpha_2\boldsymbol{\omega}_2^{\mathrm{T}}\boldsymbol{\omega}_2=\alpha_2 \tag{5.79}$$

由式（5.78），第二主轴 $\boldsymbol{\omega}_2$ 受到第一主轴 $\boldsymbol{\omega}_1$ 的约束，即 $\boldsymbol{\omega}_2$ 和 $\boldsymbol{\omega}_1$ 是标准正交的（$\boldsymbol{\omega}_2^{\mathrm{T}}\boldsymbol{\omega}_1=0$），因此，$\alpha_2$ 是协方差矩阵 $\boldsymbol{V}$ 的第二大特征值，第二主轴 $\boldsymbol{\omega}_2$ 是协方差矩阵 $\boldsymbol{V}$ 的第二大特征值 α_2 对应的标准化特征向量。由 $\alpha_1>\alpha_2$，再结合式（5.71）、（5.79）

有：$\mathrm{var}(\boldsymbol{t}_1) \geqslant \mathrm{var}(\boldsymbol{t}_2)$。

由上面讨论可知，第一主成分携带的信息大于第二主成分携带的信息。

以此类推，数据集 $\boldsymbol{X}$ 的第 m 主轴 $\boldsymbol{\omega}_m$ 是协方差矩阵 $\boldsymbol{V}$ 的第 m 个特征值 α_m 对应的标准化特征向量，第 m 主成分 $\boldsymbol{t}_m=\boldsymbol{X}\boldsymbol{\omega}_m$ 的方差 $\mathrm{var}(\boldsymbol{t}_m)$ 为：

$$\mathrm{var}(\boldsymbol{t}_m)=\frac{1}{n}\boldsymbol{\omega}_m^{\mathrm{T}}\boldsymbol{X}^{\mathrm{T}}\boldsymbol{X}\boldsymbol{\omega}_m=\boldsymbol{\omega}_m^{\mathrm{T}}\boldsymbol{V}\boldsymbol{\omega}_m=\boldsymbol{\omega}_m^{\mathrm{T}}(\alpha_m\boldsymbol{\omega}_m)=\alpha_m\boldsymbol{\omega}_m^{\mathrm{T}}\boldsymbol{\omega}_m=\alpha_m \tag{5.80}$$

假设协方差矩阵 $\boldsymbol{V}$ 共有 h（$1\leqslant h\leqslant p$）个特征值，α_1 是协方差矩阵 $\boldsymbol{V}$ 的第一大特征值，α_2 是协方差矩阵 $\boldsymbol{V}$ 的第二大特征值，……α_m 是协方差矩阵 $\boldsymbol{V}$ 的第 m 大特征值，则有：

$$\alpha_1\geqslant\alpha_2\geqslant\cdots\geqslant\alpha_m\geqslant\cdots\geqslant\alpha_h>0,\ (1\leqslant h\leqslant p) \tag{5.81}$$

所以用方差 $\mathrm{var}(\boldsymbol{t}_m)$ 来衡量第 m 主成分 $\boldsymbol{t}_m$ 包含的信息，有：

$$\mathrm{var}(\boldsymbol{t}_1)\geqslant\mathrm{var}(\boldsymbol{t}_2)\geqslant\cdots\geqslant\mathrm{var}(\boldsymbol{t}_m)\geqslant\cdots\geqslant\mathrm{var}(\boldsymbol{t}_h)\geqslant 0,\ (1\leqslant h\leqslant p) \tag{5.82}$$

由式（5.82）可知，第一主成分 $\boldsymbol{t}_1$ 包含的信息量最大，第二主成分 $\boldsymbol{t}_2$ 包含的信息量第二大，以此类推，第 h 主成分 $\boldsymbol{t}_h$ 包含的信息量最小。最终这 h 个主成分携带的信息总和为：

$$\sum_{i=1}^{h}\mathrm{var}(\boldsymbol{t}_i)=\sum_{i=1}^{h}\alpha_i \tag{5.83}$$

主成分分析的计算步骤如算法 5.1 所示。

算法 5.1　主成分分析法

1）输入： 原始数据集 $\boldsymbol{D}=\boldsymbol{X}_{np}$；

2）过程：

（1）对原始数据集 $\boldsymbol{D}$ 做标准化处理，得到数据矩阵 $\boldsymbol{E}=(\boldsymbol{e}_1, \boldsymbol{e}_2, \cdots, \boldsymbol{e}_p)$；

（2）计算数据矩阵 $\boldsymbol{E}$ 的协方差矩阵，记为 $\boldsymbol{V}=\frac{1}{n}\boldsymbol{E}^{\mathrm{T}}\boldsymbol{E}$；

（3）求协方差矩阵 $\boldsymbol{V}$ 的前 m 个特征值 $\alpha_1\geqslant\alpha_2\geqslant\cdots\geqslant\alpha_m$，每个特征值相应的特征向量 $\boldsymbol{\omega}_1, \boldsymbol{\omega}_2, \cdots, \boldsymbol{\omega}_m$，要求特征向量之间是标准正交的；

（4）求第 h 主成分 $\boldsymbol{t}_h=\boldsymbol{E}\boldsymbol{\omega}_h$（$h=1, 2, \cdots, m$）；

（5）返回 $\boldsymbol{T}=(\boldsymbol{t}_1, \boldsymbol{t}_2, \cdots, \boldsymbol{t}_m)$；

3）输出： 降维后的数据集 $\boldsymbol{T}=(\boldsymbol{t}_1, \boldsymbol{t}_2, \cdots, \boldsymbol{t}_m)$，$1\leqslant m\leqslant p$。

5.3.2　典型相关性分析

典型相关分析是一种可以处理多个自变量和多个因变量之间相关性的方法。为了便于叙述，假设有 p 个自变量 $\boldsymbol{X}=\{\boldsymbol{x}_1, \boldsymbol{x}_2, \cdots, \boldsymbol{x}_p\}_{np}$，有 q 个因变量 $\boldsymbol{Y}=\{\boldsymbol{y}_1,$

$\boldsymbol{y}_2$，…，$\boldsymbol{y}_q\}_{nq}$，通过采样得到 n 个样本数据集 $\boldsymbol{D}=(\boldsymbol{X},\ \boldsymbol{Y})_{n(p+q)}$。

典型相关分析是研究分析数据集 $\boldsymbol{X}$ 和数据集 $\boldsymbol{Y}$ 之间的相关关系。典型相关分析的做法是：分别在 $\boldsymbol{X}$ 和 $\boldsymbol{Y}$ 中通过相关性最大原理提取典型成分 $\boldsymbol{t}_1$ 和 $\boldsymbol{u}_1$，通过分析这两个典型成分 $\boldsymbol{t}_1$ 和 $\boldsymbol{u}_1$ 之间的相关关系，推测数据集 $\boldsymbol{X}$ 和 $\boldsymbol{Y}$ 之间的关系。典型相关分析中的提取原理是使典型成分 $\boldsymbol{t}_1$ 和 $\boldsymbol{u}_1$ 的相关系数最大化：

$$\mathrm{r}(\boldsymbol{t}_1,\ \boldsymbol{u}_1)\rightarrow \max \tag{5.84}$$

由于 $\boldsymbol{t}_1$ 和 $\boldsymbol{u}_1$ 最大程度的代表了数据集 $\boldsymbol{X}$ 和数据集 $\boldsymbol{Y}$ 中的成分信息。故 $\boldsymbol{t}_1$ 和 $\boldsymbol{u}_1$ 的相关程度能够有效代表数据集 $\boldsymbol{X}$ 和数据集 $\boldsymbol{Y}$ 的相关关系。

记原始数据集标准化（每个特征的均值为 0，方差为 1）后的数据矩阵为 $\boldsymbol{E}$，则有数据矩阵 $\boldsymbol{E}$ 的协方差矩阵 $\boldsymbol{V}$ 等于其相关系数矩阵，采用分块矩阵形式有：

$$\boldsymbol{V}=\frac{1}{n}\boldsymbol{E}^{\mathrm{T}}\boldsymbol{E}(\boldsymbol{E},\ \boldsymbol{F})=\frac{1}{n}\begin{pmatrix}\boldsymbol{E}^{\mathrm{T}}\boldsymbol{E} & \boldsymbol{E}^{\mathrm{T}}\boldsymbol{F}\\ \boldsymbol{F}^{\mathrm{T}}\boldsymbol{E} & \boldsymbol{F}^{\mathrm{T}}\boldsymbol{F}\end{pmatrix}=\begin{pmatrix}\boldsymbol{V}_{11} & \boldsymbol{V}_{12}\\ \boldsymbol{V}_{21} & \boldsymbol{V}_{22}\end{pmatrix} \tag{5.85}$$

最大的问题是寻找到 $\boldsymbol{X}$ 和 $\boldsymbol{Y}$ 的投影方向 $\boldsymbol{\omega}_1$ 和 $\boldsymbol{v}_1$，并构造典型成分 $\boldsymbol{t}_1=\boldsymbol{X}\boldsymbol{\omega}_1$ 和 $\boldsymbol{u}_1=\boldsymbol{Y}\boldsymbol{v}_1$，使 $\boldsymbol{t}_1$ 和 $\boldsymbol{u}_1$ 的相关程度最大化。$\boldsymbol{t}_1$ 和 $\boldsymbol{u}_1$ 的方差分别为 $\mathrm{var}(\boldsymbol{t}_1)=\frac{1}{n}\|\boldsymbol{t}_1\|^2=\frac{1}{n}\boldsymbol{\omega}_1^{\mathrm{T}}\boldsymbol{X}^{\mathrm{T}}\boldsymbol{X}\boldsymbol{\omega}_1$、$\mathrm{var}(\boldsymbol{u}_1)=\frac{1}{n}\|\boldsymbol{u}_1\|^2=\frac{1}{n}\boldsymbol{v}_1^{\mathrm{T}}\boldsymbol{Y}^{\mathrm{T}}\boldsymbol{Y}\boldsymbol{v}_1$，$\boldsymbol{t}_1$ 和 $\boldsymbol{u}_1$ 的协方差为：

$$\mathrm{cov}(\boldsymbol{t}_1,\ \boldsymbol{u}_1)=\frac{1}{n}\boldsymbol{\omega}_1^{\mathrm{T}}\boldsymbol{X}^{\mathrm{T}}\boldsymbol{X}\boldsymbol{v}_1 \tag{5.86}$$

典型相关分析采用相关系数最大的准则使 $\boldsymbol{t}_1$ 和 $\boldsymbol{u}_1$ 的相关度达到最大，并且要求 $\boldsymbol{t}_1$ 和 $\boldsymbol{u}_1$ 均为单位向量，即：

$$\|\boldsymbol{t}_1\|^2=1,\ \|\boldsymbol{u}_1\|^2=1 \tag{5.87}$$

因此，相关系数 $\mathrm{r}(\boldsymbol{t}_1,\ \boldsymbol{u}_1)$：

$$\mathrm{r}(\boldsymbol{t}_1,\ \boldsymbol{u}_1)=\frac{\mathrm{cov}(\boldsymbol{t}_1,\ \boldsymbol{u}_1)}{\sqrt{\mathrm{var}(\boldsymbol{t}_1)\mathrm{var}(\boldsymbol{u}_1)}}=\frac{\boldsymbol{\omega}_1^{\mathrm{T}}\boldsymbol{E}^{\mathrm{T}}\boldsymbol{F}\boldsymbol{v}_1}{\|\boldsymbol{t}_1\|\|\boldsymbol{u}_1\|} \tag{5.88}$$

同样的，这也是一个最优化问题：

$$\begin{cases}\arg\max \boldsymbol{\omega}_1^{\mathrm{T}}\boldsymbol{E}^{\mathrm{T}}\boldsymbol{F}\boldsymbol{v}_1\\ \text{s.t. } \boldsymbol{\omega}_1^{\mathrm{T}}\boldsymbol{E}^{\mathrm{T}}\boldsymbol{E}\boldsymbol{\omega}_1=1,\ \boldsymbol{v}_1^{\mathrm{T}}\boldsymbol{F}^{\mathrm{T}}\boldsymbol{F}\boldsymbol{v}_1=1\end{cases} \tag{5.89}$$

引入拉格朗日系数 α_1 和 α_2：

$$L=\boldsymbol{\omega}_1^{\mathrm{T}}\boldsymbol{E}^{\mathrm{T}}\boldsymbol{F}\boldsymbol{v}_1-\boldsymbol{\alpha}_1(\boldsymbol{\omega}_1^{\mathrm{T}}\boldsymbol{E}^{\mathrm{T}}\boldsymbol{E}\boldsymbol{\omega}_1-1)-\boldsymbol{\alpha}_2(\boldsymbol{v}_1^{\mathrm{T}}\boldsymbol{F}^{\mathrm{T}}\boldsymbol{F}\boldsymbol{v}_1-1) \tag{5.90}$$

对 $\boldsymbol{\omega}_1$、$\boldsymbol{v}_1$、α_1、α_2 求偏导，置 0：

$$\frac{\partial L}{\partial \boldsymbol{\omega}_1}=\boldsymbol{E}^{\mathrm{T}}\boldsymbol{F}\boldsymbol{v}_1-2\alpha_1\boldsymbol{E}^{\mathrm{T}}\boldsymbol{E}\boldsymbol{v}_1=0 \tag{5.91}$$

$$\frac{\partial L}{\partial \boldsymbol{v}_1}=\boldsymbol{F}^{\mathrm{T}}\boldsymbol{E}\boldsymbol{\omega}_1-2\alpha_2\boldsymbol{F}^{\mathrm{T}}\boldsymbol{F}\boldsymbol{v}_1=0 \tag{5.92}$$

$$\frac{\partial L}{\partial \alpha_1}=\boldsymbol{\omega}_1^{\mathrm{T}}\boldsymbol{E}^{\mathrm{T}}\boldsymbol{E}\boldsymbol{\omega}_1-1=0 \tag{5.93}$$

$$\frac{\partial L}{\partial \alpha_2}=\boldsymbol{v}_1^{\mathrm{T}}\boldsymbol{F}^{\mathrm{T}}\boldsymbol{F}\boldsymbol{v}_1-1=0 \tag{5.94}$$

将式（5.91）左乘 $\boldsymbol{\omega}_1^{\mathrm{T}}$、式（5.92）左乘 $\boldsymbol{v}_1^{\mathrm{T}}$，同时结合式（5.93）和（5.94），可得：

$$\begin{cases}\boldsymbol{\omega}_1^{\mathrm{T}}\boldsymbol{E}^{\mathrm{T}}\boldsymbol{F}\boldsymbol{v}_1=2\alpha_1\\ \boldsymbol{v}_1^{\mathrm{T}}\boldsymbol{F}^{\mathrm{T}}\boldsymbol{E}\boldsymbol{\omega}_1=2\alpha_2\end{cases} \tag{5.95}$$

可得：

$$2\alpha_1=\boldsymbol{\omega}_1^{\mathrm{T}}\boldsymbol{E}^{\mathrm{T}}\boldsymbol{F}\boldsymbol{v}_1=\boldsymbol{v}_1^{\mathrm{T}}\boldsymbol{F}^{\mathrm{T}}\boldsymbol{E}\boldsymbol{\omega}_1=2\alpha_2\triangleq\delta_1 \tag{5.96}$$

因此 $\alpha_1=\alpha_2$。将 $\delta_1=2\alpha_1=2\alpha_2$ 代入式（5.91）和式（5.92），得：

$$\boldsymbol{E}^{\mathrm{T}}\boldsymbol{F}\boldsymbol{v}_1=\delta_1\boldsymbol{E}^{\mathrm{T}}\boldsymbol{E}\boldsymbol{\omega}_1 \tag{5.97}$$

$$\boldsymbol{F}^{\mathrm{T}}\boldsymbol{E}\boldsymbol{\omega}_1=\delta_1\boldsymbol{F}^{\mathrm{T}}\boldsymbol{F}\boldsymbol{v}_1 \tag{5.98}$$

假设 $\boldsymbol{E}^{\mathrm{T}}\boldsymbol{E}$ 与 $\boldsymbol{E}^{\mathrm{T}}\boldsymbol{F}$ 可逆，有：

$$(\boldsymbol{E}^{\mathrm{T}}\boldsymbol{E})^{-1}\boldsymbol{E}^{\mathrm{T}}\boldsymbol{F}\boldsymbol{v}_1=\delta_1\boldsymbol{\omega}_1 \tag{5.99}$$

$$\boldsymbol{\omega}_1=\frac{1}{\delta_1}(\boldsymbol{E}^{\mathrm{T}}\boldsymbol{E})^{-1}\boldsymbol{E}^{\mathrm{T}}\boldsymbol{F}\boldsymbol{v}_1 \tag{5.100}$$

$$\boldsymbol{v}_1=\frac{1}{\delta_1}(\boldsymbol{F}^{\mathrm{T}}\boldsymbol{F})^{-1}\boldsymbol{F}^{\mathrm{T}}\boldsymbol{E}\boldsymbol{\omega}_1 \tag{5.101}$$

可以看出 $\boldsymbol{\omega}_1$与 $\boldsymbol{v}_1$ 之间是存在换算关系式的，但是这并不能解出 $\boldsymbol{\omega}_1$ 和 $\boldsymbol{v}_1$，将式（5.100）代入式（5.98），式（5.101）代入式（5.97），得

$$(\boldsymbol{F}^{\mathrm{T}}\boldsymbol{F})^{-1}\boldsymbol{F}^{\mathrm{T}}\boldsymbol{E}(\boldsymbol{E}^{\mathrm{T}}\boldsymbol{E})^{-1}\boldsymbol{E}^{\mathrm{T}}\boldsymbol{F}\boldsymbol{v}_1=\delta_1^2\boldsymbol{v}_1 \tag{5.102}$$

$$(\boldsymbol{E}^{\mathrm{T}}\boldsymbol{E})^{-1}\boldsymbol{E}^{\mathrm{T}}\boldsymbol{F}(\boldsymbol{F}^{\mathrm{T}}\boldsymbol{F})^{-1}\boldsymbol{F}^{\mathrm{T}}\boldsymbol{E}\boldsymbol{\omega}_1=\delta_1^2\boldsymbol{\omega}_1 \tag{5.103}$$

记为：

$$\boldsymbol{V}_{22}^{-1}\boldsymbol{V}_{21}\boldsymbol{V}_{11}^{-1}\boldsymbol{V}_{12}\boldsymbol{v}_1=\delta_1^2\boldsymbol{v}_1 \tag{5.104}$$

$$\boldsymbol{V}_{11}^{-1}\boldsymbol{V}_{12}\boldsymbol{V}_{22}^{-1}\boldsymbol{V}_{21}\boldsymbol{\omega}_1=\delta_1^2\boldsymbol{\omega}_1 \tag{5.105}$$

由式（5.96）可知，当 $\boldsymbol{\omega}_1^{\mathrm{T}}\boldsymbol{E}^{\mathrm{T}}\boldsymbol{Y}^{\mathrm{T}}\boldsymbol{v}_1$ 取最大值时，δ_1 也取到最大值。由式（5.104）可知，$\boldsymbol{v}_1$ 是对应于矩阵$\boldsymbol{V}_{22}^{-1}\boldsymbol{V}_{21}\boldsymbol{V}_{11}^{-1}\boldsymbol{V}_{12}$最大特征值 δ_1^2 的特征向量；从式（5.104）可得，$\boldsymbol{\omega}_1$ 是对应于矩阵$\boldsymbol{V}_{11}^{-1}\boldsymbol{V}_{12}\boldsymbol{V}_{22}^{-1}\boldsymbol{V}_{21}$最大特征值 δ_1^2 的特征向量。另外，特别注意，矩阵$\boldsymbol{V}_{22}^{-1}\boldsymbol{V}_{21}\boldsymbol{V}_{11}^{-1}\boldsymbol{V}_{12}$和$\boldsymbol{V}_{11}^{-1}\boldsymbol{V}_{12}\boldsymbol{V}_{22}^{-1}\boldsymbol{V}_{21}$的最大特征值都是 δ_1^2。

接下来，提取第二个典型成分 $\boldsymbol{t}_2=\boldsymbol{E}\boldsymbol{\omega}_2$ 和 $\boldsymbol{u}_2=\boldsymbol{F}\boldsymbol{v}_2$，$\boldsymbol{v}_2$、$\boldsymbol{\omega}_2$ 分别是矩阵$\boldsymbol{V}_{22}^{-1}\boldsymbol{V}_{21}\boldsymbol{V}_{11}^{-1}\boldsymbol{V}_{12}$、$\boldsymbol{V}_{11}^{-1}\boldsymbol{V}_{12}\boldsymbol{V}_{22}^{-1}\boldsymbol{V}_{21}$的第二大特征值 δ_2^2 的特征向量。

以此类推，可求得第 m 个典型成分 $\boldsymbol{t}_{\mathrm{m}}=\boldsymbol{E}\boldsymbol{\omega}_m$ 和 $\boldsymbol{u}_m=\boldsymbol{F}\boldsymbol{v}_m$，$\boldsymbol{v}_m$ 是矩阵$\boldsymbol{V}_{22}^{-1}\boldsymbol{V}_{21}\boldsymbol{V}_{11}^{-1}\boldsymbol{V}_{12}$第 m 大特征值 δ_m^2 的特征向量，$\boldsymbol{\omega}_m$ 是矩阵$\boldsymbol{V}_{11}^{-1}\boldsymbol{V}_{12}\boldsymbol{V}_{22}^{-1}\boldsymbol{V}_{21}$第 m 大特征值 δ_m^2 的特征向量。

综上所述，典型相关分析的计算步骤如算法 5.2 所示。

算法 5.2 典型相关分析法

1）输入： 数据集 $\boldsymbol{E}=(\boldsymbol{e}_1, \boldsymbol{e}_2, \cdots, \boldsymbol{e}_p)$，$\boldsymbol{F}=(\boldsymbol{f}_1, \boldsymbol{f}_2, \cdots, \boldsymbol{f}_q)$；

2）过程：

（1）标准化数据集 $\boldsymbol{X}$，使得每个特征的均值为 0，方差为 1；

（2）求矩阵$\boldsymbol{V}_{22}^{-1}\boldsymbol{V}_{21}\boldsymbol{V}_{11}^{-1}\boldsymbol{V}_{12}$、$\boldsymbol{V}_{11}^{-1}\boldsymbol{V}_{12}\boldsymbol{V}_{22}^{-1}\boldsymbol{V}_{21}$的前 m 个特征值$\delta_1^2 \geqslant \delta_2^2 \geqslant \cdots \geqslant \delta_m^2$，以及 $\delta_1^2 \geqslant \delta_2^2 \geqslant \cdots \geqslant \delta_m^2$ 对应的特征向量 $\boldsymbol{v}_1, \boldsymbol{v}_2, \cdots, \boldsymbol{v}_m$、$\boldsymbol{\omega}_1, \boldsymbol{\omega}_2, \cdots, \boldsymbol{\omega}_m$；

（3）求第 h 典型成分 $\boldsymbol{t}_h=\boldsymbol{E}\boldsymbol{\omega}_h$、$\boldsymbol{u}_h=\boldsymbol{F}\boldsymbol{v}_h$（$h=1, 2, \cdots, \boldsymbol{m}$）；

（4）返回 $\boldsymbol{T}=(\boldsymbol{t}_1, \boldsymbol{t}_2, \cdots, \boldsymbol{t}_m)$，$\boldsymbol{U}=(\boldsymbol{u}_1, \boldsymbol{u}_2, \cdots, \boldsymbol{u}_m)$；

3）输出： 降维后的数据集 $\boldsymbol{T}=(\boldsymbol{t}_1, \boldsymbol{t}_2, \cdots, \boldsymbol{t}_m)$，$\boldsymbol{U}=(\boldsymbol{u}_1, \boldsymbol{u}_2, \cdots, \boldsymbol{u}_m)$，$m \leqslant p$。

5.3.3 T^2 椭圆图辅助分析

T^2 椭圆图辅助分析技术通过分析样本点对成分的贡献率发现样本点集合中的特异点，T_i^2 表示第 i 个样本点对所有成分的贡献率：

$$T_i^2=\sum_{m=1}^{h} T_{mi}^2 \tag{5.106}$$

式（5.106）中，T_{mi}^2 表示第 i 个样本点对成分 $\boldsymbol{t}_m$ 的贡献率：

$$T_{mi}^2=\frac{t_{mi}^2}{(n-1)\ \sigma_m^2} \tag{5.107}$$

其中，t_{mi} 是第 i 个样本点在第 m 主轴 $\boldsymbol{\omega}_m$ 的投影值，σ_m^2 是成分 $\boldsymbol{t}_m$ 的方差。

当 T_i^2 满足：

$$T_i^2 \geqslant \frac{h(n^2-1)}{n^2(n-h)} F_{0.05}(h,\ n-h) \tag{5.108}$$

那么样本点 i 为一个特异点，因为在 95% 的检验水平上，第 i 个样本点对成分 $\boldsymbol{t}_1$, $\boldsymbol{t}_2$, $\cdots$, $\boldsymbol{t}_h$ 的总贡献率过大。

当 $h=2$ 时：

$$T_i^2=\left(\frac{t_{1i}^2}{(n-1)\sigma_1^2}+\frac{t_{2i}^2}{(n-1)\sigma_2^2}\right) \geqslant \frac{2(n^2-1)}{n^2(n-2)} F_{0.05}(2,\ n-2) \tag{5.109}$$

可见：

$$\frac{t_{1i}^2}{\sigma_1^2}+\frac{t_{2i}^2}{\sigma_2^2} \geqslant \frac{2(n-1)(n^2-1)}{n^2(n-2)} F_{0.05}(2,\ n-2) \triangleq k \tag{5.110}$$

k 为实数，于是：

$$\frac{t_{1i}^2}{\sigma_1^2}+\frac{t_{2i}^2}{\sigma_2^2}\geqslant k \tag{5.111}$$

式（5.111）表示椭圆$\frac{t_{1i}^2}{\sigma_1^2}+\frac{t_{2i}^2}{\sigma_2^2}\geqslant k$范围之外的区域，换句话说，特异点是分布在椭圆范围之外的，那么在 $\boldsymbol{t}_1/\boldsymbol{t}_2$ 平面坐标系上，可以画出这个 T^2 椭圆图和数据集的散点图，分布在 T^2 椭圆之外的那些点就可以称为特异点。

5.3.4　变量投影重要性辅助分析技术

变量投影重要性指标（variable importance in projection，VIP）是一种衡量特征重要性的指标，它通过分析特征 $\boldsymbol{x}_j$ 在构造成分时所做的贡献，对特征的重要性进行分析。因为特征 $\boldsymbol{x}_j$ 通过成分 $\boldsymbol{t}_m$ 对 $\boldsymbol{Y}$ 进行解释，也就是说，当特征 $\boldsymbol{x}_j$ 在提取成分 $\boldsymbol{t}_m$ 时做了很大的贡献，而成分 $\boldsymbol{t}_m$ 对 $\boldsymbol{Y}$ 又有很强的解释能力时，我们认为特征 $\boldsymbol{x}_j$ 是重要的，它对 $\boldsymbol{Y}$ 有强解释力。

特征 $\boldsymbol{x}_j$ 的 VIP 值定义为：

$$\mathrm{VIP}_j=\sqrt{\frac{p\sum_{m=1}^{h}\mathrm{IA}(\boldsymbol{Y};\ \boldsymbol{t}_m)\boldsymbol{\omega}_{mj}^2}{\mathrm{IA}(\boldsymbol{Y};\ \boldsymbol{t}_1,\ \boldsymbol{t}_2,\cdots,\ \boldsymbol{t}_h)}} \tag{5.112}$$

式（5.112）中，p 表示 $\boldsymbol{X}$ 的特征个数，$\boldsymbol{\omega}_{mj}$ 表示第 m 主轴 $\boldsymbol{\omega}_m$ 的第 j 个分量，$\mathrm{IA}(\boldsymbol{Y};\ \boldsymbol{t}_m)$ 表示成分 $\boldsymbol{t}_m$ 对 $\boldsymbol{Y}$ 中所有特征的解释能力（interpret ability，IA），$\mathrm{IA}(\boldsymbol{Y};\ \boldsymbol{t}_1,\ \boldsymbol{t}_2,\ \cdots,\ \boldsymbol{t}_h)$ 表示成分 $\boldsymbol{t}_1$，$\boldsymbol{t}_2$，$\cdots$，$\boldsymbol{t}_h$ 对 $\boldsymbol{Y}$ 中所有特征的解释能力。由于：

$$\begin{aligned}\mathrm{IA}(\boldsymbol{Y};\ \boldsymbol{t}_m)&=\frac{1}{q}\sum_{i=1}^{q}\mathrm{IA}(\boldsymbol{y};\ \boldsymbol{t}_m)\\&=\frac{1}{q}\sum_{i=1}^{q}\mathrm{r}^2(\boldsymbol{y}_i,\ \boldsymbol{t}_m)\end{aligned} \tag{5.113}$$

$$\begin{aligned}\mathrm{IA}(\boldsymbol{Y};\ \boldsymbol{t}_1,\ \boldsymbol{t}_2,\cdots,\ \boldsymbol{t}_m)&=\sum_{m=1}^{h}\mathrm{IA}(\boldsymbol{Y};\ \boldsymbol{t}_m)\\&=\frac{1}{q}\sum_{m=1}^{h}\sum_{k=1}^{q}\mathrm{r}^2(\boldsymbol{y}_i,\ \boldsymbol{t}_m)\end{aligned} \tag{5.114}$$

$\mathrm{IA}(\boldsymbol{y}_i;\ \boldsymbol{t}_m)=\mathrm{r}^2(\boldsymbol{y}_i,\ \boldsymbol{t}_m)$ 表示成分 $\boldsymbol{t}_m$ 对 $\boldsymbol{Y}$ 中某个特征 $\boldsymbol{y}_i$ 的解释能力，$\mathrm{r}^2(\boldsymbol{y}_i,\ \boldsymbol{t}_m)$ 表示 $\boldsymbol{y}_i$ 和 $\boldsymbol{t}_m$ 相关系数的平方。

将式（5.114）代入式（5.112），得：

$$\mathrm{VIP}_j=\sqrt{\frac{p\sum_{m=1}^{h}\mathrm{IA}(\boldsymbol{Y};\ \boldsymbol{t}_m)\boldsymbol{\omega}_{mj}^2}{\mathrm{IA}(\boldsymbol{Y};\ \boldsymbol{t}_1,\ \boldsymbol{t}_2,\cdots,\ \boldsymbol{t}_h)}}=\sqrt{\frac{p\sum_{m=1}^{h}\mathrm{IA}(\boldsymbol{Y};\ \boldsymbol{t}_m)\boldsymbol{\omega}_{mj}^2}{\sum_{m=1}^{h}\mathrm{IA}(\boldsymbol{Y};\ \boldsymbol{t}_m)}}=\sqrt{p\sum_{m=1}^{h}\boldsymbol{\omega}_{mj}^2} \tag{5.115}$$

$\boldsymbol{\omega}_{mj}$ 用于衡量特征 $\boldsymbol{x}_j$ 在提取成分 $\boldsymbol{t}_m$ 所做出的贡献。可见，当 $\boldsymbol{\omega}_{mj}$ 取很大值时，即当特征 $\boldsymbol{x}_j$ 在提取成分 $\boldsymbol{t}_m$ 时所做出很大贡献，那么 VIP_j 有较大值。VIP_j 有较大值，表示特征 $\boldsymbol{x}_j$ 的重要性高，因此 VIP 指标可以用来进行特征选择。

5.4 本章小结

本章作为后面章节的基础内容，主要是在前人的基础上对偏最小二乘的线性回归模型进行概述。从算法原理的阐述出发，确定了提取成分个数的基本方法，并详细介绍和推导了偏最小二乘回归的基本性质，为后面的研究提供了基础支持。5.3 节介绍了偏最小二乘回归的成分提取用到的两种基本思路以及两种常用的辅助分析技术，这些基础理论知识，为后面的算法优化提供了思路。

参考文献

[1] 骆剑平，李霞，陈泯融.混合蛙跳算法的 Markov 模型及其收敛性分析［J］. 电子学报，2010，38（12）：2875-2880.

[2] 宁爱平，张雪英. 人工蜂群算法的收敛性分析［J］. 控制与决策，2013，28（10）：1554-1558.

[3] LINDBERG W, PERSSON J A, WOLD S. Partial least-squares method for spectroflaorimetric analysis of mixtures of humic acid and ligninsufonate [J]. Analytical Chemistry, 1983, 55 (4): 643-648.

[4] KRISHNAN A, WILLIAMS L J, MCINTOSH A R, et al. Partial least squares (PLS) methods for neuroimaging: a tutorial and review [J]. Neuroimage, 2011, 56 (2): 455-75.

[5] 王惠文，吴载斌，孟洁.偏最小二乘回归的线性与非线性方法［M］. 北京：国防工业出版社，2006.

第 6 章 偏最小二乘在中医药领域应用的思路

6.1 中医药实验数据

6.1.1 数据来源

江西中医药大学依托中药固体制剂国家工程中心和中药制剂教育部重点实验室两个重要的科研平台，承担大量的国家课题，在中医方药研究方面积累了大量的实验数据，为本书的算法实践奠定了坚实的数据基础。

以下主要介绍中医方药实验数据和中药物质基础实验数据。中医方药实验数据主要介绍麻杏石甘汤平喘实验数据、麻杏石甘汤止咳实验数据和大承气汤实验数据。中药物质基础实验数据主要以参附注射液治疗心源性休克的物质基础实验数据为例进行阐述。

中医方剂麻杏石甘汤功效是辛凉宣泄，清肺平喘。它主要由麻黄、甘草、杏仁、石膏四味药组合而成。针对药理实验，在麻杏石甘汤平喘的功效检测中，监测实验动物体内的主要药理成分：麻黄碱、苦杏仁苷、野黑樱苷、伪麻黄碱、甘草苷的成分用量，针对药物疗效，监测动物个体的咳嗽持续时间和引喘潜伏期。

麻杏石甘汤治疗大鼠咳嗽的部分实验数据见表 6.1，实验数据共有 62 个样本，分别在 10 种不同杏仁用量下，检测大鼠体内的血药成分对药理指标的影响。其在大鼠体内的主要血药成分为麻黄碱、伪麻黄碱、甲基麻黄碱、野黑樱苷以及苦杏仁苷，作为自变量；所考查的药理指标：咳嗽持续次数，作为因变量。

表 6.1 麻杏石甘汤止咳实验数据

样本	有效成分					药效指标
	麻黄碱 /（ng/ml）	伪麻黄碱 /（ng/ml）	甲基麻黄碱 /（ng/ml）	苦杏仁苷 /（ng/ml）	野黑樱苷 /（ng/ml）	咳嗽次数 /次
1	402.00	369.93	48.46	0.79	1.87	25
2	491.00	385.79	47.32	0.00	0.00	50
3	412.00	314.74	41.28	0.00	0.00	35
4	462.00	316.26	46.78	0.00	0.00	30
5	532.00	412.84	49.26	0.75	0.75	45
6	519.00	316.81	39.50	0.61	1.42	37
7	479.00	305.63	43.19	0.75	0.00	53
8	387.09	290.05	15.29	0.81	3.17	40
…	…	…	…	…	…	…

麻杏石甘汤治疗大鼠哮喘的部分实验数据见表 6.1，实验数据共有 46 个样本，分别在 10 种不同麻黄用量下，检测大鼠体内的血药成分对于药理指标的影响。其在大鼠体内主要的血药成分（麻黄碱、伪麻黄碱、甲基麻黄碱、野黑樱苷以及甘草苷）作为自变量；所考查的药理指标（引喘潜伏期和咳嗽持续时间）作为因变量[1]。

大承气汤实验数据共有 9 个样本，是分别在 9 个不同的给药剂量下监测大鼠体内血浆中活性成分关于药理指标的影响。自变量为大鼠体内血浆中主要的活性成分，分别为大黄素、大黄酸、大黄酚、芦荟大黄素、大黄素甲醚、厚朴酚、和厚朴酚、橙皮苷以及橙皮素；因变量为所考查的药理指标，分别为首次排便时间、胃动素、血管活性肠肽[2]。部分实验数据如表 6.2 所示。

表 6.2 大承气汤实验数据集

样本	有效成分									药效指标		
	大黄素 /(ng/ml)	大黄酸 /(ng/ml)	大黄酚 /(ng/ml)	芦荟大黄素 /(ng/ml)	大黄素甲醚 /(ng/ml)	厚朴酚 /(ng/ml)	和厚朴酚 /(ng/ml)	橙皮苷 /(ng/ml)	橙皮素 /(ng/ml)	首次排便时间 /h	胃动素 /(ng/l)	血管活性肠肽 /(pg/ml)
1	1.19	31.35	2.82	2	0.67	0.5	0.18	4.91	0.99	6.91	0.15	3.46
2	2.6	54	3.95	1.89	0.68	0.26	0.13	4.61	1.17	6.55	0.18	3.27
3	2.82	26.55	4.85	1.49	0.76	0.15	0.28	6.91	2.49	5.78	0.19	3.88
4	3.08	131.55	16.5	2.3	2.07	0.72	0.79	7.91	0.3	6	0.19	3.88
5	4.08	66.75	26	1.77	1.5	0.69	0.44	8.15	2.33	5.88	0.18	3.61
…	…	…	…	…	…	…	…	…	…	…	…	…

中药物质基础实验数据以参附注射液治疗心源性休克的物质基础实验数据为例进行介绍。

本实验分为早期和中期两个实验，早期和中期指的是在实验个体心血管的不同位置进行结扎手术（采用左冠状动脉前降支近心尖端复制早期心源性休克大鼠模型，远心端复制中期心源性休克大鼠模型）。

早期和中期的实验结果表明，中期实验所检测的药效指标（血红细胞流速最为明显）比早期的效果要好。故中期的实验结果更适用于数据分析。

实验数据是通过高效液相和质谱联用仪来获取的。质谱联用仪检测物质有两种模式，即正模式和负模式。实验结果表明，在负模式下检测到的物质远远多于正模式。所以，在负模式下所得到的实验数据更加有利于数据分析。

下面所介绍的实验数据是负模式下的中期实验数据。

收集的是参附注射液治疗心源性休克的物质基础实验数据。采用左冠状动脉前降支远心尖端复制中期心源性休克大鼠模型，分别给予休克模型大鼠 0.1、0.33、1.0、3.3、10、15 和 20（单位：ml/kg）共 7 种剂量参附注射液，给药 60min 后，采集药效指标：血红细胞流速（μm/s）、血管管径（μm）、白细胞黏附数（个）、血管通透性。采集血样，制备血清。血清经前处理后，负模式检测血清中物质信息（相对分子质量范围 100～1200）。血清物质信息总体上分为两部分：一部分为实验个体本身具有的物质，称为内源性物质；另一部分为参附注射液中所含有的物质信息，称之为外源性物质。主要研究的是药效指标和内源性物质之间的关系以及加入的外源性物质对内源性物质造成的影响。

OBSERVATION 所在的列代表所检测的不同的物质（自变量和因变量的集合）。其余列代表的是在给药组、模型组、空白组的实验数据情况。空白组是没有对实验个体进行任何处理，模型组是对实验个体进行了结扎手术，给药组是在模型组的基础上进行不同的给药剂量。

实验样本数据分为给药组、模型组、空白组。N1-N7 为给药组，也就是 7 种不同的给药剂量，每种给药剂量有 6 个不同的实验个体。M 和 K 分别为模型组和空白组，空白组和模型组中的 1-6 代表的是 6 个不同的实验个体，分组情况如表 6.3 所示。

表 6.3　实验数据对照组

空白组	NK-1	NK-2	NK-3	NK-4	NK-5	NK-6	
模型组	NM-1	NM-2	NM-3	NM-4	NM-5	NM-6	
给药组	N1-1～1-6	N2-1～2-6	N3-1～3-6	N4-1～4-6	N5-1～5-6	N6-1～6-6	N7-1～7-6

给药组是在模型组的基础上进行给药后，所给入的药就是外源性物质。加入外源性物质后，会对内源性物质造成相应的影响。

共有 54 个样本，检测到了 11481 种物质，包含了内源性物质（因变量）和外源性物质（自变量），部分实验数据如表 6.4 所示。

表 6.4　参附注射液治疗心源性休克的物质基础实验数据　m/z

变量	空白组			模型组			给药组					
	NK-1	NK-2	…	NM-1	NM-2	…	N1-1	N1-2	…	N7-1	N7-2	…
0.03_27m/z	43.8	39.96	…	36.4	35.9	…	54.24	39.25	…	64.98	35.18	…
0.03_16 m/z	889.	743.1	…	993.94	770.24	…	764.32	875.46	…	890.51	776.84	…
0.04_16 m/z	7.93	8.203	…	14.48	4.132	…	3.377	11.95	…	8.02	11.31	…
…	…	…	…	…	…	…	…	…	…	…	…	…
0.36_78 m/z	0	0	…	0	0	…	0.33	0.10	…	352	511	…
0.36_96 m/z	0	0	…	0	0	…	0	0	…	442	853	…
0.36_89 m/z	0	0	…	0.79	6.12	…	0	0.00	…	414	795	…
…	…	…	…	…	…	…	…	…	…	…	…	…

1. 区分内源性物质和外源性物质

实验所检测到的物质远不止 11481 种，在停留时间大于 20 分钟的物质被认为是残留物质，不予考虑。

直接根据实验数据的有无进行区分。因为加入的外源性物质会对内源性物质造成一定的影响，若空白组和模型组出现大量 0 的数值，则是没有加入药物（外源性物质）的数据，显然不是外源性物质。在 6 个实验个体中，出现大于或等于 4 个数值不为 0 的情况，则被认为是外源性物质。其余则被认为是内源性物质。

2. 内源性物质和药效指标之间的关系

整个实验总共进行了 120min，实验结果表明，在 60min 时，药效指标处于波峰，实验效果最好。故采集的药效指标数据是在 60min 时刻。共采集了四种药效指标：血红细胞流速（μm/s）、血管管径（μm）、白细胞黏附数（个）、血管通透性。以血红细胞流速为例，其变化数据如表 6.5 所示。

表 6.5　血红细胞流速的变化　　μm/s

组别	大鼠 1	大鼠 2	大鼠 3	大鼠 4	大鼠 5	大鼠 6
NK	2000	2750	2750	2600	2481	2970
NM	730	880	910	710	685	735
N1	710	810	750	700	635	625
N2	750	785	845	580	670	795
N3	850	620	710	760	730	680
N4	720	730	890	690	570	790
N5	1680	1750	1380	1130	1210	1445
N6	1860	1400	1800	2250	1860	1980
N7	1700	2200	1860	2100	2200	2200

3. 实验目的

旨在通过药效指标含量的变化找出对其影响较大的几个或几组生物标记物（内源性物质）。从数据分析的角度来说，药效指标可以当作因变量（即响应变量），内源性物质当作自变量。通过数据分析的手段，将自变量进行特征降维。

通过上述过程降维得到内源性物质，接着分析加入的外源性物质对内源性物质造成的影响。此时的内源性物质就成了数据分析中的因变量。相应地，外源性物质就是自变量。最终实验目的是，找出哪些外源性物质对哪些内源性物质影响较大。

6.1.2　数据特点

中药方剂量 - 效关系的分析对中医药行业的信息化的发展具有积极作用，中医方药在治病的过程中，往往呈现出多成分、多疗效以及非线性的特性，如中医方剂麻杏石甘汤，其功效是辛凉宣泄，清肺平喘。它主要有四味药组合而成，即麻黄、甘草、杏仁、石膏。而针对药理实验，在麻杏石甘汤平喘的功效检测中，监测实验动物体内的主要药理成分为麻黄碱、苦杏仁苷、野黑樱苷、伪麻黄碱，以及甘草苷的成分用量。针对药物疗效，则监测动物个体的咳嗽持续时间和引喘潜伏期。各种方药成分的不同组合会产生不同的疗效，且方药成分之间也会相互作用，从而对疗效产生影响，这就是中医药数据的非线性特性。中医药实验由于过程复杂、时间长、实验动物有限以及一些客观或其他非客观因素造成实验误差，导致有效实验数据样本较少，甚至有的数据样本量低于样本维度。这使得中医药实验数据难以直接使用传统的统计学习方法进行分析。

中药物质基础研究是中医药现代化的重要内容，通常采用高效液相和质谱联用仪来获取实验数据。此类实验数据通常包含成千上万种物质，具有高维数据特性；同时由于实验成本代价大，无法重复进行多次实验，导致样本量很少。如参附注射液治疗心源性休克的物质基础实验数据，采用左冠状动脉前降支近心尖端复制中期心源性休克大鼠模型，分别给予休克模型大鼠 0.1、0.33、1.0、3.3、10、15 和 20（单位：ml/kg）共 7 种剂量参附注射液，给药 60min 后，采集药效指标。实验样本数据分为给药组、模型组、空白组。给药组分为 7 种不同的给药剂量，每种给药剂量有 6 个不同的实验个体。共有 54 个样本，检测到了 11481 种物质。包含了内源性物质（因变量）和外源性物质（自变量）。此类数据具有高维小样本特性，无法用传统的机器学习方法进行分析。因而，需要对数据进行适当的处理，使其能够适用于传统的数据分析模型。

无论是中医方药实验数据还是中药物质基础实验数据，在中医药实验过程中，由于实验动物个体差异、人为原因或者实验本身所造成的误差，易导致实验数据噪声问题，表现为部分属性数据缺失或者异常。

6.2　总体思路与分析策略

6.2.1　总体思路与目标

总体上，本书主要是基于偏最小二乘的优化对中医药数据进行处理，从“特征选择研究”、“非线性特征提取研究”和“非线性回归研究”三方面开展研究。

中医方药复杂性和系统性主要体现在多成分、多靶点、多药效指标以及非线性等方面，决定其量 - 效关系和组 - 效关系的数据呈现多自变量、多因变量和非线性的特征。传统的数据挖掘方法并不能处理这样的数据，所以对中医药数据采取适当的方法对数据特征进行转换，简化数据呈现的特征；或者选择具有代表性的特征个体或特征组合进行分析，然后利用转换的特征或选择的特征放入传统的数据挖掘方法中进行处理分析；或构建非线性回归模型。

偏最小二乘法（partial least squares，PLS）是一种多元统计数据分析方法，于 1983 年由斯万特 · 伍德（Svante Wold）首次提出。它集主成分分析（principal component analysis，PCA）、典型相关性分析（canonical correlation analysis，CCA）和多元线性回归（multiple linear regression，MLR）分析的基本功能为一体。偏最小二乘回归建模具有传统回归分析等方法所没有的优点：①在样本点个数比变量个数（维数）明显过少时可以进行回归建模；②在自变量存在严重多重共线性时，可以克服自相关进行回归建模；③在 PLS 模型中，每一个自变量的回归系数容易解释；④ PLS 模型可以识别系统信息与噪声；⑤ PLS 最终回归模型中包含原有的所有自变量。偏最小二乘法在分析化学、物理化学和医药化学等领域得到了广泛的应用。

偏最小二乘回归是一种多自变量与多因变量的回归方法，能够很好地解决中医药数据的多成分、多药效问题，然而偏最小二乘回归在特征提取时采用的是主成分分析，而主成分分析是一种线性提取特征方法，无法满足中医药数据的非线性结构。特征提取对属性样本进行映射，将属性进行重新组合，得到新的特征。针对特征提取，主成分分析是一种传统的线性特征提取方法，而受限玻尔兹曼机、稀疏自编码器和深度置信网络等深度网络模型结构能够不利用类别标签进行非线性特征提取，并且能够保留和获得更好的信息表达。因而本书使用受限玻尔兹曼机、稀疏自编码器、深度置信网络取代偏最小二乘内模型将提取出的主成分放入外模型进行线性回归的做法，从一定程度上表征了中医药数据的非线性特性。

其次，偏最小二乘法在回归建模时虽存在诸多优势，但其本质上还是线性回归模型，难以适应中医药数据的非线性特性，而 softmax、模型树和随机森林均可以用来建立非线性回归模型。softmax 回归采用非线性函数计算出输入变量属于每个类别的概率值，通过比较概率值的大小确定类别，对非线性结构的类别型数据有较强的分类能力。模型树是将树的叶子节点以线性回归方程替代经典回归树中的平均值处理的算法，模型树由多个多元线性片段构成，可分段线性逼近任何未知的变量分布趋势，效率高，鲁棒性好，不仅模型结构简单，而且对非线性数据极易解释。随机森林对样本点和特征不断重复采样建立多个分类与回归树，分类算法最终通过投票表决选择最佳的分类器，回归算法则是对多棵树的结果求平均，最终得到回归预测值。该算法采用的 Boostrap 自助抽样，训练指定棵数的分类或者回归树，建立一个稳定、可靠和泛化能力突出的非线性回归模型，其对复杂的非线性系统适应能力较强。针对偏最小二乘的非线性回归模型优化，本书主要是将偏最小二乘的内模型提取的主成分分别放入以 softmax、模型树、随机森林为主建立的非线性回归模型中，以提高回归模型的精度。

此外，针对中医药数据的高维特性问题，难以直接使用偏最小二乘回归模型进行数据分析处理，需对数据进行特征降维。特征降维在数据挖掘里面表现的就是特征提取和特征选择。特征提取主要是将高维数据映射到特定的低维空间，而特征选择是按照某种准则从原始特征集合中，选择一组具有良好区分能力的特征子集，特征选择在解释因果关系方面更具有优势。但特征选择算法在每一轮剔除或者保留特征时，都需要通过适当的代价函数进行筛选，因此，一般而言，特征选择算法比特征提取算法的时间复杂要高。本书针对偏最小二乘的特征选择研究，提出了三种优化方法。分别为基于特征相关的偏最小二乘优化、引入 L1 正则项的偏最小二乘模型优化和融合灰色关联的偏最小二乘模型优化。以上三种优化方法都是通过选择最优的特征子集，并放入偏最小二乘回归模型反复进行验证。

综上所述，针对中药数据的特点，偏最小二乘在中医药数据的应用思路共有三种：第一种，对中医药数据进行降维处理，即特征选择，将选出的最优特征子集放入偏最小二乘回归模型进行回归预测，如使用基于特征相关的特征选择方法、L1 正则项进行维数约简、灰色关联度的方法进行最优特征选择。第二种是采用原始的偏最小二乘的内模型进行特征提取，然后利用非线性回归的方式如模型树、softmax 和随机森林算法，对提取的主成分进行回归分析预测。第三种是，采取非线性特征提取方法对特征进行低维映射，如受限玻尔兹曼机、降噪自编码器和深度置信网络，对处理后的特征继续使用偏最小二乘的外模型进行回归预测。

6.2.2　分析策略

总体上，本书将沿着“特征选择研究”、“非线性特征提取研究”和“非线性回归研究”开展研究。以下就关键研究内容，提出采取的研究方案和分析策略。研究路线如图 6.1 所示。

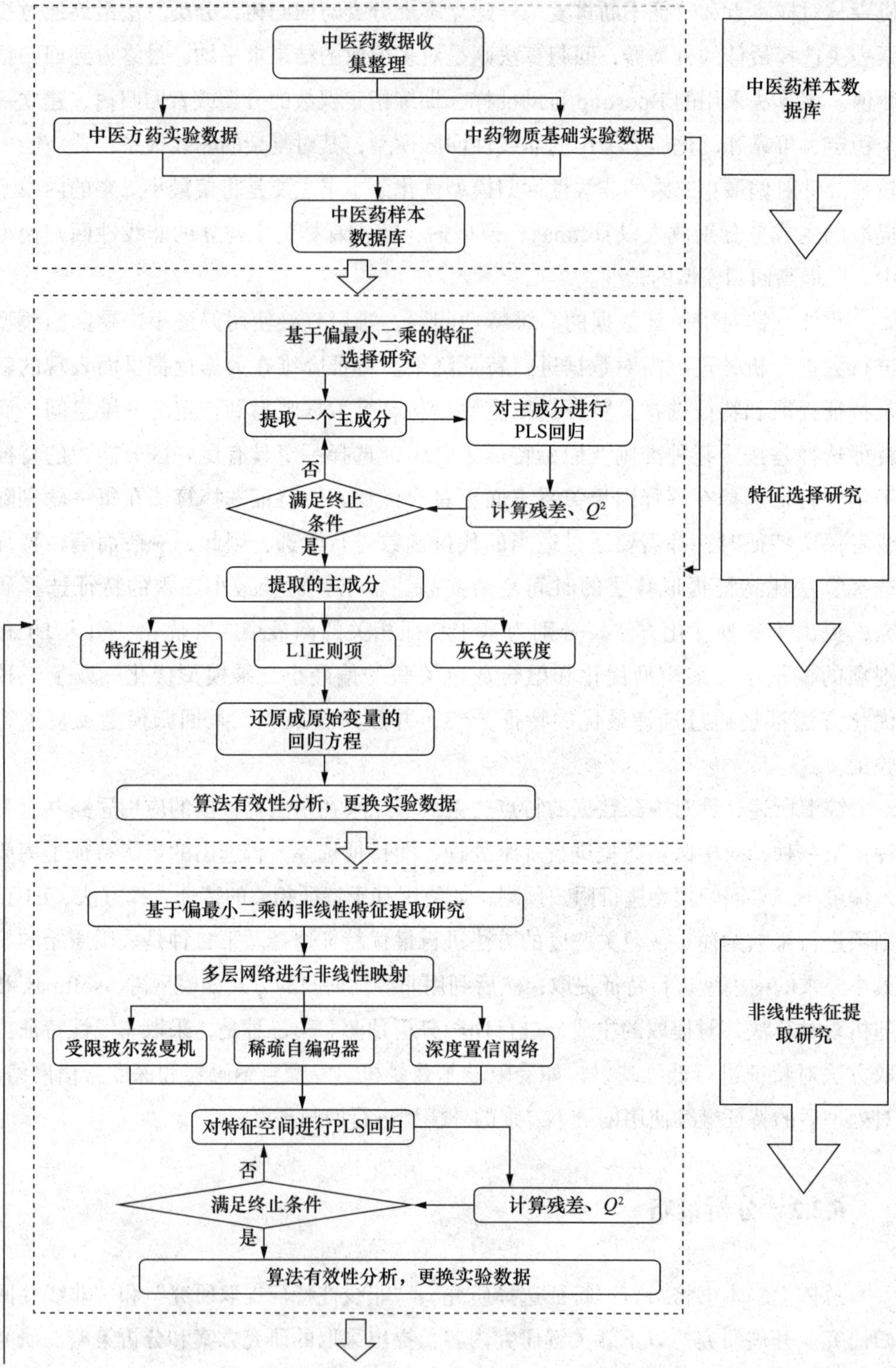
中医药数据收集整理
中医方药实验数据
中药物质基础实验数据
中医药样本数据库
中医药样本数据库
基于偏最小二乘的特征选择研究
提取一个主成分
对主成分进行PLS回归
否
满足终止条件
计算残差、Q^2
是
提取的主成分
特征相关度
L1正则项
灰色关联度
还原成原始变量的回归方程
算法有效性分析，更换实验数据
特征选择研究
基于偏最小二乘的非线性特征提取研究
多层网络进行非线性映射
受限玻尔兹曼机
稀疏自编码器
深度置信网络
对特征空间进行PLS回归
否
满足终止条件
计算残差、Q^2
是
算法有效性分析，更换实验数据
非线性特征提取研究

图 6.1　研究路线

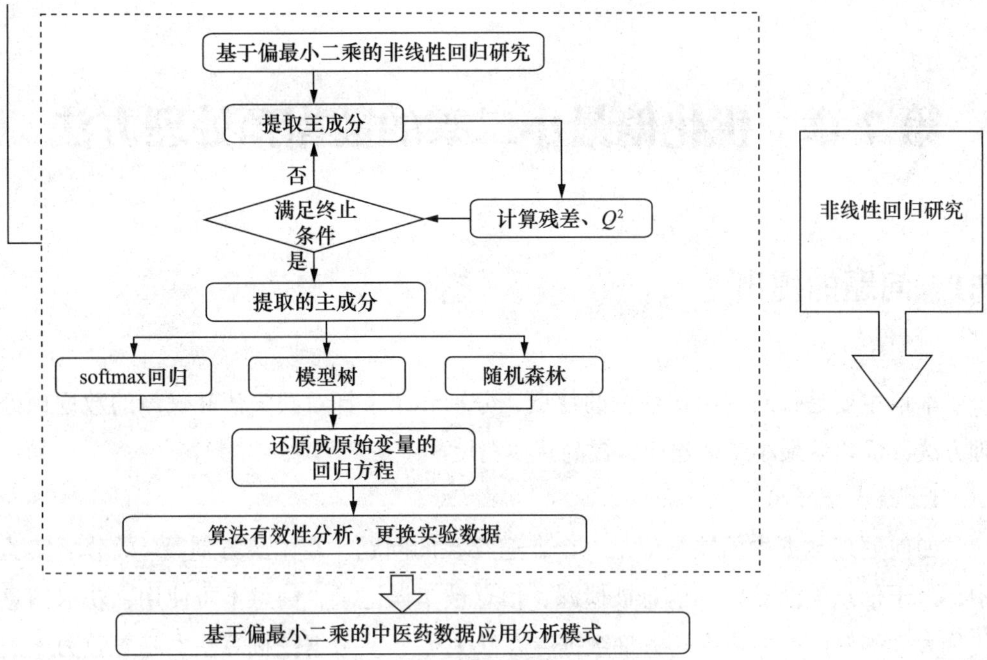

图 6.1 （续）

6.3　本章小结

本章的中医药数据来源于中药固体制剂国家工程中心和中药制剂教育部重点实验室。中医药数据普遍具有多成分、多靶点以及非线性的特点，特别地，中药物质基础实验数据还具有高维小样本的特点。根据数据特点，结合偏最小二乘的优势及不足，提出偏最小二乘在中医药领域的应用思路，并给出技术路线图。本章提出三大研究方案，“特征选择研究”解决中药物质基础实验数据的高维小样本问题，对应于后文第 8 章内容；“非线性特征提取研究”对 PLS 提取成分的过程进行非线性改进，使其更加适合中医药的数据非线性特点，对应第 9 章内容；“非线性回归研究”对 PLS 的线性回归进行非线性改进，使其在中医药数据分析中取得更好的效果，对应第 10 章内容。

参 考 文 献

[1]　曾青霞，杜建强，聂斌，等. 融合随机森林的偏最小二乘法及其中医药数据分析［J］. 计算机应用研究，2018，35（10）：2940-2942，2968.

[2]　朱志鹏，杜建强，余日跃，等. 融入深度学习的偏最小二乘优化方法［J］. 计算机应用研究，2017，34（1）：87-90.

第 7 章　优化偏最小二乘的数据预处理方法

7.1　问题的提出

本章主要是针对中医药数据的特点，分别介绍了针对缺失值和噪声的数据预处理方法，优化偏最小二乘建模，提高建模精度。

1. 缺失值数据

如何处理数据中的缺失值是一个普遍存在的问题。在中药方剂量 - 效分析实验中，由于信息无法获取、信息被遗漏、信息被错误记录、信息不可使用，获取信息代价太大等等原因造成中药方剂数据存在缺失值[1]。数据挖掘算法本身更致力于避免数据过分拟合所建的模型，这一特性使得它难以通过自身的算法去很好地处理不完整数据。因此，空缺的数据需要通过专门的方法进行推导、填充等。在中药方剂量 - 效分析中缺失值的存在会丢失有用信息，增加结果的不确定性，并产生不可靠的输出。

对于中医药数据存在缺失值的问题，主要处理方法有删除、填充、保留三种方法。在样本量充足的条件下，删除或填充样本缺失值对模型效果的影响不大，然而当数据样本量较小时，一旦剔除或填充缺失值样本将对结果造成严重的数据偏离。保留是对缺失数据不做任何处理，直接在含有大量缺失值的数据集上进行数据挖掘，从而形成具有鲁棒性的模型。由于没有对数据做任何处理从而最大可能的保留数据原始状态，且形成的模型具有鲁棒性，能够很好对缺失数据进行分析，因此，具有鲁棒性的数据分析模型具有广泛的应用[2]。

2. 噪声数据

偏最小二乘方法辅助分析中自带的 T^2 椭圆图特异点分析是基于二维成分来寻找特异点，虽然在椭球和超椭球上可以进行一定的拓展，但是在较高维尤其是多因变量问题上，没有考虑到多因变量对复杂系统带来的影响，即存在面对三维以上立体空间无法找出特异点的不足，当成分维数增加到三维以上空间时，T^2 椭圆图就无法识别出哪些样本点是重要的，此时仅仅依靠偏最小二乘方法本身拥有的辅助分析技术和特性，无法完全识别到“错误的数据”。而数据包络分析（data envelopment analysis，DEA）是数学、经济学以及运筹学等一个新的交叉研究领域，DEA 是一种解决多投入与多产出的生产函数寻找最优生产前沿面问题的有效办法。本章将数据包络分析中的非径向 DEA 模型，即 SBM（slacks based measure，SBM）模型[3]融合到偏最小二乘法中，通过效率计算可找出数据特异点。

数据包络分析[4]可用来评价多个输入和多个输出的决策单元之间的相对有效性，确保了相对有效性边界或无差异曲线的凸性。但传统的 DEA 模型由于没有考虑到数据样本中投入产出的松弛性，当投入产出要素增加并且考虑相应松弛情况时，对整体数据样本的各个决策单元进行相对有效性评价就变得更加困难，因此不能完全反映出数据特性。而基于松弛变量的效率测度提出的 SBM 模型能有效地解决这一问题。

7.2　基于降噪稀疏自编码器的偏最小二乘缺失值处理

降噪自编码器（denoising autoencoder，DA）是一种自编码器的改良版，它结合鲁棒性和腐化输入对自编码器进行修改。降噪自编码器通过以一定概率分布（通常使用二项分布）去腐化原始输入数据，并通过编码器去学习其原始数据，从而能够提取、编码出具有鲁棒性的特征。本节提出一种融合降噪稀疏自编码器（denoising sparse autoencoder，DSA）的偏最小二乘法，是基于降噪稀疏自编码器形成具有鲁棒性的特征后放入偏最小二乘中，因为自编码器能够更好地表达非线性特征，从而构建具有鲁棒性和处理非线性的数据分析模型。因此，融合降噪稀疏自编码器的偏最小二乘算法能够很好地解决数据的缺失值和非线性问题。

7.2.1　降噪稀疏自编码器

降噪自编码器由 Vincent 在 2008 年提出，以一定概率分布去腐化原始输入矩阵，即每个腐化值都置为 0，使得部分数据的部分特征缺失，以这样缺失的数据去学习原始输入矩阵，这样，网络就学习了这个腐化的数据。在降噪自编码器的隐含层中加入稀疏性限制即可形成降噪稀疏自编码器。降噪自编码器的具体流程见图 7.1。

1. 降噪自编码器的处理流程

如图 7.1 所示，降噪自编码器首先对原始输入数据 $\boldsymbol{X}$ 进行腐化，即按照一定的概率分布（如二项分布）将原始输入数据 $\boldsymbol{X}$ 随机置为 0，形成部分数据的部分特征丢失。然后利用腐化后的数据 $\tilde{\boldsymbol{X}}$ 通过一种映射方法映射成一个隐含层表达 $\boldsymbol{H}$，映射方法为：

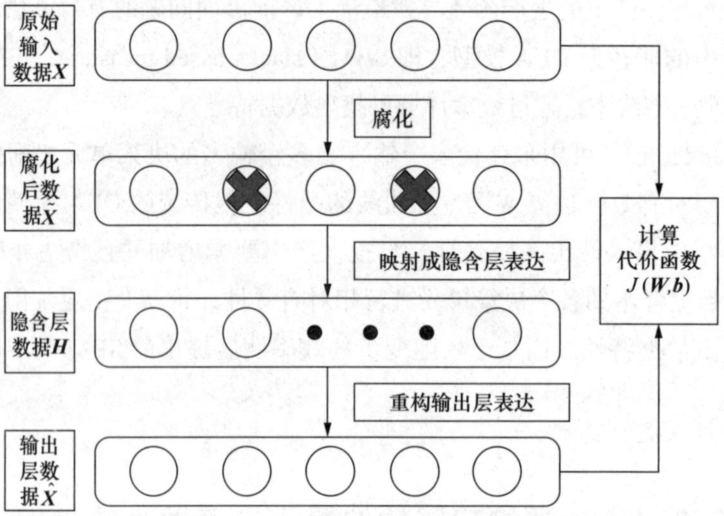

图 7.1　降噪自编码器结构

$$H=f_{\theta_1}(\tilde{X})=\text{Sigmoid}\,(EW_1+b_1) \tag{7.1}$$

其中，参数是 $\theta_1=\{W_1,\ b_1\}$，Sigmoid 为激活函数，W_1 为权重矩阵，b_1 是一个偏置向量。

对隐含层数据 H 利用一种重构方法重构成输出层数据 $\hat{X}$，重构方法为：

$$\hat{X}=g_{\theta_2}(H)=\text{Sigmoid}\,(HW_2+b_2) \tag{7.2}$$

其中，参数是 $\theta_2=\{W_2,\ b_2\}$，Sigmoid 为激活函数，W_2 为权重矩阵，b_2 是一个偏置向量。

利用输出层数据 $\hat{X}$ 和原始输入数据 X 计算代价函数 $J(W, b)$，其中 $W=(W_1, W_2)$，$b=(b_1,\ b_2)$，利用代价函数对网络中的参数进行优化，通过最小化均方误差：

$$\theta_1,\ \theta_2=\underset{\theta_1,\ \theta_2}{\arg\min}\frac{1}{n}\sum_{i=1}^{n}l\,(x^{(i)},\ \hat{x}^{(i)}) \tag{7.3}$$

通常情况下，$J(W,\ b)$ 的损失函数为 $l(x,\ \hat{x})=\|x-\hat{x}\|^2$，特殊情况下，若 x 的值基于概率分布，则 $J(W,\ b)$ 的损失函数可以基于交叉熵，故 $J(W,\ b)$ 的损失函数为：

$$l\,(x,\ \hat{x})=-\sum_{i=1}^{n}[x_i\ln\hat{x}_i+(1-x_i)\ln(1-\hat{x}_i)] \tag{7.4}$$

利用反向传播算法对参数 $\theta_1=\{W_1,\ b_1\}$ 和 $\theta_2=\{W_2,\ b_2\}$ 进行修改，重复上述过程直到代价函数 $J(W,\ b)$ 不变或小到可接受范围。

2. 降噪自编码器的稀疏性（Sparse）限制

如果神经元的输出接近于 1 时认为它被激活，而输出接近于 0 时认为它被抑制，那么使得神经元大部分的时间都是被抑制则称作稀疏性限制。定义 $a_j(x)$ 表示

在给定输入为 x 情况下，自编码神经网络隐含层神经元 j 的激活度，定义 $\bar{\rho}_j$ 表示隐含层神经元 j 的平均活跃度（在训练集上取平均），则：

$$\bar{\rho}_j=\frac{1}{n}\sum_{i=1}^{n}[a_j(x^{(i)})] \tag{7.5}$$

式（7.5）中，n 代表样本数，a_j（$x^{(i)}$）代表第 i 个样本输入为 x 的情况下，隐含层神经元 j 的激活度。

可以近似的加入一条限制 $\bar{\rho}_j \approx \rho$，其中，$\rho$ 是稀疏性参数，通常是一个接近于 0 的较小的值（比如 $\rho=0.05$）。为了满足这一条件，将在优化目标函数中加入一个额外的惩罚因子，而这一惩罚因子将惩罚那些 $\bar{\rho}_j$ 和 ρ 有显著不同的情况，从而使得隐含层神经元的平均活跃度逐渐接近 ρ。惩罚因子的具体形式为：

$$\sum_{j=1}^{k}KL(\rho\|\bar{\rho}_j)=\sum_{j=1}^{k}p\ln\frac{\rho}{\bar{\rho}_j}+(1-\rho)\ln\frac{1-\rho}{1-\bar{\rho}_j} \tag{7.6}$$

式（7.6）中，k 是隐含层中神经元的数量，而索引 j 依次代表隐含层中的每一个神经元，ρ 是稀疏性参数，$\bar{\rho}_j$ 是 0 神经元 j 的平均活跃度。降噪稀疏自编码器算法伪代码见算法 7.1。

算法 7.1　降噪稀疏自编码器算法（DSA）

1）输入： 原始数据矩阵 $\boldsymbol{X}$；

2）过程：

（1）参数初始化：

$\boldsymbol{W}_1$：输入层→隐含层的权值，$\boldsymbol{b}_1$：输入层→隐含层的偏置向量；

$\boldsymbol{W}_2$：隐含层→输出层的权值，$\boldsymbol{b}_2$：隐含层→输出层的偏置向量；

η：步长；

（2）**For** 1：iter：// 循环次数；

（3）输入层→隐含层：

① 基于二项分布 $\boldsymbol{X} \sim B$（0，1）产生一个腐化矩阵 ***Binom***；

② 利用 ***Binom*** 矩阵对输入数据 $\boldsymbol{X}$ 进行腐化，即 $\tilde{\boldsymbol{X}}=\boldsymbol{X}\times\boldsymbol{Binom}$；

③ 将腐化后的数据 $\tilde{\boldsymbol{X}}$ 进行标准化处理，标准化之后的矩阵记为 $\boldsymbol{E}$；

④ $\boldsymbol{Z}_1=\boldsymbol{E}\boldsymbol{W}_1+\boldsymbol{b}_1$，$\boldsymbol{H}=$Sigmoid（$\boldsymbol{Z}_1$）；　　// 激活函数 Sigmoid；

（4）隐含层→输出层：

① $\boldsymbol{Z}_2=\boldsymbol{H}\boldsymbol{W}_2+\boldsymbol{b}_2$，$\hat{\boldsymbol{X}}=$Sigmoid（$\boldsymbol{Z}_2$）；

② 代价函数 $J_{\text{Sparse}}(\boldsymbol{W},\boldsymbol{b})=J(\boldsymbol{W},\boldsymbol{b})+\beta\sum_{j=1}^{k}KL(\rho\|\bar{\rho}_j)$；参数 β 控制稀疏性惩罚的权重；

（5）反向传播：

① 输出层→隐含层的梯度：$\delta_2^W = \dfrac{\partial J}{\partial \boldsymbol{W}_2}$，$\delta_2^b = \dfrac{\partial J}{\partial \boldsymbol{b}_2}$；

② 隐含层→输入层的梯度：$\delta_1^W = \dfrac{\partial J}{\partial \boldsymbol{W}_1} \cdot \hat{\boldsymbol{X}}$，$\delta_1^b = \dfrac{\partial J}{\partial \boldsymbol{b}_1} \cdot \hat{\boldsymbol{X}}$；

（6）更新权值参数：

① 输入层→隐含层：$\boldsymbol{W}_1 = \boldsymbol{W}_1 - \eta\delta_1^W$，$\boldsymbol{b}_1 = \boldsymbol{b}_1 - \eta\delta_1^b$；

② 隐含层→输出层：$\boldsymbol{W}_2 = \boldsymbol{W}_2 - \eta\delta_2^W$，$\boldsymbol{b}_2 = \boldsymbol{b}_2 - \eta\delta_2^b$；

3）输出： 经编码后的特征矩阵$\hat{\boldsymbol{X}}$。

7.2.2 优化模型的建立

偏最小二乘法对数据建模之前，先对数据进行降噪稀疏自编码器的处理，即将原始数据映射成具有鲁棒性的特征，并利用稀疏性和自编码的非线性映射，形成具有能够处理缺失值和非线性的分析模型。因此将降噪稀疏自编码器作为偏最小二乘的数据预处理，形成融合降噪稀疏自编码器的偏最小二乘算法（DSA-PLS），其模型结构图如图 7.2 所示。

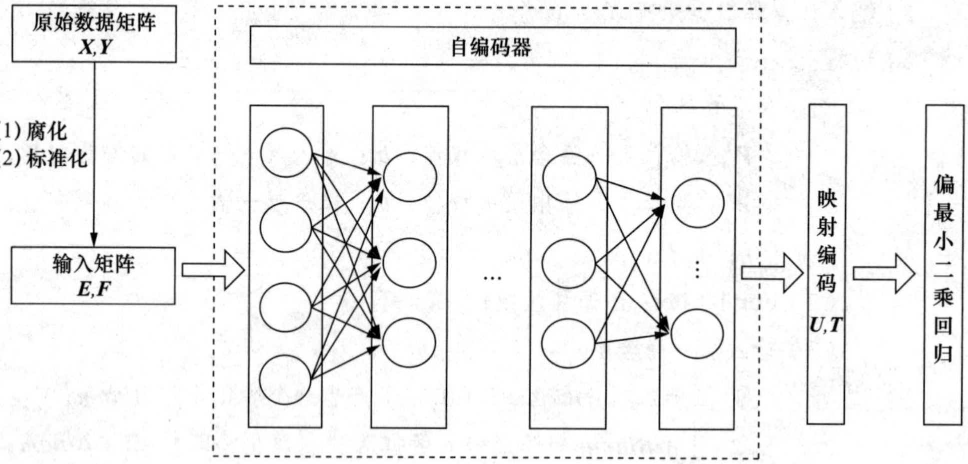

图 7.2 DSA-PLS 结构图

DSA-PLS 算法基本步骤如下：

Step01：对原始输入数据 $\boldsymbol{X}$，$\boldsymbol{Y}$ 进行腐化，即按照一定的概率分布（如二项分布）将原始输入数据 $\boldsymbol{X}$，$\boldsymbol{Y}$ 随机置为 0，形成部分数据的部分特征丢失。基于二项分布 $\boldsymbol{X} \sim B$（0，1）产生一个腐化矩阵 ***Binom***，利用 ***Binom*** 矩阵对输入数据 $\boldsymbol{X}$，$\boldsymbol{Y}$ 进行腐化即：

$$\boldsymbol{X}=\boldsymbol{X}\times \boldsymbol{Binom} \tag{7.7}$$

$$\boldsymbol{Y}=\boldsymbol{Y}\times \boldsymbol{Binom} \tag{7.8}$$

Step02：将腐化后的数据进行 Min-Max 标准化处理，特征 $\boldsymbol{X}$ 经标准化之后的矩阵为 $\boldsymbol{E}=(\boldsymbol{e}_1, \boldsymbol{e}_2, \cdots, \boldsymbol{e}_p)$，$\boldsymbol{Y}$ 经标准化处理之后的矩阵为 $\boldsymbol{F}=(\boldsymbol{f}_1, \boldsymbol{f}_2, \cdots, \boldsymbol{f}_q)$。

Step03：分别对数据矩阵 $\boldsymbol{E}$ 和数据矩阵 $\boldsymbol{F}$ 进行降噪稀疏自编码处理，处理步骤如下：

a. 依据数据矩阵 $\boldsymbol{E}$ 的特征属性的个数确定降噪稀疏自编码器输入层与输出层的神经元个数为 p，由于隐含层的个数是不确定的，故一般取大于输入层神经元个数，这里取个数为 k（$k>p$）。

b. 随机初始网络中的权值，由输入层到隐含层的权值为 $\boldsymbol{W}_1$，偏置向量为 $\boldsymbol{b}_1$，由隐含层到输出层的权值为 $\boldsymbol{W}_2$，偏置向量为 $\boldsymbol{b}_2$。

c. 通过将数据矩阵 $\boldsymbol{E}$ 带入神经网络中，即 $\boldsymbol{Z}_1=\boldsymbol{E}\boldsymbol{W}_1+\boldsymbol{b}_1$，将求得的值带入激活函数中，由于对数据 $\boldsymbol{X}$，$\boldsymbol{Y}$ 采用的标准化方式为 Min-Max 标准化，即映射区间在［0，1］，故激活函数一般选用取值在［0，1］之间的 Sigmoid 函数，即

$$\boldsymbol{H}=\frac{1}{1+\exp^{-Z_1}} \tag{7.9}$$

其中 $\boldsymbol{H}$ 即为隐含层的输出值矩阵。

d. 将 $\boldsymbol{H}$ 从隐含层带入到输出层，则同样选用 Sigmoid 激活函数，得到输出层的输出值为 $\hat{\boldsymbol{X}}$。

e. 利用 $\hat{\boldsymbol{X}}$ 与 $\boldsymbol{E}$ 即可构建代价函数 $J_{\text{Sparse}}(\boldsymbol{W}, \boldsymbol{b})$。然后利用反向传播算法对权值 $\boldsymbol{W}_1$ 和 $\boldsymbol{W}_2$，阈值 $\boldsymbol{b}_1$ 和 $\boldsymbol{b}_2$ 进行修改，直到代价函数 $J_{\text{Sparse}}(\boldsymbol{W}, \boldsymbol{b})$ 不变或小到可接受范围。其中隐含层的输出 $\boldsymbol{H}$ 代表编译后的数据。

Step04：取步骤 3 中自编码器的隐含层的输出值矩阵 $\boldsymbol{H}$ 代表编译后的数据，其中 $\boldsymbol{H}$ 是一个特征数为隐含层神经元个数 k 的矩阵，为 $\boldsymbol{H}=(\boldsymbol{H}_1, \boldsymbol{H}_2, \cdots, \boldsymbol{H}_k)$，并且取 step3 中训练好的权值 $\boldsymbol{W}_2$ 和阈值 $\boldsymbol{b}_2$。因此，对 $\boldsymbol{X}$ 和 $\boldsymbol{Y}$ 分别用稀疏自编码处理后，得到 $\boldsymbol{X}$ 的映射编码为 $\boldsymbol{U}=(\boldsymbol{U}_1, \boldsymbol{U}_2, \cdots, \boldsymbol{U}_p)$，$\boldsymbol{Y}$ 的映射编码为 $\boldsymbol{T}=(\boldsymbol{T}_1, \boldsymbol{T}_2, \cdots, \boldsymbol{T}_q)$。并将 $\boldsymbol{U}=(\boldsymbol{U}_1, \boldsymbol{U}_2, \cdots, \boldsymbol{U}_p)$ 和 $\boldsymbol{T}=(\boldsymbol{T}_1, \boldsymbol{T}_2, \cdots, \boldsymbol{T}_q)$ 作为偏最小二乘法的输入，并训练偏最小二乘法。

7.2.3　实验设计与结果分析

为了验证 DSA-PLS 方法的有效性，对比分析 DSA-PLS 与其他缺失值处理方法，设计了 3 个实验：实验 1 不进行缺失值处理，实验 2 剔除缺失值，实验 3 采

用均值填充缺失值。采用麻杏石甘汤平喘模型实验数据和 UCI 数据集 Air Quality、Slump、Housing、Aiffoil Self-Noise 分析比较。

1. 实验数据说明

实验所做的麻杏石甘汤平喘模型部分实验数据见表 2.1。***X*** 有 5 个，分别为麻黄碱、伪麻黄碱、甲基麻黄碱、野黑樱苷、甘草苷，***Y*** 有 1 个，为引喘潜伏期。

UCI 数据集 Air Quality、Slump、Housing、Aiffoil Self-Noise 的基本信息见表 7.1，由于 UCI 数据集中不存在缺失值，因此，采用随机方法将数据中的一些值设置成缺失值。

表 7.1 UCI 数据集数据信息

数据集	简称	自变量（*X* 个数）	因变量（*Y* 个数）	样本数
Air Quality	AQ	11	1	9357
Slump	Slump	7	3	103
Housing	Housing	16	1	506
Aiffoil Self-Noise	ASN	5	1	1503

2. 结果与讨论

实验 1，采用 DSA-PLS 对麻杏石甘汤平喘模型实验数据和 UCI 数据进行回归分析，利用 DSA 分别对麻杏石甘汤平喘模型实验数据和 UCI 数据进行转化成具有鲁棒性的特征，训练过程如图 7.3～图 7.7（后附彩图）所示；实验 2，采用剔除缺失值方法对麻杏石甘汤平喘模型实验数据和 UCI 数据处理后，放入 PLS 中进行回归分析，对测试集进行预测，利用预测值与真实值的残差平方和（RSS），对模型进行评价；实验 3，采用均值填充缺失值方法对麻杏石甘汤平喘模型实验数据和 UCI 数据处理后，放入 PLS 中进行回归分析，对测试集进行预测，利用预测值与真实值的 RSS，对模型进行评价。

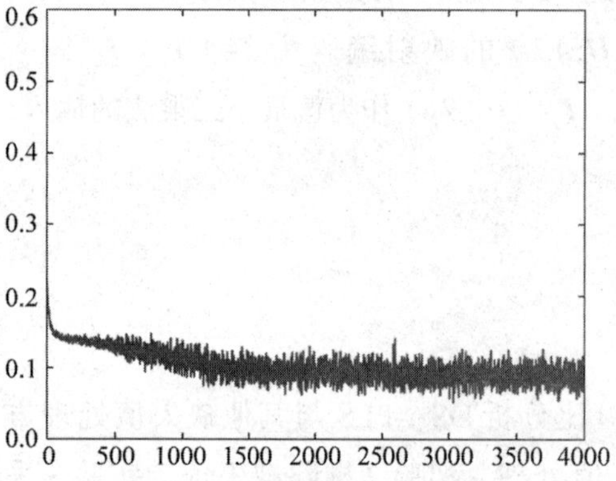

图 7.3 麻杏石甘汤训练过程

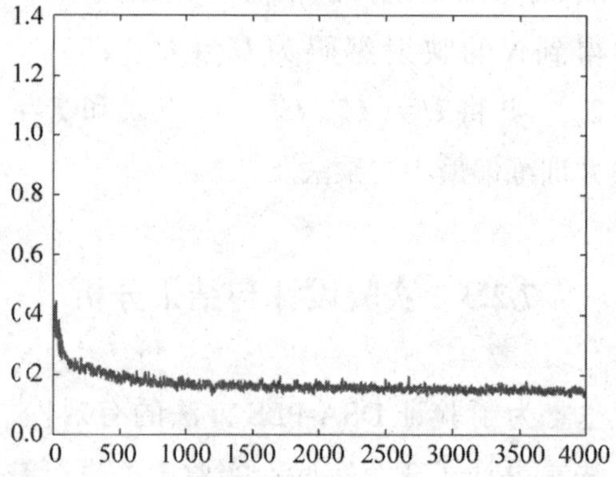

图 7.4 Air Quality 训练过程

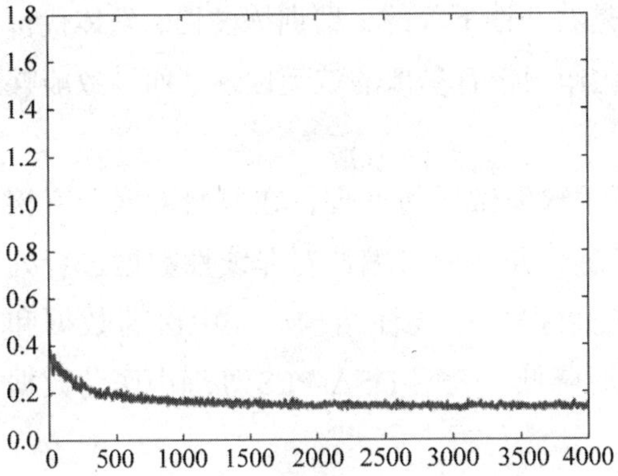

图 7.5　Slump 训练过程

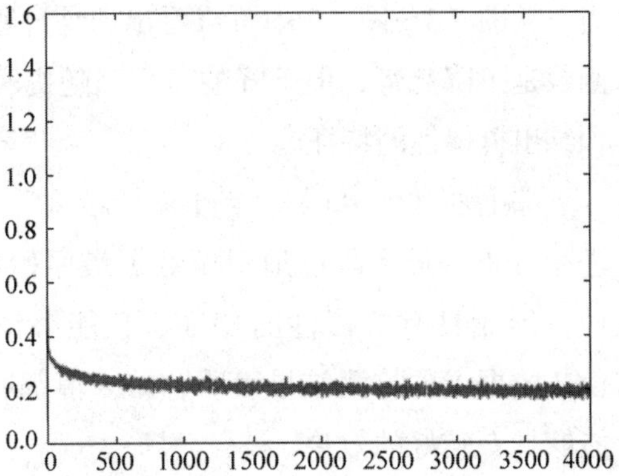

图 7.6　Housing 训练过程

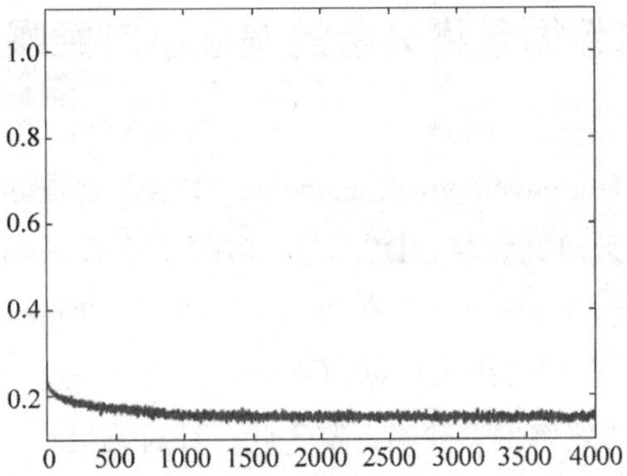

图 7.7　Aiffoil Self-Noise 训练过程

图 7.3～图 7.7 中横坐标为训练迭代次数，纵坐标为训练中代价函数值。

对比分析 3 个实验残差平方和结果（表 7.2）。

表 7.2　剔除缺失值的 PLS、均值填充缺失值的 PLS 和 DSA-PLS 之间的 RSS

数据集	剔除缺失值方法		均值填充方法		DSA-PLS 方法	
	训练 SE	测试 SE	训练 SE	测试 SE	训练 SE	测试 RSS
麻杏石甘汤	20487.52	16445.21	21648.79	16244.22	8494.10	**6925.00**
AQ	15541.96	3022.61	14328.31	4181.62	15028.31	**2181.54**
Slump	534.32	360.54	431.03	492.98	509.39	**219.93**
Housing	8922.09	4016.74	9028.61	5147.22	8094.41	**3110.93**
ASN	1735.64	839.34	1232.32	637.23	689.55	**111.98**

注：黑色加粗字体表明该方法效果优于其他方法

从表 7.2 中可以明显看出 DSA-PLS 的测试 RSS 比剔除缺失值和均值填充的方法要好。在数据集 Air Quality 上训练 RSS 要比均值填充稍差，但其测试 RSS 却比均值填充和剔除缺失值方法要小很多，表明 DSA-PLS 具有很好的鲁棒性和泛化能力。从图 7.3～图 7.7 中可以看出训练过程是波动性下降的，即训练过程的整体代价函数是下降趋势，但下降的过程因随机腐化作用带有局部的波动性，从而导致能够训练出鲁棒性的特征。

综上所述，降噪稀疏自编码器通常不对缺失做任何处理，在原始数据上直接进行分析，最大限度地保留数据最原始信息，并利用自编器对非线性数据进行处理，形成具有鲁棒性的特征，且能够体现数据的非线性结构。在中医药数据和 UCI 数据上的检测结果表明，RSS 值都有所降低。表明 DSA-PLS 处理中医药数据能够具有较好的效果。

7.3 基于非径向数据包络分析的偏最小二乘噪声处理

数据包络分析（data envelopment analysis，DEA）是数学、经济学以及运筹学等形成的一个新的交叉研究领域，DEA 是一种解决多投入与多产出的生产函数寻找最优生产前沿面问题的有效办法。在 2001 年，Kaoru Tone[5] 提出了一种非径向、非参数的 SBM 模型，有效解决了数据包络分析中 BCC 模型和 CCR 模型中存在的角度与径向选择导致的效率偏差缺陷，鉴于此，针对偏最小二乘方法椭圆特异点法高维空间分析存在的局限性，提出将 SBM 模型融合到偏最小二乘算法的辅助分析中，进而优化偏最小二乘回归并提高回归精度。

7.3.1 非径向数据包络分析

SBM 算法是一种解决传统 DEA 算法中的效率松弛问题和效率过早饱和现象的有效办法，它在确保决策单元生产函数的无差异曲线的极大凸性或有效生产前沿面同时，可以对决策单元（decision making unit，DMU）的投入要素的调整松弛变量进行有效测度，提高决策单元效率评价的可信度和精确度。自从该算法提出以来，在众多科研领域尤其是经济管理领域取得了广泛应用。其主要思想是：假设有 m 个决策单元，每个决策单元有 n 种投入要素、s_1 种期望产出和 s_2 种非期望产出，对应样本数据集是将样本点视作 DMU，有 m 个样本点，将特征 $\boldsymbol{X}$ 视作投入要素，将期望因变量视作期望产出，将非期望因变量视作为非期望产出，记被评价决策单元为 DMU_0，对于这些决策单元，采用如下非线性规划对其相对有效性进行评价：

$$\rho=\min\frac{1-\frac{1}{n}\sum_{i=1}^{n}\frac{s_{i0}^{-}}{x_{i0}}}{1+\frac{1}{s_1+s_2}\left(\sum_{k=1}^{s_1}\frac{s_{k0}^{g}}{y_{k0}^{g}}+\sum_{l=1}^{s_2}\frac{s_{l0}^{b}}{y_{l0}^{b}}\right)}$$

$$\text{s.t.}\begin{cases}\sum_{j=1}^{m}\lambda_j x_{ij}+s_{i0}^{-}=x_{i0}\\ \sum_{j=1}^{m}\lambda_j y_{kj}^{g}-s_{k0}^{g}=y_{k0}^{g}\\ \sum_{j=1}^{m}\lambda_j y_{lj}^{b}+s_{l0}^{b}=y_{l0}^{b}\\ s_{i0}^{-}\geqslant 0,\ s_{k0}^{g}\geqslant 0,\ s_{l0}^{b}\geqslant 0,\ \lambda_j\geqslant 0\end{cases}\tag{7.10}$$

式 7.10 中：ρ 为效率评价的有效值；s_{i0}^{-}、s_{k0}^{g}和s_{l0}^{b}为投入、期望产出和非期望产出的松弛变量；x_{i0}、y_{k0}^{g}和y_{l0}^{b}为被评价决策单元 DMU_0 的投入、期望产出和非期望产出。对于特定的被评价决策单元，有如下定义：

定义 ①当且仅当$\rho=1$，即$s_{i0}^{-}=0$、$s_{k0}^{g}=0$、$s_{l0}^{b}=0$时是有效的；

②当$\rho<1$ 时，被评价决策单元是弱有效的但接近有效的，存在投入产出改进的必要性。

为方便使用 Matlab 进行编程计算，采用 Charnes-Cooper 变换，将式 7.10 转换为一个等价的线性规划：

$$\rho^{*}=\min t-\frac{1}{n}\sum_{i=1}^{n}\frac{s_{i0}^{-}}{x_{i0}}$$

$$\text{s.t.}\begin{cases}t+\frac{1}{s_1+s_2}\left(\sum_{k=1}^{s_1}\frac{S_{k0}^{g}}{y_{k0}^{g}}+\sum_{l=1}^{s_2}\frac{S_{l0}^{b}}{y_{l0}^{b}}\right)=1\\ \sum_{j=1}^{m}\lambda_j^{*}x_{ij}+S_{i0}^{-}=x_{i0}t\\ \sum_{j=1}^{m}\lambda_j^{*}y_{kj}^{g}-S_{k0}^{g}=y_{k0}^{g}t\\ \sum_{j=1}^{m}\lambda_j^{*}y_{lj}^{b}+S_{l0}^{b}=y_{l0}^{b}t\\ S_{i0}^{-}\geqslant 0,\ S_{k0}^{g}\geqslant 0,\ S_{l0}^{b}\geqslant 0,\ \lambda_j^{*}\geqslant 0,\ t\geqslant 0\end{cases}\tag{7.11}$$

并满足$\rho=\rho^{*}$，$\lambda=\frac{\lambda^{*}}{t},s_{i0}^{-}=\frac{S_{i0}^{-}}{t},s_{k0}^{g}=\frac{S_{k0}^{g}}{t},s_{l0}^{b}=\frac{S_{l0}^{b}}{t}$

7.3.2 优化模型的建立

SBM 方法能对样本质量进行评估，故可直接用其对原始样本数据集进行相对有效性评价。根据评价效率值筛选出有效样本，然后进行偏最小二乘回归建模，具体分析步骤如下：

Step01：设样本数据集 $\boldsymbol{S}=(\boldsymbol{s}_1, \boldsymbol{s}_2, \cdots, \boldsymbol{s}_m)$，$m$ 为样本点个数，$\boldsymbol{S}$ 为样本向量构成的数据矩阵，样本变量、因变量分别为（$\boldsymbol{x}_1, \boldsymbol{x}_2, \cdots, \boldsymbol{x}_p$）和（$\boldsymbol{y}_1, \boldsymbol{y}_2, \cdots, \boldsymbol{y}_q$）。根据 SBM 模型，将样本数据集的 m 个样本观测点（$\boldsymbol{s}_1, \boldsymbol{s}_2, \cdots, \boldsymbol{s}_m$）作为决策单元 DMU，不期望增加的因变量（$\boldsymbol{y}_1, \boldsymbol{y}_2, \cdots, \boldsymbol{y}_r$）作为非期望产出指标，期望增加的因变量（$\boldsymbol{y}_{r+1}, \boldsymbol{y}_{r+2}, \cdots, \boldsymbol{y}_q$）作为期望产出指标，所有自变量（$\boldsymbol{x}_1, \boldsymbol{x}_2, \cdots, \boldsymbol{x}_p$）作为投入指标，采用线性规划式（7.11）进行模型求解，计算该决策单元 DMU 的效率值 ρ。对于单个样本点，当其效率值为 1 时称为有效样本点，即 SBM 效率值的阈值为 1 作为标准，据此，将最终选取的样本数据集进行偏最小二乘回归分析，其具体 SBM 算法框架如算法 7.2 所示。

算法 7.2　SBM 算法

1）输入：$\boldsymbol{S}=(\boldsymbol{s}_1, \boldsymbol{s}_2, \cdots, \boldsymbol{s}_m)$；

2）过程：

（1）初始化；

（2）用式（7.11）计算 ρ 直到收敛；

（3）结果：$\rho=\rho^*$，$\lambda=\dfrac{\lambda^*}{t}, s_{i0}^-=\dfrac{S_{i0}^-}{t}, s_{k0}^g=\dfrac{S_{k0}^g}{t}, s_{l0}^b=\dfrac{S_{l0}^b}{t}$；

3）输出：ρ。

step02：根据 step01 筛选得到有效样本数据集后，将 $\boldsymbol{X}$ 和 $\boldsymbol{Y}$ 进行标准化预处理，得到处理后的数据矩阵 $\boldsymbol{E}$ 和 $\boldsymbol{F}$：其中 $\boldsymbol{E}$ 为 $n\times p$ 矩阵，$\boldsymbol{E}=(\boldsymbol{e}_1, \boldsymbol{e}_2, \cdots, \boldsymbol{e}_p)_{np}$，$\boldsymbol{F}$ 为 $n\times q$ 矩阵，$\boldsymbol{F}=(\boldsymbol{f}_1, \boldsymbol{f}_2, \cdots, \boldsymbol{f}_q)_{nq}$，其中 n 为样本点个数，p 为自变量个数，q 为因变量个数。

step03：记 $\boldsymbol{t}_1$ 为 $\boldsymbol{E}$ 的第一个成分，$\boldsymbol{u}_1$ 为 $\boldsymbol{F}$ 的第一个成分，有 $\boldsymbol{t}_1=\boldsymbol{E}\boldsymbol{\omega}_1$，$\boldsymbol{u}_1=\boldsymbol{F}\boldsymbol{v}_1$，其中 $\boldsymbol{\omega}_1$ 是 $\boldsymbol{E}$ 的第一个轴，$\boldsymbol{v}_1$ 为 $\boldsymbol{F}$ 的第一个轴，轴均为单位列向量即 $\|\boldsymbol{v}_1\|=1, \|\boldsymbol{\omega}_1\|=1$。$\boldsymbol{t}_1$ 和 $\boldsymbol{u}_1$ 需满足以下两个条件：

变异信息最大：

$$\max(\operatorname{var}(\boldsymbol{t}_1)),\ \max(\operatorname{var}(\boldsymbol{u}_1))$$

相关程度最大：

$$\max(\mathrm{r}(\boldsymbol{t}_1,\ \boldsymbol{u}_1))$$

综合可得协方差最大：

$$\max(\mathrm{cov}(\boldsymbol{t}_1,\boldsymbol{u}_1))=\max(\mathrm{r}(\boldsymbol{t}_1,\ \boldsymbol{u}_1))\sqrt{\mathrm{var}(\boldsymbol{t}_1)\mathrm{var}(\boldsymbol{u}_1)}$$

再根据拉格朗日算法推导，可得到：

$$\boldsymbol{E}=\boldsymbol{t}_1\boldsymbol{p}_1^{\mathrm{T}}+\boldsymbol{X}_1,\quad \boldsymbol{F}=\boldsymbol{t}_1\boldsymbol{r}_1^{\mathrm{T}}+\boldsymbol{Y}_1$$

其中，$\boldsymbol{E}_1$、$\boldsymbol{F}_1$ 为 $\boldsymbol{E}$、$\boldsymbol{F}$ 的残差信息矩阵，回归系数向量 $\boldsymbol{p}_1$ 和 $\boldsymbol{r}_1$ 分别为：

$$\begin{cases}\boldsymbol{p}_1=\dfrac{\boldsymbol{E}^{\mathrm{T}}\boldsymbol{t}_1}{\|\boldsymbol{t}_1\|^2}\\[2ex]\boldsymbol{r}_1=\dfrac{\boldsymbol{F}^{\mathrm{T}}\boldsymbol{t}_1}{\|\boldsymbol{t}_1\|^2}\end{cases}\tag{7.12}$$

step04：用 $\boldsymbol{E}$、$\boldsymbol{F}$ 的残差信息矩阵 $\boldsymbol{E}_1$、$\boldsymbol{F}_1$，求第 2 个成分 $\boldsymbol{t}_2$、$\boldsymbol{u}_2$ 和第 2 个轴 $\boldsymbol{\omega}_2$、$\boldsymbol{v}_2$，即 $\boldsymbol{t}_2=\boldsymbol{E}\boldsymbol{\omega}_2$，$\boldsymbol{u}_2=\boldsymbol{F}\boldsymbol{v}_2$ 推出：

$$\boldsymbol{E}_1=\boldsymbol{t}_2\boldsymbol{p}_2^{\mathrm{T}}+\boldsymbol{E}_2,\quad \boldsymbol{F}_1=\boldsymbol{t}_2\boldsymbol{r}_2^{\mathrm{T}}+\boldsymbol{F}_2$$

其中，回归系数向量 $\boldsymbol{p}_2$ 和 $\boldsymbol{r}_2$ 为：

$$\begin{cases}\boldsymbol{p}_2=\dfrac{\boldsymbol{E}_1^{\mathrm{T}}\boldsymbol{t}_2}{\|\boldsymbol{t}_2\|^2}\\[2ex]\boldsymbol{r}_2=\dfrac{\boldsymbol{F}_1^{\mathrm{T}}\boldsymbol{t}_2}{\|\boldsymbol{t}_2\|^2}\end{cases}\tag{7.13}$$

step05：如此循环利用剩余残差信息矩阵不断迭代计算，假设 $\boldsymbol{E}$ 的秩为 A，迭代后有：

$$\begin{cases}\boldsymbol{E}=\boldsymbol{t}_1\boldsymbol{p}_1^{\mathrm{T}}+\boldsymbol{t}_2\boldsymbol{p}_2^{\mathrm{T}}+\cdots+\boldsymbol{t}_A\boldsymbol{p}_A^{\mathrm{T}}+\boldsymbol{E}_A\\ \boldsymbol{F}=\boldsymbol{t}_1\boldsymbol{r}_1^{\mathrm{T}}+\boldsymbol{t}_2\boldsymbol{r}_2^{\mathrm{T}}+\cdots+\boldsymbol{t}_A\boldsymbol{r}_A^{\mathrm{T}}+\boldsymbol{F}_A\end{cases}\tag{7.14}$$

式 7.14 中 $\boldsymbol{t}_1$，$\boldsymbol{t}_2$，…，$\boldsymbol{t}_A$ 为自变量 $\{\boldsymbol{e}_1,\ \boldsymbol{e}_2,\ \cdots,\ \boldsymbol{e}_p\}$ 的线性组合，其中 $\boldsymbol{E}_A$、$\boldsymbol{F}_A$ 分别为 $\boldsymbol{E}$、$\boldsymbol{F}$ 的第 A 个残差信息矩阵。

step06：还原方程，根据偏最小二乘性质有 $\boldsymbol{\omega}_h^*=\prod\limits_{k=1}^{h=1}(\boldsymbol{I}-\boldsymbol{\omega}_k\boldsymbol{p}_k^{\mathrm{T}})\ \boldsymbol{\omega}_k$ 和 $\boldsymbol{t}_h=\boldsymbol{E}\boldsymbol{\omega}_h^*$，得到：

$$\boldsymbol{Y}=\boldsymbol{E}\left(\sum_{i=1}^{A}\boldsymbol{\omega}_h^*\boldsymbol{r}_i^{\mathrm{T}}\right)+\boldsymbol{F}_A\tag{7.15}$$

令回归方程的回归系数向量 $\boldsymbol{B}=\sum\limits_{i=1}^{A}\boldsymbol{\omega}_i\boldsymbol{r}_i^{\mathrm{T}}$，有：

$$\boldsymbol{F}=\boldsymbol{E}\boldsymbol{B}+\boldsymbol{F}_A\tag{7.16}$$

综合以上步骤，得出融合 SBM 的偏最小二乘的算法见算法 7.3。

算法 7.3 融合 SBM 的偏最小二乘算法

1）输入：原始样本数据集 Dataset（D），样本大小为 m；

2）过程：

（1）从 Dataset 中根据(x, y_{k0}^{g}, y_{l0}^{b})对应的 attributeList 抽出（$\boldsymbol{X}$, $\boldsymbol{Y}$）；

/*attributeList：自变量属性列表；x：自变量（投入要素），y_{k0}^{g}：期望因变量（期望产出），y_{l0}^{b}：非期望因变量（非期望产出）*/

（2）根据公式对(x, y_{k0}^{g}, y_{l0}^{b})上的（$\boldsymbol{X}$, $\boldsymbol{Y}$）计算 m 个样本的效率值 ρ；

（3）**if** $\rho<1$：

该样本为特异点；

else if $\rho=1$：

此类样本构成训练集 $Train=(\boldsymbol{X}, \boldsymbol{Y})$；

else if

（4）对（$\boldsymbol{X}$, $\boldsymbol{Y}$）进行数据标准化得到（$\boldsymbol{E}$, $\boldsymbol{F}$）；

（5）$i=1$；

（6）while 成分个数 i 是否达到标准：

① 进行奇异值分解（singular value decomposition, SVD）；

② 计算 SVD 对应的$\boldsymbol{E}_{i-1}^{\mathrm{T}}\boldsymbol{F}_{i-1}\boldsymbol{F}_{i-1}^{\mathrm{T}}\boldsymbol{E}_{i-1}$最大特征值对应的特征向量 $\boldsymbol{\omega}_1$；

③ 计算 SVD 对应的$\boldsymbol{F}_{i-1}^{\mathrm{T}}\boldsymbol{E}_{i-1}\boldsymbol{E}_{i-1}^{\mathrm{T}}\boldsymbol{F}_{i-1}$最大特征值对应的特征向量 $\boldsymbol{v}_1$；

④ 根据特征向量构建权重向量轴（$\boldsymbol{\omega}_1$, $\boldsymbol{v}_1$）；

⑤ 根据权重向量轴计算和提取 $\boldsymbol{E}_{i-1}$ 中的第 i 成分 $\boldsymbol{t}_i$；

⑥ 根据权重向量轴计算和提取 $\boldsymbol{F}_{i-1}$ 中的第 i 成分 $\boldsymbol{u}_i$；

⑦ 计算 $\boldsymbol{E}_{i-1}$ 关于 $\boldsymbol{t}_i$ 的载荷向量 $\boldsymbol{p}_i=\boldsymbol{E}_{i-1}^{\mathrm{T}}\boldsymbol{t}_i/\|\boldsymbol{t}_i\|^2$；

⑧ 计算 $\boldsymbol{F}_{i-1}$ 关于 $\boldsymbol{u}_i$ 的载荷向量$\boldsymbol{r}_i=\boldsymbol{F}_{i-1}^{\mathrm{T}}\boldsymbol{t}_i/\|\boldsymbol{t}_i\|^2$；

⑨ 建立 $\boldsymbol{E}_{i-1}$ 对成分 $\boldsymbol{t}_i$ 的多元回归 $\boldsymbol{E}_{i-1}=\boldsymbol{t}_i\boldsymbol{p}_i^{\mathrm{T}}+\boldsymbol{E}_i$，得到残差信息 $\boldsymbol{E}_i$；

⑩ 建立 $\boldsymbol{F}_{i-1}$ 对成分 $\boldsymbol{u}_i$ 的多元回归 $\boldsymbol{F}_{i-1}=\boldsymbol{t}_i\boldsymbol{r}_i^{\mathrm{T}}+\boldsymbol{F}_i$，得到残差信息 $\boldsymbol{F}_i$；

end while

3）输出：整合偏最小二乘方程$\boldsymbol{F}=\boldsymbol{t}_1\boldsymbol{r}_1^{\mathrm{T}}+\boldsymbol{t}_2\boldsymbol{r}_2^{\mathrm{T}}+\cdots+\boldsymbol{t}_A\boldsymbol{r}_A^{\mathrm{T}}+\boldsymbol{F}_A$对系数进行反标准化还原成 $\boldsymbol{Y}$ 关于 $\boldsymbol{X}$ 的多元方程。

对于算法 7.3 成分个数是否达到要求，这里可采用交叉验证法或解释程度法。交叉验证法是指观察偏最小二乘回归随着成分的继续提取导致扰动残差平方和或扰动残差是否出现增加现象，若增加则停止提取成分；解释程度法是指随着成分的继续提取，所求得模型的所有成分对原始样本数据集中的自变量的累计解释程度是否达到规定要求，一般情况下累计解释程度须达到 80%。

针对 PLS 并不需要构造出全部成分进行回归建模，并且根据样本数据集规模，对小样本数据集采用舍一交叉有效性检验进行有效成分个数的判定，成分 $\boldsymbol{t}_A$ 的交叉有效性计算公式如下：

$$Q_h^2=1+\frac{\sum_{j=1}^{q}\mathrm{PRESS}_{hj}}{\sum_{j=1}^{q}\mathrm{SS}_{(h-1)j}}=1-\frac{\mathrm{PRESS}_h}{\mathrm{SS}_{h-1}} \tag{7.17}$$

舍一交叉有效性检验标准：① $Q_h^2 \geqslant 1-0.95^2=0.0975$ 时，增加成分 $\boldsymbol{t}_{\mathrm{A}}$ 是有效的，回归模型可得到显著改善。② $\exists k\in\{1,\ 2,\ \cdots q\}$，有：$Q_h^2 \geqslant 0.0975$。

对于交叉验证或解释程度法，其意义是等价的，当扰动残差信息开始增加时，这里开始增加的当前成分保留而不舍弃（这里称为悲观交叉验证法），对应的解释程度累计信息也达到规定要求，因此，可统一采用解释程度法。对于 SBM 的偏最小二乘算法流程图如图 7.8 所示：

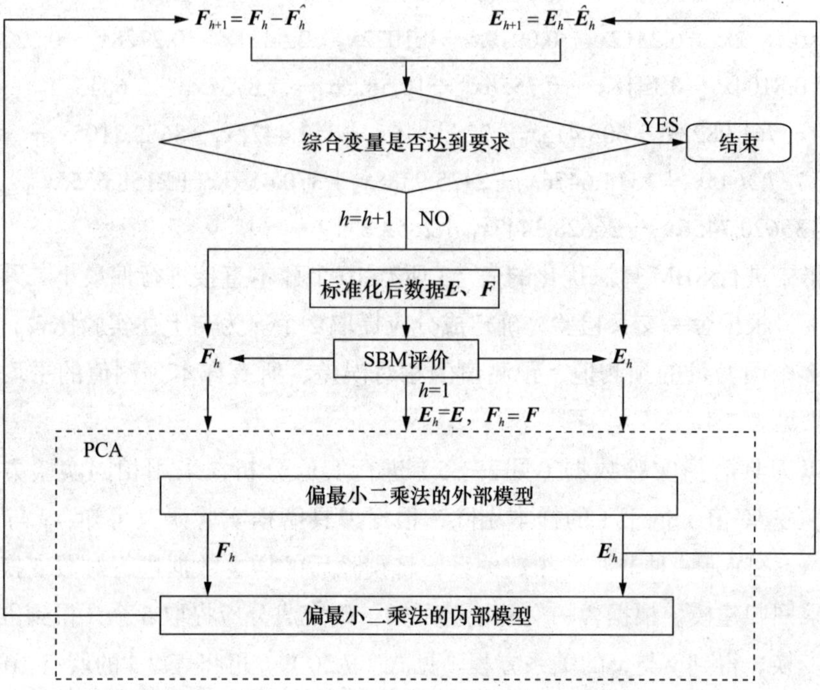

图 7.8　融合 SBM 与偏最小二乘算法的算法流程

7.3.3 实验设计与结果分析

为对比采用 SBM 算法优化偏最小二乘回归前后的模型效果，对中药实验数据和刀具磨损实验数据分别进行实验分析。

江西中医药大学现代中药制剂教育部重点实验室所做的大承气汤及其成分对梗阻大鼠肠血流量和周长的影响的实验数据见表 7.3，表中最左栏是实验方种类，除原方外，各实验方采用混料均匀设计，各方用量参考原方临床用量进行折算。$\boldsymbol{x}_1 \sim \boldsymbol{x}_4$ 和 $\boldsymbol{x}_5 \sim \boldsymbol{x}_9$ 为总蒽醌和结合蒽醌的成分含量，$\boldsymbol{x}_{10} \sim \boldsymbol{x}_{12}$ 为厚朴酚酸和厚朴酚的成分含量。$\boldsymbol{y}_1$ 为梗阻大鼠距结扎 1cm 处小肠的周长（cm），$\boldsymbol{y}_2$ 为大鼠回肠末段血管的血流量，据此，共有 12 个化学成分的自变量和 2 个因变量。根据所设计的中医药实验数据方案可知，$\boldsymbol{y}$ 与 $\boldsymbol{x}$ 呈线性关系且 2 个因变量被划入期望产出，再通过 Matlab 编程计算各组样本观测的效率值（见表 7.3）。由此，方 3 和方 7 的对应样本观测效率值低于 1，将其剔除。然后将剩余 8 个样本采用偏最小二乘线性回归建模，由于该样本数据为小样本量，故采用舍一交叉检验，确定成分应提取 2 个，得到 SBM 算法优化后的偏最小二乘回归方程（式 7.18）。这里由于方 3 和方 7 是通过 SBM 算法判定其为“噪声”，但实验均是在同条件下进行的，故在判断 SBM 算法优化后的 PLS 模型的可靠性以及计算预测值时，应将方 3 和方 7 包含在内：

$$\boldsymbol{y}_1 = 0.1872\boldsymbol{x}_1 - 0.2312\boldsymbol{x}_2 - 0.0919\boldsymbol{x}_3 - 0.1022\boldsymbol{x}_4 + 2.5421\boldsymbol{x}_5 - 0.2728\boldsymbol{x}_6 - 0.5223\boldsymbol{x}_7 - 0.8104\boldsymbol{x}_8 - 0.1418\boldsymbol{x}_9 - 0.7556\boldsymbol{x}_{10} - 10.5826\boldsymbol{x}_{11} - 7.8731\boldsymbol{x}_{12} + 2.6045 \tag{7.18}$$

$$\boldsymbol{y}_2 = -761.9823\boldsymbol{x}_1 + 608.415\boldsymbol{x}_2 + 222.8416\boldsymbol{x}_3 + 253.4422\boldsymbol{x}_4 - 8682.2195\boldsymbol{x}_5 + 727.3645\boldsymbol{x}_6 + 1514.6476\boldsymbol{x}_7 + 2435.9388\boldsymbol{x}_8 + 370.4591\boldsymbol{x}_9 + 2158.6555\boldsymbol{x}_{10} + 35620.7456\boldsymbol{x}_{11} + 26628.3447\boldsymbol{x}_{12} + 2852.8319 \tag{7.19}$$

再将未进行 SBM 算法优化的表 7.3 所有 10 个样本直接进行偏最小二乘回归建模。同上，根据舍一交叉检验，确定成分应提取 2 个。为与上述实验比较，分别求出相应 2 个因变量的预测值、预测值的相对误差、所有样本预测值的平均相对误差，结果见表 7.4。

再以刀具磨损实验数据（见表 7.5）进行实验分析，采用相同实验方案，将 SBM 值（效率值）低于 1 的样本剔除，根据刀具磨损实验研究可知，$\boldsymbol{y}$ 与 $\boldsymbol{x}_1$，$\boldsymbol{x}_2$，$\boldsymbol{x}_3$，$\boldsymbol{x}_4$，$\boldsymbol{x}_5$ 之间是一种非线性指数关系，将剔除后的样本数据进行对数变换，再偏最小二乘回归建模。根据舍一交叉检验可知，确定成分应提取 5 个，得到方程后再反对数变换，得到 $\boldsymbol{y}$ 与 $\boldsymbol{x}$ 的关系方程［见式（7.20）］。再将表 7.5 的所有 10 个样本点直接进行偏最小二乘回归建模，同上，确定成分应提取 3 个，最后计算因变量的预测值、预测值的相对误差和平均相对误差，二者进行对比，结果见表 7.6。

$$\boldsymbol{y} = 0.0002983\boldsymbol{x}_1^{2.2427}\boldsymbol{x}_2^{1.3656}\boldsymbol{x}_3^{-1.7361}\boldsymbol{x}_4^{-2.7593}\boldsymbol{x}_5^{0.8319} \tag{7.20}$$

表 7.3　大承气汤及其成分对梗阻大鼠肠血流量和周长的影响

序号	总蒽醌				结合蒽醌					厚朴酚酸					效率值
	芦荟大黄素 /(mg/ml)	大黄素 /(mg/ml)	大黄酸 /(mg/ml)	大黄酚 /(mg/ml)	大黄素甲醚 /(mg/ml)	芦荟大黄素 /(mg/ml)	大黄素 /(mg/ml)	大黄酸 /(mg/ml)	大黄酚 /(mg/ml)	大黄素甲醚 /(mg/ml)	和厚朴酚 /(mg/ml)	厚朴酚 /(mg/ml)	血流量 /bpu	周长 /cm	
	x_1	x_2	x_3	x_4	x_5	x_6	x_7	x_8	x_9	x_{10}	x_{11}	x_{12}	y_1	y_2	
原方	0.063	0.0468	0.0945	0.072	0.0265	0.0455	0.0324	0.0213	0.0626	0.0226	0.0138	0.01	2.61	3571	1
方 1	0.045	0.0317	0.0558	0.09	0.0214	0.0122	0.0107	0.0066	0.0649	0.0138	0.0134	0.02	2.24	2653	1
方 2	0.008	0.0085	0.0126	0.014	0.0063	0.0062	0.007	0.0062	0.0111	0.0047	0.016	0.02	2.11	4380	1
方 3	0.035	0.0278	0.0434	0.053	0.0155	0.0245	0.0204	0.0164	0.048	0.014	0.0161	0.02	2.44	4747	0.500
方 4	0.018	0.0097	0.0232	0.016	0.0036	0.0128	0.0071	0.0139	0.0135	0.0031	0.0122	0.02	2.45	3783	1
方 5	0.034	0.0233	0.0631	0.065	0.0184	0.0215	0.0155	0.025	0.0586	0.0162	0.0085	0.01	2.39	4155	1
方 6	0.023	0.0104	0.032	0.021	0.0478	0.0047	0.007	0.0154	0.018	0.0037	0.003	0	2.59	2664	1
方 7	0.101	0.0875	0.1841	0.212	0.068	0.0509	0.071	0.0933	0.1973	0.0625	0.014	0.01	2.59	3956	0.229
方 8	0.106	0.096	0.1982	0.170	0.0495	0.0717	0.0701	0.0695	0.1504	0.042	0.0079	0	2.31	3472	1
方 9	0.054	0.0441	0.0871	0.100	0.0277	0.0383	0.0313	0.023	0.0918	0.0243	0.0042	0.01	2.49	3244	1

表 7.4 中药实验数据的 SBM 优化 PLS 和直接 PLS 回归结果对比

序号	SBM 优化 PLS				直接 PLS			
	预测值		相对误差		预测值		相对误差	
	y_1	y_2	y_3	y_4	y_5	y_6	y_7	y_8
原方	2.3814	3532.333	0.0676	0.0166	2.4336	3630.13	0.0876	0.0108
方 1	2.3409	3696.262	0.0638	0.4435	2.3829	3829.659	0.045	0.3932
方 2	2.2649	3985.51	0.0957	0.049	2.312	4165.364	0.0734	0.0901
方 3	2.2281	4078.24	0.0497	0.091	2.3187	4314.955	0.0869	0.1409
方 4	2.3183	3799.799	0.0399	0.0284	2.3521	3890.381	0.0538	0.0044
方 5	2.403	3483.005	0.0165	0.1602	2.4294	3489.31	0.0054	0.1617
方 6	2.6431	2697.633	0.0239	0.0245	2.5282	2598.803	0.0205	0.0126
方 7	2.2804	3774.431	0.0474	0.0007	2.4671	3953.041	0.1195	0.0459
方 8	2.4078	3363.216	0.0947	0.0239	2.5287	3389.112	0.0423	0.0313
方 9	2.4307	3364.242	0.0092	0.0371	2.4671	3364.246	0.0238	0.0371
平均相对误差			**5.0844%**	**8.7485%**			5.5825%	9.2810%

注：黑色加粗字体表明该方法效果优于其他方法

表 7.5 刀具磨损实验样本数据

序号	变量					
	x_1	x_2	x_3	x_4	x_5	y
1	482.86	751	620.66	3.438	102.4	58
2	494.49	839	665.88	3.655	307.2	134
3	545.95	957	701.96	4.293	512.0	177
4	499.07	923	708.18	4.052	614.4	185
5	398.54	745	595.75	3.544	716.8	186
6	443.4	781	691.43	3.721	819.2	188
7	475.45	874	685.48	3.935	921.6	208
8	478.01	927	761.19	4.026	1126.4	254
9	517.20	1069	800.1	4.46	1228.8	276
10	513.44	1064	822.9	4.326	1331.2	290

表 7.6 刀具磨损实验数据 SBM 优化 PLS 和直接 PLS 回归结果对比

序号	SBM 优化 PLS		传统 PLS	
	预测值	相对误差	预测值	相对误差
1	58.1546	0.0027	60.6156	0.0451
2	133.1242	0.0065	126.2826	0.0576
3	177.8933	0.005	171.2658	0.0324
4	186.3175	0.0071	183.4204	0.0085
5	186.5204	0.0028	181.6716	0.0233
6	190.4888	0.0132	184.9561	0.0162
7	249.2811	0.1985	230.6211	0.1088
8	252.9336	0.0042	247.6665	0.0249
9	272.2765	0.0135	277.4667	0.0053
10	294.7194	0.0163	293.8189	0.0132
平均相对误差		**2.6984%**		3.3526%

注：黑色加粗字体表明该方法效果优于其他方法

由表 7.4 和表 7.6 可知，以平均相对误差作为模型可靠性标准，针对中药实验数据的 2 个因变量，计算出 SBM 优化的偏最小二乘回归平均相对误差为 5.0844% 和 8.7485%，低于样本数据直接进行偏最小二乘回归建模的 5.5825% 和 9.2810%；针对刀具磨损实验数据的 1 个因变量，SBM 优化后的平均相对误差为 2.6984%，低于直接偏最小二乘回归建模的 3.3526%。实验结果表明融合 SBM 的偏最小二乘算法效果优于传统偏最小二乘回归。

7.4 本章小结

本章针对中医药数据的不完整性以及噪声的影响，提出融合降噪自编码器和 SBM 的两种偏最小二乘算法：

（1）在 7.2 节中，基于中医药数据中普遍存在的缺失值问题，提出一种融合降噪自编码器的偏最小二乘算法。模型通常对中医药数据缺失值不做处理，而是在这样具有缺失值的数据中训练一个具有鲁棒性的分析模型。通过与常用的缺失值处理方法进行对比，实验结果证明融合降噪自编码器的偏最小二乘算法能够形成具有鲁棒性的特征且特征具有更好的代表性，在中医药数据中具有较好的效果。

（2）在 7.3 节中，提出使用 SBM 优化偏最小二乘回归建模，提高了建模精度。根据 SBM 计算样本点效率值和分析其特点，可以更好地剔除“错误的数据”，得到更可靠的模型。不同的 DEA 经济数学模型对样本数据的评价有不同的特性和影响，可采用不同的 DEA 模型，从而减少无效数据对回归建模的影响。即可以将不同的 DEA 经济数学模型引入到中医药实验数据的回归建模上，为中医药事业提供更好的技术支撑。

参 考 文 献

[1] 茅群霞. 缺失值处理统计方法的模拟比较研究及应用［D］. 成都：四川大学，2005.

[2] VINCENT P, LAROCHELLE H, BENGIO Y, et al. Extracting and composing robust features with denoising autoencoders [C]//COHEN WW, MECALLUM A, ROWEIS S T. Proceedings of the twenty-fifth international conference on machine learning. San Mateo: Morgan Kaufmann Publishers, 2008: 1096-1103.

[3] ZHOU Y, XING X, FANG K, et al. Environmental efficiency analysis of power industry in China based on an entropy SBM model [J]. Energy Policy, 2013, 57: 68-75.

[4] WILLIAM W COOPER. LAWRENCE M SEIFORD, JOEZHU. Handbook on data envelopment analysis [M]. Boston: Springer, 2011.

[5] TONE K. A slacks-based measure of efficiency in data envelopment analysis [J]. European Journal of Operational Research, 2001, 130 (3): 498-509.

第 8 章　优化偏最小二乘辅助特征选择研究

8.1　问题的提出

中药物质基础研究是中医药现代化的重要内容，通常采用高效液相和质谱联用仪来获取实验数据，此类数据往往包含了成千上万种物质，数据的高维特性容易造成维数灾难；同时由于实验成本代价大，试验次数受到限制，中药物质基础实验数据呈现出小样本的特点，容易出现过拟合的问题。另外，高维小样本数据集的可用数据相对稀疏，导致高斯分布的三法则不再适用，无法在统计中获得正确有效的结果；大量无关特征和冗余特征的存在，致使模型效果下降，因此需要对数据集进行降维。

中药物质基础实验数据的研究目标之一就是寻找“生物标记物”——“重要性物质”，特征选择起到了关键作用。特征选择按照某种准则，从原始特征集合中选择一组具有良好区分能力的特征子集，不会改变原始自变量的物理含义，适合寻找生物标记物，因此特征选择是合适中药物质基础实验数据降维的方法。

中医药领域的实验数据大多呈现出多成分、多靶点等特点，且由于数据的复杂性，变量之间存在强相关性和冗余性，偏最小二乘回归作为一种集成了多元线性回归分析、典型相关分析和主成分分析的方法，可较好地用来解决多自变量与多因变量的小样本回归问题。与传统的多元回归相比，PLSR 克服了多重共线性、小样本容量以及变量个数限制等问题，因此 PLSR 在中医药领域数据的建模分析中取得一定效果。中药物质基础实验数据因其寻找“重要性物质”的任务，需要特征选择，PLSR 虽然可以根据回归系数度量特征重要性，再选择排名靠前 k 个特征，但获取的特征子集通常效果不好，因此通常不直接用该方法对中药高维小样本数据进行特征选择。

8.2　特征选择方法

特征选择是指在原始特征空间中选择能让给定任务的评价准则达到最优的特征

子集的过程，是模式识别、机器学习等领域中数据预处理的关键步骤之一。其主要目的是在不显著降低分类精度的情况下，选择一个最优的特征子集，并且移除不相关或冗余的特征，使留下的特征具有更强的分辨率。其中，评价准则是特征选择算法中的关键步骤，包括距离度量、信息度量、依赖性度量以及一致性度量。在数据挖掘中，基于特征选择和学习器的不同结合方式，可将特征选择方法可分为过滤式（filter）、封装式（wrapper）、嵌入式（embedded）和集成式（ensemble）四类。其中，过滤式需要评价特征相关性的评分函数和阈值判别法来选择出得分最高的特征子集，训练速度快，但评估过程与后续学习算法的性能无关；封装式需要利用后续学习算法的训练准确率评估特征子集，偏差小计算量大，不适合大数据集；嵌入式的出现主要是为了解决封装式体征提取在处理不同数据集时，分类模型需要重构代价高等问题，它将特征选择与分类模型的学习过程结合，有着高效的时空性能及较好的分类精度；集成式是使用集成方式或者以不同方式结合过滤式、封装式和嵌入式的特征选择方法。

8.2.1　相关定义

根据特征（自变量）和因变量的相关程度，特征可以分为无关特征、弱相关特征、强相关特征；根据特征和特征之间的相关程度，特征有冗余特征和非冗余特征。

设 F 原始特征集合，f 表示其中的一个特征，$S=F-\{f\}$，C 表示类别，P（A）表示事件 A 发生的概率，则有以下定义。

1. 定义 1：特征相关性（feature relevance）

（1）如果特征 f 是类别 C 的强相关特征，则：

$$P(C|f, S) \neq P(C|S) \tag{8.1}$$

（2）如果特征 f 是类别 C 的弱相关特征，则：

$$P(C|f, S)=P(C|S)\text{，且}\exists S' \subset S\text{有：}P(C|f, S') \neq P(C|S') \tag{8.2}$$

（3）如果特征 f 是类别 C 的无关特征，则：

$$\forall S' \subset S\text{有：}P(C|f, S')=P(C|S') \tag{8.3}$$

2. 定义 2：特征冗余性（feature redundancy）

如果特征 f 是特征子集 M（$M \subset F$，且 $f \notin M$）的冗余特征，那么 f 是类别 C 的弱相关特征并且满足：

$$P(F-M-\{f\}, C|(f, M))=P(F-M-\{f\}, C|M) \tag{8.4}$$

3. 定义 3：特征选择（feature selection）

特征选择是在原始特征空间寻找一个最优特征子集进行建模，即尽可能地删除原始特征空间中的无关特征和冗余特征，从而达到降低维度、提高模型正确率等目的。

8.2.2 特征选择的过程

传统的特征选择框架如图 8.1 所示，整个框架包括了四个基本过程[1]，即生成特征子集、评价特征子集、停止条件以及结果验证。大多数的特征选择算法都是基于这个框架的，其中生成特征子集和评价特征子集是特征选择中最重要的两个过程。

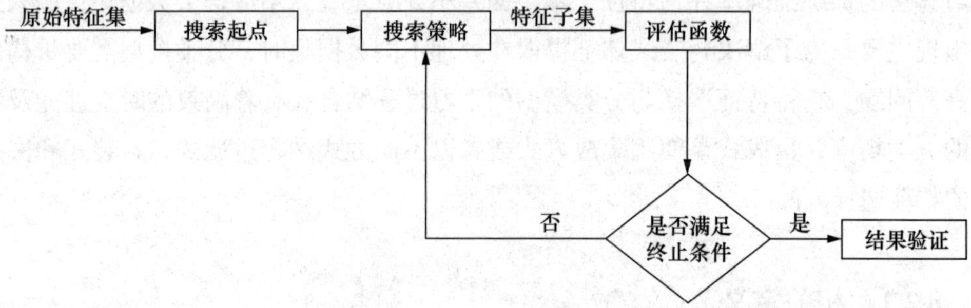

图 8.1 传统的特征选择框

1. 生成特征子集

生成特征子集过程与搜索起点和搜索策略有关。

1）搜索起点

搜索起点决定了搜索方向，指出从什么地方开始遍历，一般有四个搜索起点，分别对应了四个搜索方向：

（1）前向搜索。搜索起点为空集，每次加入一个得分最高（评价准则进行打分）特征到已选特征子集当中。

（2）后向搜索。搜索起点是全集（原始特征子集），每次从中删除一个得分最低的特征。

（3）双向搜索。搜索起点是有前后两个方向，在搜索过程中，每次加入 m 个特征到已选特征子集当中，同时从已选特征子集中删除 n 个特征。

（4）随机搜索。搜索起点随机选择，后面也是随机的增加和删除特征。随机搜索可以一定程度的使算法从局部最优中跳出来，即避免陷入局部最优。

2）搜索策略

搜索策略是指为了尽快从原始特征集合中选择出最优特征子集而采取的搜索方法，且可以分为全局最优搜索策略、启发式搜索策略、随机搜索策略。在实际应用中，有些算法会采取多种搜索策略，例如遗传算法和蚁群优化算法，部分步骤采用随机搜索策略，部分步骤采用启发式搜索策略。

2. 评价准则

特征子集的评价准则是指使用某种度量方式对特征进行评价，选择好的特征，去掉不好的特征，所以评价准则在特征选择算法中至关重要，评价准则的优劣直接影响了特征子集的优劣，更重要的是，相同的算法采用不同的度量方式，往往得到的最优特征子集不尽相同。因此，一种研究的趋势就是通过提出不同的评价准则来改进算法，目前已经提出的评价准则可大致分为距离度量、一致性度量、依赖性度量、信息度量、分类正确率或分类误差五种。

3. 停止条件

停止条件是判断特征选择过程是否结束的条件。停止条件一般与当前特征子集的性能有关，设置阈值比较普遍，达到这个阈值即可停止搜索，返回当前特征子集作为结果。另外，特征空间搜索完毕，特征选择过程自然就结束了。

4. 结果验证

最终选择的特征子集进行建模分析，验证其有效性，确保选择出的特征子集可以代替原始特征集合进行后续分析。

8.2.3　方法的类型

根据特征选择方法与学习器的不同结合方式，可将特征选择方法可分为过滤式（filter）、封装式（wrapper）、嵌入式（embedded）和集成式（ensemble）四大类型。

1. 过滤式

过滤式的特征选择算法和学习算法之间相互独立，特征选择仅仅是学习算法的预处理过程，所以特征选择过程和后面使用的学习算法无关，这里的无关指的是后续学习算法的效果并不影响特征选择的结果。

2. 封装式

封装式方法是一种与分类模型结合的特征选择方法，使用某个分类模型封装成黑盒，根据这个分类器在特征子集上的性能优劣评价所选择的特征，并采取某些搜索策略对子集进行调整优化，最终获得近似的最优子集。

封装式特征选择方法通常是两部分组成，即搜索策略和学习算法，通过搜索策略进行特征选择，学习算法主要是来评价特征子集的好坏的。学习算法的选取不受限制，遗传算法、支持向量机、KNN 算法均可。

3. 嵌入式

嵌入式特征选择算法是将特征选择嵌入到学习算法当中，某些学习器天然具有特征选择的功能，例如决策树算法，当学习算法结束训练，特征选择的结果就出来了。

分类决策树是经典的嵌入式特征选择算法，包括ID3[2]、C4.5[3]、CART（classification and regression tree）[4]等算法。另一类是基于L1正则项[5, 6]的嵌入式特征选择算法，常见的有基于L1正则项的最小二乘回归方法LASSO、均分式LASSO、K-split LASSO等。

4. 集成式

集成式特征选择引入集成思想，使用一系列特征选择方法进行学习，并使用某种规则把各个学习结果进行整合，从而获得比单个特征选择方法更好学习效果的特征选择方法。在某些高维小样本特征选择问题研究中，学者多采用这类方法提升特征选择算法的稳定性。

8.3 基于特征相关的偏最小二乘特征选择

针对传统的偏最小二乘法只考虑单特征的重要性，以及特征之间存在冗余和多重共线性等问题，我们将特征之间的统计相关性引入到传统的偏最小二乘分析中，提出了一种基于特征相关的偏最小二乘特征选择方法。该方法充分利用特征子集区分度的评价准则并结合PLS算法，在小样本量的情况下仍然可以进行回归建模，以及最大化自变量和因变量之间的关系，充分发挥各算法的优点。基于特征相关的PLS特征选择方法，弥补了封装式特征选择方法不适合大数据集和计算量大等缺点，从而找出较优的特征子集。

8.3.1 基于相关性的特征选择方法

Hall[7]于1999年提出基于相关性的特征选择方法（correlation-based feature selection，CFS）。CFS方法是一种典型的过滤式特征选择方法，对每个特征的分类效果进行评价，从而得出最终的特征子集。

1. 特征估计

CFS方法的核心是采用启发式思想来评估每个特征子集的价值，并选取最优特征子集。CFS通过计算特征之间的相关性，以及特征与类标之间的相关性来实现特征选择；其目的是使被选中的特征子集内，特征与特征之间彼此尽可能不相关，而特征与类标之间高度相关。

CFS 的启发式方程为：

$$\text{Merit}_s=\frac{kr_{cf}}{\sqrt{k+k(k-1)\,r_{ff}}} \tag{8.5}$$

其中：Merit_s 表示包含 k 个特征的特征子集 $S=\{f_1,f_2,\cdots,f_k\}$ 的类别区分能力；$r_{cf}=\frac{1}{k}\sum_{i=1}^{k}\text{r}(f_i,S)$，$r_{cf}$ 表示类别 c 与特征子集 S 内特征 $f_i\in S$（$i=1, 2, \cdots, k$）的平均相关系数；$r_{ff}=\frac{1}{k*(k-1)}\sum_{i=1}^{k}\sum_{j=1,j\neq i}^{k}\text{r}(f_i,f_j)$，$r_{ff}$ 是特征 f_i（$i=1, 2, \cdots, k$）与特征 f_j（$j=1, 2, \cdots, k$；且 $j\neq i$）间的平均相关系数；$\text{r}(\cdot)$ 为相关系数函数[8]。所有的变量均需要进行标准化处理。

Merit_s 分子部分表示特征子集 S 的类预测能力；分母部分表示特征子集 S 中特征的冗余程度。因此，分子越大表示特征子集 S 的类预测能力越强，分母越小表示特征的冗余程度越小。故 Merit_s 的值越大，表明当前特征子集 S 对于分类的贡献越大，就是最优特征子集。

2. 搜索特征子集空间

CFS 首先从训练集中计算特征与类、特征与特征相关系数矩阵，然后搜索特征子集空间，常用的搜索方法有前向选择（forward selection，FS），后向搜索（sweep backward search，SBS），最佳优先搜索（best first search，BFS）。

（1）前向选择开始时没有特征，然后每一次贪心地增加一个特征，直到没有合适的特征加入为止。

（2）后向消除开始时有全部特征，然后每一次贪心地去除一个特征，直到估计值不再降低为止。

（3）最佳优先搜索可以开始于空集或全集，以空集 S 为例，开始时没有特征选择，并产生了所有可能的单个特征加入 S 中。计算特征的估计值（由 Merit_s 值表示），并选择 Merit_s 值最大的一个特征 f_1 进入 S，然后选择第二个拥有最大的 Merit_s 值的特征 f_2 进入 S，如果这两个特征 $\{f_1, f_2\}$ 的 Merit_s 值小于原来的 Merit_s 值，则去除这个第二个最大的 Merit_s 值的特征 f_2，然后在进行下一个，依次递归，找出使 Merit_s 值最大的特征组合 $S=\{f_1, f_2, \cdots, f_k\}$。

8.3.2 优化模型的建立

1. 偏最小二乘回归建模思想

偏最小二乘回归[9]是一种新型的多元统计分析方法，与传统的最小二乘回归不同，偏最小二乘回归研究的是多因变量对多自变量的回归建模。特别是当变量存在多重相关性或样本点数据少于变量个数的时候，采用偏最小二乘回归模型更为有效。

存在自变量集合 $\boldsymbol{X}=(\boldsymbol{x}_1, \boldsymbol{x}_2, \cdots, \boldsymbol{x}_p)$ 和因变量集合 $\boldsymbol{Y}=(\boldsymbol{y}_1, \boldsymbol{y}_2, \cdots, \boldsymbol{y}_q)$，为了能最好地概括原数据信息，在 $\boldsymbol{X}$ 中提取第一个成分 $\boldsymbol{t}_1$，使得方差 var（$\boldsymbol{t}_1$）最大化，在 $\boldsymbol{Y}$ 中提取第一个成分 $\boldsymbol{u}_1$，使得方差 var（$\boldsymbol{u}_1$）最大化，并使得相关性 r（$\boldsymbol{t}_1$，$\boldsymbol{u}_1$）最大化。然后将 $\boldsymbol{t}_1$ 和 $\boldsymbol{u}_1$ 进行多元线性回归，得到残差向量，用同样的方法依次迭代。用交叉有效性确定偏最小二乘回归中所需要提取的成分个数，停止迭代，建立偏最小二乘回归模型。

2. 基于特征相关的偏最小二乘特征选择（PLS feature selection based on feature correlation，PLSCF）

以 CFS 度量相应特征子集的类间区分能力和 PLS 回归模型的残差平方和（sum of squares for residual，SSR）作为选择相应特征子集的评价指标，称这种方法为 PLSCF 评价准则[10]。而搜索策略采用前向选择，PLSCF 结构图如图 8.2 所示：

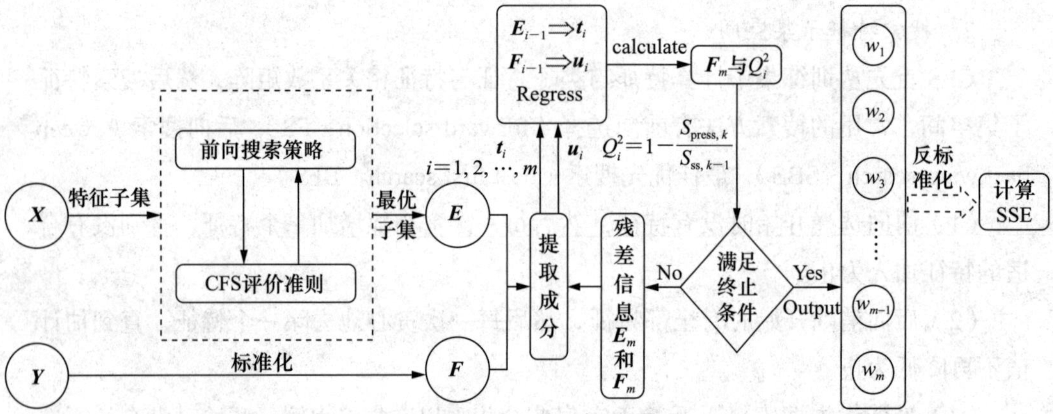

图 8.2　PLSCF 结构图

该算法将 PLSCF 特征评价准则与前向选择搜索策略结合。首先加入最具有类间区分能力的一个特征，然后迭代加入与已选择特征组合最具有类间区分能力的相应特征，之后浮动部分依据加入特征之后的特征子集对应 PLS 模型的 SSE 值判定加入的特征是否保留。若当前特征子集训练所得 PLS 的 SSE 值下降，则保留加入的特征，否则删除加入的特征。依次重复试验，直到所有特征都被测试过。

最后留在特征子集中的特征，构成最优特征子集，如算法 8.1 所示。

算法 8.1　基于特征相关的偏最小二乘特征选择（PLSCF）

1）输入： 当前训练集 D_{train} 和测试集 D_{test}；

2）过程：

（1）数据集进行预处理；

（2）设 $F=\{f_i|i=1, 2, \cdots, m\}$ 为全部特征构成的集合，S 为最优特征子集，初始为空集，即 $S=\varnothing$；

（3）While $F\neq\varnothing$ do：

① 根据 $\text{Merit}_s=\dfrac{kr_{cf}}{\sqrt{k+k(k-1)\,r_{ff}}}$，在训练集上计算每个特征的区分能力；

② 选择最重要的特征 $f_{\max}=\max\{F_i, i=1, 2, \cdots, m\}$；

③ 使用前向选择搜索策略评价候选特征值；

④ $F=F-\{f_{\max}\}$，$S=S\cup\{f_{\max}\}$；

⑤ 使用 S 中的特征训练 PLS，得到一个 PLS 预测模型；

⑥ 记录该模型对训练集和测试集的残差平方和 $\text{SSE}_{\text{train}}$ 和 SSE_{test}；

⑦ If（$\text{SSE}_{\text{train}}\geqslant\text{SSE}_{\text{test}}$）then：

$S=S-\{\text{selected}\, f_{\max}\}$；

end if

end While

3）输出： 最优特征子集 S。

8.3.3　实验设计与结果分析

本模型的实验数据主要来源于现代中药制剂教育部重点实验室的麻杏石甘汤止咳数据（MXZK）、平喘数据（MXPC）和 UCI 数据集的 Air Quality、CASP、Slump、Housing 和 CCPP_Folds5x2_pp。

1. 实验数据说明

麻杏石甘汤咳喘数据和 UCI 数据集 Air Quality（简记 AQ）、CASP、Slump、Housing、CCPP_Folds5x2_pp（简记 CCPP）的基本信息见表 8.1。

表 8.1　数据集信息

数据集	自变量个数	因变量个数	样本数
MXZK	5	1	62
MXPC	5	1	46
AQ	11	1	9357
CASP	9	1	45730

续表

数据集	自变量个数	因变量个数	样本数
Slump	7	3	103
Housing	13	1	506
CCPP	4	1	9567

2. 实验结果及分析

为验证提出的 PLSCF 的特征选择方法的可行性和有效性，将七个数据集分别采用支持向量机（SVM）、基于相关性的特征选择（CFS）以及基于特征相关的偏最小二乘特征选择（PLSCF）进行实验比较，并采用前向选择搜索策略搜索子集。将数据按照 7 : 3 的比例随机划分，70% 构建学习训练集，30% 做测试。为了得到具有统计意义的实验结果，在实验的具体过程中，通过调整模型参数使得模型达到最优，且在同一学习训练集的水平下对两种算法效果进行比较。分别考察训练集（train set）残差平方和和测试集（test set）残差平方和，实验结果如表 8.2 所示。

表 8.2　实验结果比较

数据集	SSE_{train}			SSE_{test}			runtime/ms		
	SVM	CFS	PLSCF	SVM	CFS	PLSCF	SVM	CFS	PLSCF
MXZK	0.5321	0.6497	**0.4275**	12.4512	13.7081	**11.9978**	24	23	54
MXPC	2.4712	3.5602	**1.4352**	19.4212	17.5431	**15.3214**	40	34	59
AQ	4.6118	3.7188	**0.2328**	0.0385	0.0894	**0.0106**	304	215	1041
CASP	2378.6302	3464.840	**2576.299**	300.1425	308.7589	**224.3983**	342	452	2205
Slump	0.4218	0.3049	**0.3091**	0.0216	0.0312	0.0304	43	45	72
Housing	17.1057	14.0089	**6.2314**	0.5402	0.6527	**0.3365**	65	75	124
CCPP	100.3872	112.4920	**32.7869**	4.2302	6.5398	**2.0724**	1204	1025	2418

注：黑色加粗字体表明该方法效果优于其他方法

根据表 8.2 的实验结果可知，在以上七组数据集上，用 SVM 算法和 CFS 算法进行特征选择所得出的训练集和测试集的残差平方和相差不大，说明两者对于以上类型数据进行特征选择的效果差不多。例如，在 CCPP 数据上，两种算法的训练集和测试集的残差平方和分别为 100.3872 和 112.4920、4.2302 和 6.5398。而在对于提出的 PLSCF 方法并结合 FC 搜索策略进行特征选择所得的测试集和训练集的残差平方和，相比较前两种算法有着明显的降低。例如：在数据集 AQ 上，三种算法的测试集和训练集残差平方和分别为 4.6118、3.7188、0.2328 和 0.0385、0.0894、0.0106。在 CASP、Housing 以及 CCPP 数据集上也是如此。而在数据集 MXZK、MXPC 以及 Slump 上，三种算法得出的训练集和测试集的残差平方和相差并不明显。其中，在 Slump 数据集上，CFS 算法的训练集的残差平方和上小于 PLSCF 算法，分别为 0.3049 和 0.3091，但测试集的残差平方和大于 PLSCF 算法，分别为 0.0312 和 0.0304，这是因为不同的数据有着不同的实验效果且所选择的特征子集并非全局最优，只能是较优。SVM 和 CFS 的运行时间普遍比 PLSCF 少，这是因为 PLSCF 特征选择算法在每次特征评价时需要用到 PLS 算法，增加了程序的运行时间。

为了更直观地显示实验结果，分别绘制图 8.3～图 8.4（后附彩图）以体现训练集残差平方和和测试集残差平方和的波动情况。由于各个数据集的训练集和测试集数量级不同，为了方便比较各数据集不同算法的测试集残差平方和与训练集残差平方和的波动情况，对它们统一进行数据中心化处理，数据压缩到［0，1］之间。

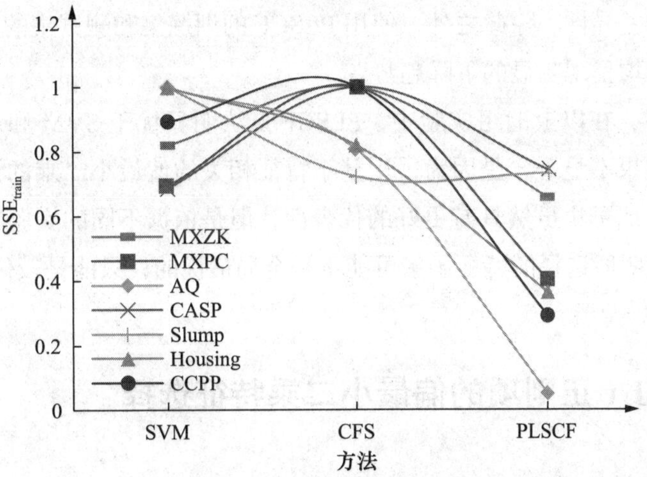

图 8.3　7 组实验数据下各方法的 SSE_{train} 比较

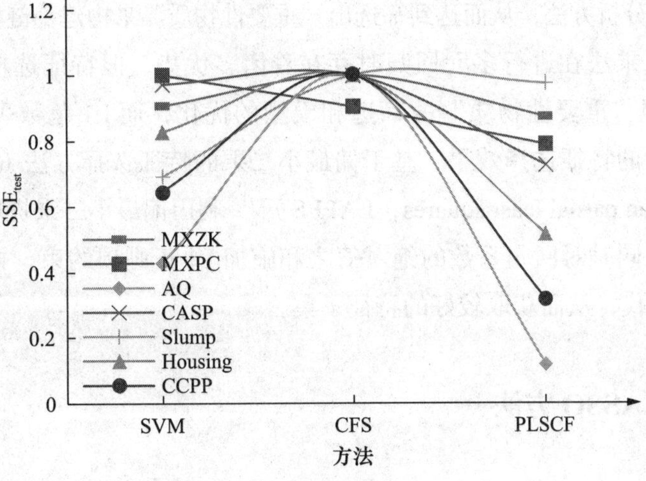

图 8.4　7 组实验数据下各方法的 SSE_{test} 比较

$$x_{ij}^{*}=\frac{x_{ij}}{\max\limits_{j}\{x_{ij}\}} \tag{8.6}$$

分别将训练集和测试集的残差平方和进行中心化处理，根据式（8.6），使得图形在一个数量级别上方便进行比较，绘制出图 8.3 和图 8.4。

由图 8.3 和图 8.4 可以直观地看出，在 Slump 数据集上，PLSCF 训练集的残差平方和大于 CFS 小于 SVM，说明 PLSCF 算法相比较 CFS 而言不甚理想。测试集的残差平方和远大于 SVM，说明 PLSCF 算法相比较 SVM 效果略差。除 Slump 数据集效果不太明显外，PLSCF 在各项指标中效果都有明显提升，效果比 SVM 和 CFS 算法都要好。这是因为实验数据的不同，特征选择子集存在一定的随机性，不能保证全局最优，只能是较优。以上数据说明，由于实验数据选取的不同，算法效果也存在着一定的差异性。除此之外，使用 PLSCF 的训练集和测试集的残差平方和在其他实验数据中均呈现明显的下降趋势。

综上所述，在以上七组实验中，PLSCF 方法明显优于 SVM 和 CFS，但对于个别数据集，效果不显著，是因为采用基于特征相关的偏最小二乘的评价准则的方法选出的较优特征子集虽然具有更好的代表性，但是依据不同的实验数据有着不同的效果，这也表明所选择的特征子集可能不是全局最优的，只能是较优的。

8.4 基于 L1 正则项的偏最小二乘特征选择

针对中医药数据具有多重共线性的特点以及含有较多无关信息与冗余信息的问题，需要寻找一种能够从原始数据集中删除无关特征和冗余特征，并且能够克服多重共线性的数据分析方法，从而达到筛选出“重要性物质”来构建稳健模型的目的。

偏最小二乘法在进行多元回归时存在着诸多优势，但特征选择的效果不甚理想，难以实现“重要性物质”的筛选和模型的优化，而 L1 范数可以实现参数稀疏，达到较好的特征选择效果。基于偏最小二乘的特征选择方法（feature selection method based on partial least squares，LAPLS）[11] 利用偏最小二乘提取的成分进行多元线性回归，同时对回归系数的绝对值之和施加 L1 正则项约束，再结合坐标下降法进行多次迭代，从而获取较好的特征子集。

8.4.1 LASSO 方法

1996 年 Tibshirani 提出套索（least absolute shrinkage and selection operator，LASSO）

算法[12, 13]，全称最小绝对值收缩和选择算子。LASSO 基本思想是给最小二乘回归添加 L1 惩罚项，即在满足回归系数 $\boldsymbol{w}$ 的绝对值之和小于或等于一个阈值的惩罚条件下，其残差平方和最小化：

$$J(\boldsymbol{w})=\sum_{i=1}^{n}\left(y_i-\sum_{j=1}^{p}w_j x_{ij}\right)^2+\lambda\sum_{j=1}^{p}|w_j| \tag{8.7}$$

最小化残差平方和：

$$\begin{cases}\arg\min\limits_{\boldsymbol{w}}\ \sum_{i=1}^{n}\left(y_i-\sum_{j=1}^{p}w_j x_{ij}\right)^2\\ \text{s.t.}\ \sum_{j}^{p}|w_j|\leqslant\delta\end{cases} \tag{8.8}$$

其中，n 为样本个数，p 为特征个数，δ 为阈值，参数值 $\lambda=\exp(\text{iter}-k)$；iter 是迭代次数，$k$ 是普通参数（控制 lambda 值），建议 k 的取值范围为［8，17］。

LASSO 可以使用最小角回归、坐标下降法等求解。

1．最小角回归

2004 年，埃夫隆（Efron）等人提出的最小角回归（least angle regress）可有效求解 LASSO 问题，求解过程如算法 8.2 所示：

算法 8.2　最小角回归算法

1）输入： 自变量数据集 $\boldsymbol{X}=(\boldsymbol{x}_1,\ \boldsymbol{x}_2,\ \cdots,\ \boldsymbol{x}_p)$，因变量数据集 $\boldsymbol{Y}=(\boldsymbol{y}_1,\ \boldsymbol{y}_2,\ \cdots,\ \boldsymbol{y}_q)$

2）过程：

（1）参数初始化：特征子集 S 为空集，回归系数 $\boldsymbol{w}=(0,\ 0\cdots,\ 0)^{\mathrm{T}}$，残差 $\boldsymbol{e}=\boldsymbol{X}\boldsymbol{w}-\boldsymbol{Y}$；

（2）标准化数据集 $\boldsymbol{X}$，使得每个特征的均值为 0，方差为 1，

$\tilde{x}_{ij}=\dfrac{x_{ij}-\overline{x}_j}{s_j}(i=1,2,\cdots,n;\ j=1,2,\cdots p)$ 其中，$\overline{x}_j$ 是 $\boldsymbol{x}_j$ 的均值，s_j 是 $\boldsymbol{x}_j$ 的标准差；

（3）计算每个特征与残差 $\boldsymbol{e}$ 的相关性，找到与残差相关性最大的特征 $\boldsymbol{x}_j$ 并加入特征子集 S；

（4）确定特征 $\boldsymbol{x}_j$ 和残差 $\boldsymbol{e}$ 的内积符号方向，从 0 开始调整特征 $\boldsymbol{x}_j$ 的系数 w_j 并更新残差 $\boldsymbol{e}$，直至找到另一个与残差 $\boldsymbol{e}$ 最相关的特征 $\boldsymbol{x}_l$ 并加入特征子集 S；

（5）如果 S 中的特征的回归系数从非 0 降为 0，则删除该特征，然后重新计算；

（6）重复步骤（3）～步骤（5），直到所有的特征都进入模型求解；

（7）算法结束，返回特征子集 S；

3）输出： 强相关特征子集 S。

2. 坐标下降法

LASSO 的目标函数：$J(\boldsymbol{w})=\sum_{i=1}^{n}\left(y_i-\sum_{j=1}^{p}w_jx_{ij}\right)^2+\lambda\sum_{j=1}^{p}|w_j|$中带有绝对值，使得该函数在零点处不可求导，但是可使用坐标下降法对每个回归系数 w_k 单独求导，将函数分为两部分，分别记为SSE（$\boldsymbol{w}$）$=\sum_{i=1}^{n}\left(y_i-\sum_{j=1}^{p}w_jx_{ij}\right)^2$和L1（$\boldsymbol{w}$）$=\lambda\sum_{j=1}^{p}|w_j|$。

首先 SSE（$\boldsymbol{w}$）对 $\boldsymbol{w}_k$ 求偏导：

$$\begin{aligned}\frac{\partial \mathrm{RSS}(\boldsymbol{w})}{\partial w_k}&=-2\sum_{i=1}^{n}x_{ik}\left(y_i-\sum_{j=1}^{p}w_jx_{ij}\right)\\&=-2\sum_{i=1}^{n}\left(x_{ik}y_i-x_{ik}\sum_{j=1,\ j\neq k}^{p}w_jx_{ij}-x_{ik}x_{ik}w_k\right)\\&=-2\sum_{i=1}^{n}x_{ik}\left(y_i-\sum_{j=1,\ j\neq k}^{p}w_jx_{ij}\right)+w_k\sum_{i=1}^{n}x_{ik}^2\end{aligned}\tag{8.9}$$

令$p_k=\sum_{i=1}^{n}x_{ik}\left(y_i-\sum_{j=1,\ j\neq k}^{p}w_jx_{ij}\right)$，$z_k=\sum_{i=1}^{n}x_{ik}^2$，可得：

$$\frac{\partial \mathrm{RSS}(\boldsymbol{w})}{\partial w_k}=-2p_k+2z_kw_k\tag{8.10}$$

然后 L1（w）对 w_k 求偏导：

$$\frac{\partial L1(\boldsymbol{w})}{\partial w_k}=\begin{cases}-\lambda &,\ w_k<0\\ [-\lambda,\ \lambda] &,\ w_k=0\\ \lambda &,\ w_k>0\end{cases}\tag{8.11}$$

根据式（8.4）和式（8.11）可得 J（w）整体的偏导数为：

$$\begin{aligned}\frac{\partial J(\boldsymbol{w})}{\partial w_k}&=-2p_k+2z_kw_k+\begin{cases}-\lambda &,\ w_k<0\\ [-\lambda,\ \lambda] &,\ w_k=0\\ \lambda &,\ w_k>0\end{cases}\\&=\begin{cases}-2p_k+2z_kw_k-\lambda &,\ w_k<0\\ [-2p_k-\lambda,-2p_k+\lambda] &,\ w_k=0\\ -2p_k+2z_kw_k+\lambda &,\ w_k>0\end{cases}\end{aligned}\tag{8.12}$$

令$\frac{\partial J(\boldsymbol{w})}{\partial w_k}=0$，解得回归系数 w_k 的最优解为：

$$w_k^*=\begin{cases}\dfrac{p_k+\dfrac{\lambda}{2}}{z_k}, & p_k<-\dfrac{\lambda}{2}\\ 0, & -\dfrac{\lambda}{2}\leqslant p_k\leqslant\dfrac{\lambda}{2}\\ \dfrac{p_k-\dfrac{\lambda}{2}}{z_k}, & p_k>\dfrac{\lambda}{2}\end{cases} \tag{8.13}$$

坐标下降法求解如算法 8.3 所示。

算法 8.3　坐标下降法求解最优回归系数

1）输入： 自变量数据集 $\boldsymbol{X}=(\boldsymbol{x}_1,\ \boldsymbol{x}_2,\ \cdots,\ \boldsymbol{x}_p)$，因变量数据集 $\boldsymbol{Y}=(\boldsymbol{y}_1,\ \boldsymbol{y}_2,\ \cdots,\ \boldsymbol{y}_q)$；阈值 δ，惩罚强度 λ，p 个自变量，q 个因变量；包含 n 个样本的数据集 $\boldsymbol{D}=(\boldsymbol{X},\ \boldsymbol{Y})$；

2）过程：

（1）数据集 $\boldsymbol{X}$ 标准化处理；$\tilde{x}_{ij}=\dfrac{x_{ij}-\overline{x}_j}{s_j}(i=1,2,\cdots,n;\ j=1,2,\cdots,p)$，其中 $\overline{x}_j$ 是 $\boldsymbol{x}_j$ 的均值，s_j 是 $\boldsymbol{x}_j$ 的标准差；

（2）参数初始化：回归系数 $\boldsymbol{w}=(0,\ 0,\ \cdots,\ 0)^{\mathrm{T}}$；

（3）计算残差平方和 $\mathrm{SSE}_{\mathrm{before}}=(\boldsymbol{Y}-\boldsymbol{X}\boldsymbol{w})^{\mathrm{T}}(\boldsymbol{Y}-\boldsymbol{X}\boldsymbol{w})$；

（4）while true:

① for $\boldsymbol{x}_k$ in $\boldsymbol{X}$:

计算 $z_k=\sum_{i=1}^{n}x_{ik}^2$；

计算 $p_k=\sum_{i=1}^{n}x_{ik}\left(y_i-\sum_{j=1,\,j\neq k}^{p}w_jx_{ij}\right)$；

if $p_k<-\dfrac{\lambda}{2}$:

$$w_k=\frac{p_k+\dfrac{\lambda}{2}}{z_k};$$

else if　$p_k>\dfrac{\lambda}{2}$:

$$w_k=\frac{p_k-\dfrac{\lambda}{2}}{z_k};$$

else：

$w_k=0$；

end if：

end for：

② 重新计算残差 $SSE_{after}=(\boldsymbol{Y}-\boldsymbol{Xw})^{T}(\boldsymbol{Y}-\boldsymbol{Xw})$；

③ 前后残差的变化量 $delta=|SSE_{after}-SSE_{before}|$；

④ if $delta<\delta$：

退出循环（break）；

end if

end while

（5）算法结束，返回 $\boldsymbol{w}$；

3）输出：回归系数的最优解 $\boldsymbol{w}^*$。

8.4.2 优化模型的建立

LASSO 是一种利用 L1 范数惩罚回归来寻找最优解的方法，即生成一个稀疏权值矩阵，进而可以用于特征选择。其基本思想是在满足回归系数的绝对值之和小于或等于一个阈值 δ 的约束条件下（即 $\sum|w|\leqslant\delta$），其残差平方和（SSE）值最小化，使得绝对值较小的回归系数被压缩为 0，从而同时实现特征选择和对应的参数估计，达到较好的数据降维效果。

偏最小二乘回归是一种解决多自变量与多因变量的回归方法，与传统的回归分析相比，其克服了多重共线性、小样本容量以及变量个数限制等问题[14, 15]。其通过原始自变量 $\boldsymbol{X}$ 和因变量 $\boldsymbol{Y}$ 分别提取成分 $\boldsymbol{t}_1$ 与 $\boldsymbol{u}_1$，且同时满足尽可能多地携带各自数据中的变异信息和两者之间的相关程度能够达到最大，再将 $\boldsymbol{t}_1$，$\boldsymbol{u}_1$ 进行回归，并判断精度是否符合要求；如果未满足条件，则利用残差信息继续第二次的成分提取，直到满足精度为止[16]。然而，面对特征选择，偏最小二乘的优势不显，而 LASSO 可以有效地去除无关和部分冗余特征，选择出较好的特征子集。故结合 LASSO 算法对偏最小二乘法进行内部优化，这样既可以实现偏最小二乘的特征选择功能，也可以通过迭代达到“生物标记物”的筛选。同时与传统的 LASSO 相比，该改进的方法还能够克服多重共线性的问题。

LAPLS 方法首先是将主成分分析和典型相关分析提取的成分，作为偏最小二乘回归中的多元线性回归的输入，然后在进行回归时使得系数的绝对值之和小于或等于一个常数，即在目标函数中加入 L1 正则项约束回归系数，同时满足其残差平方和最小化，使其能够产生某些严格等于 0 的回归系数，从而剔除无关和部分冗余的特征，最后再结合坐标下降法选出“重要性物质”，其构建过程如图 8.5 所示。

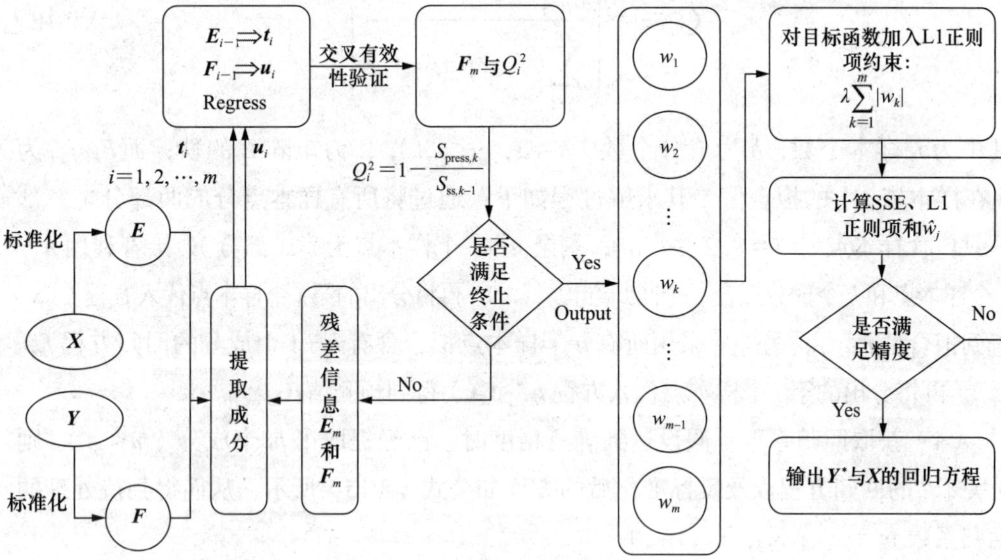

图 8.5　LAPLS 结构

LAPLS 模型的具体构建过程如下：

（1）数据标准化处理（z-score）：$\boldsymbol{X}\Rightarrow\boldsymbol{E}$，$\boldsymbol{Y}\Rightarrow\boldsymbol{F}$；

（2）成分提取：从 $\boldsymbol{E}$，$\boldsymbol{F}$ 中分别提取第一个成分 $\boldsymbol{t}_1$，$\boldsymbol{u}_1$，使其同时满足：①变异信息最大，即 $\max(\mathrm{var}(\boldsymbol{t}_1)),\max(\mathrm{var}(\boldsymbol{u}_1))$；②相关程度最大，即 $\max(\mathrm{r}(\boldsymbol{t}_1,\boldsymbol{u}_1))$；③两者综合协方差最大，即 $\max(\mathrm{cov}(\boldsymbol{t}_1,\boldsymbol{u}_1))$。其中，$\boldsymbol{\omega}_1$，$\boldsymbol{v}_1$ 分别是 $\boldsymbol{E}$，$\boldsymbol{F}$ 的第一个单位向量（或称之为轴，需满足 $\|\boldsymbol{\omega}_1\|=1$，$\|\boldsymbol{v}_1\|=1$）；而 $\boldsymbol{\omega}_1$，$\boldsymbol{v}_1$ 可通过求解 $\boldsymbol{\omega}_1^{\mathrm{T}}\boldsymbol{E}^{\mathrm{T}}\boldsymbol{F}\boldsymbol{v}_1$ 的最大值获得，即通过拉格朗日算法可求得，$\boldsymbol{\omega}_1$，$\boldsymbol{v}_1$ 分别是 $\boldsymbol{E}^{\mathrm{T}}\boldsymbol{F}\boldsymbol{F}^{\mathrm{T}}\boldsymbol{E}$ 和 $\boldsymbol{F}^{\mathrm{T}}\boldsymbol{E}\boldsymbol{E}^{\mathrm{T}}\boldsymbol{F}$ 的最大特征值对应的特征向量，从而计算可得 $\boldsymbol{t}_1$，$\boldsymbol{u}_1$ 和残差信息矩阵 $\boldsymbol{E}$、$\boldsymbol{F}$，其中 $\boldsymbol{t}_1=\boldsymbol{E}\boldsymbol{\omega}_1$，$\boldsymbol{u}_1=\boldsymbol{F}\boldsymbol{v}_1$，$\boldsymbol{F}_1=\boldsymbol{F}-\boldsymbol{t}_1\boldsymbol{r}_1^{\mathrm{T}}$，$\boldsymbol{E}_1=\boldsymbol{E}-\boldsymbol{t}_1\boldsymbol{p}_1^{\mathrm{T}}$，$\boldsymbol{p}_1=\dfrac{(\boldsymbol{E}^{\mathrm{T}}\boldsymbol{t}_1)}{\|\boldsymbol{t}_1\|^2}$，$\boldsymbol{r}_1=\dfrac{(\boldsymbol{F}^{\mathrm{T}}\boldsymbol{t}_1)}{\|\boldsymbol{t}_1\|^2}$；将残差信息矩阵 $\boldsymbol{E}_1$、$\boldsymbol{F}_1$ 取代 $\boldsymbol{E}$、$\boldsymbol{F}$，再根据上述步骤继续求解 $\boldsymbol{\omega}_2$，$\boldsymbol{v}_2$ 以及第二个成分 $\boldsymbol{t}_2$、$\boldsymbol{u}_2$；

（3）判断是否达到满意精度：根据交叉有效性的定义，若当前提取的成分 $\boldsymbol{t}_2$ 使得交叉有效性 Q_h 的平方小于 0.0975，则此时增加的成分 $\boldsymbol{t}_2$ 对减少方程的预测误差是无显著作用，则之前提取的成分 $\boldsymbol{t}_1$ 已足够达到满意精度，算法可终止；若当前提取的成分 $\boldsymbol{t}_2$ 使得 Q_h 的平方大于 0.0975，则可判断为增加成分 $\boldsymbol{t}_2$ 会使预测的精度提高，那么继续提取下一个成分进行判断是否有益于减少方程的预测误差，依次循环直至满意精度无明显改善，算法即可终止；

$$Q_h^2=1-\left(\frac{\sum_{i=1}^{n}(F_i-\widehat{F}_{h(-i)})}{\sum_{i=1}^{n}(F_i-\widehat{F}_{(h-1)i})}\right)^2 \tag{8.14}$$

其中为 n 样本个数，h 为成分个数（$h=2$，…，A），A 为矩阵 $\boldsymbol{E}$ 的秩；而 $\hat{F}_{h(-i)}$ 为 $\boldsymbol{F}$ 在样本点 i 上的拟合值，其求解过程如下：通过将所有样本点分成两部分（一部分只包含样本点 i（$i=1,2,\cdots,n$）；剩余 $n-1$ 个样本点为第二部分）；接着利用 $n-1$ 个样本点和 h 个成分拟合一个回归方程 $f_h(\boldsymbol{x})$，再将分出的第 i 个样本点代入方程 $f_h(\boldsymbol{x})$ 得到拟合值 $\hat{F}_{h(-i)}$；另外，采用所有 n 个样本点拟合含有 $h-1$ 个成分的回归方程 $f_{h-1}(\boldsymbol{x})$，再将分出的第 i 个样本点代入方程 $f_{h-1}(\boldsymbol{x})$ 得到预测值 $\hat{F}_{(h-1)i}$。

（4）获取回归系数：假设达到满意精度时，已经提取了 m 个成分（$m<A$），则 $\boldsymbol{F}$ 关于 t 的回归方程以及反标准化后的方程如公式（8.15）所示，从而得到待处理的回归系数 $\boldsymbol{w}=(w_1, w_2, \cdots, w_m)$：

$$\begin{cases}\boldsymbol{F}=\boldsymbol{t}_1\boldsymbol{r}_1^{\mathrm{T}}+\boldsymbol{t}_2\boldsymbol{r}_2^{\mathrm{T}}+\cdots+\boldsymbol{t}_m\boldsymbol{r}_m^{\mathrm{T}}+\boldsymbol{F}_m\\ \boldsymbol{Y}=\sum_{k=1}^{m}w_k\boldsymbol{x}_k+\boldsymbol{F}_{ml}(k=1,2,\cdots,m)\end{cases} \tag{8.15}$$

其中：$\boldsymbol{F}_{ml}$ 是残差矩阵 $\boldsymbol{F}_m$ 的第 l 列；q 为因变量个数，$l=1, 2, \cdots, q$；

（5）构建目标函数：通过上述 PLS 回归产生系数后，即可将回归系数 $\boldsymbol{w}$ 结合 LASSO 算法的 L1 正则项构建出函数 $J(\boldsymbol{w})$，同时该函数在满足回归系数 $\boldsymbol{w}$ 的绝对值之和小于或等于一个阈值的约束条件下，其残差平方和最小化；

$$J(\boldsymbol{w})=\sum_{i=1}^{n}\left(y_i-\sum_{j=1}^{p}w_j\boldsymbol{x}_j\right)^2+\lambda\sum_{j=1}^{p}|w_j| \tag{8.16}$$

最小化残差平方和：

$$\begin{cases}\underset{w}{\arg\min}\sum_{i=1}^{n}\left(y_i-\sum_{j=1}^{p}w_jx_{ij}\right)^2\\ \text{s.t.}\ \sum_{j=1}^{p}|w_j|\leqslant\delta\end{cases} \tag{8.17}$$

其中，n 为样本个数，δ 为阈值，参数值 $\lambda=\exp(\mathrm{iter}-k)$；

（6）求解函数：由于新模型对 PLS 产生的回归系数施加了 L1 正则项约束，导致所构造的函数中带有绝对值，使得该函数在零点处不可求导，所以本文利用坐标下降法[17, 18]进行求解；首先将函数分为两部分：$\mathrm{SSE}=\sum_{i=1}^{n}\left(y_i-\sum_{j=1}^{p}w_jx_{ij}\right)^2$和

$\mathrm{L1}(w)=\lambda\sum_{j=1}^{p}|w_j|$，再分别对其求偏导，从而可得整体偏导数为：

$$\frac{\partial J(\boldsymbol{w})}{\partial w_k}=\begin{cases}-2p_k+2z_kw_k-\lambda & ,\ w_k<0\\ [-2p_k-\lambda,\ -2p_k+\lambda] & ,\ w_k=0\\ -2p_k+2z_kw_k+\lambda & ,\ w_k>0\end{cases}\tag{8.18}$$

其中 $p_k=\sum_{i=1}^{n}x_{ik}\left(y_i-\sum_{j=1,\ j\neq k}^{p}w_jx_{ij}\right)$，$z_k=\sum_{i=1}^{n}x_{ik}^2$；

再令$\frac{\partial J(\boldsymbol{w})}{\partial w_k}=0$，可得到经过正则项约束后的回归系数$\hat{w}_k$：

$$\hat{w}_k=\begin{cases}\frac{(p_k+\lambda/2)}{z_k} & ,\ p_k<-\frac{\lambda}{2}\\ 0 & ,\ -\frac{\lambda}{2}\leqslant p_k\leqslant\frac{\lambda}{2}\\ \frac{(p_k-\lambda/2)}{z_k} & ,\ p_k>\frac{\lambda}{2}\end{cases}\tag{8.19}$$

（7）通过步骤（6）进行多次迭代，使得在某次迭代的时候一些回归系数被严格压缩为零，从而能够选出较好的特征子集（即“生物标记物”）；再将选出的特征子集进行回归，构建出一个比 PLS 回归更简化的优化模型：

$$\boldsymbol{Y}^*=\sum w_h^*\boldsymbol{x}_h+\boldsymbol{F}_h^*(h<m)\tag{8.20}$$

LAPLS 法求解如算法 8.4 所示。

算法 8.4　LAPLS 算法

1）输入： 自变量数据集 $\boldsymbol{X}=(\boldsymbol{x}_1,\ \boldsymbol{x}_2,\ \cdots,\ \boldsymbol{x}_p)$，因变量数据集 $\boldsymbol{Y}=(\boldsymbol{y}_1,\ \boldsymbol{y}_2,\ \cdots,\ \boldsymbol{y}_q)$，包含 n 个样本的数据集 $\boldsymbol{D}=(\boldsymbol{X},\ \boldsymbol{Y})$；$p$ 个自变量，q 个因变量；

2）过程：

（1）对数据集 $\boldsymbol{D}=(\boldsymbol{X},\ \boldsymbol{Y})$ 进行标准化处理得到（$\boldsymbol{E},\ \boldsymbol{F}$）；

（2）参数初始化，$i=1$；

（3）**while** 成分个数 i 是否达到满意精度：

① 计算 $\boldsymbol{E}_{i-1}{}^{\mathrm{T}}\boldsymbol{F}_{i-1}\boldsymbol{F}_{i-1}{}^{\mathrm{T}}\boldsymbol{E}_{i-1}$ 和 $\boldsymbol{F}_{i-1}{}^{\mathrm{T}}\boldsymbol{E}_{i-1}\boldsymbol{E}_{i-1}{}^{\mathrm{T}}\boldsymbol{F}_{i-1}$ 矩阵的最大特征值，以及其对应的特征向量 $\boldsymbol{\omega}_i$ 和 $\boldsymbol{v}_i$；

② 根据特征向量 $\boldsymbol{\omega}_i$ 和 $\boldsymbol{v}_i$ 计算成分得分向量 $\boldsymbol{t}_i=\boldsymbol{E}_{i-1}\boldsymbol{\omega}_i$ 和 $\boldsymbol{u}_i=\boldsymbol{F}_{i-1}\boldsymbol{v}_i$；

③ 计算载荷向量和 Q_h 的平方值：$\boldsymbol{p}_i=\frac{\boldsymbol{E}_{i-1}{}^{\mathrm{T}}\boldsymbol{t}_i}{\|\boldsymbol{t}_i\|^2}$，$\boldsymbol{r}_i=\frac{\boldsymbol{F}_{i-1}{}^{\mathrm{T}}\boldsymbol{t}_i}{\|\boldsymbol{t}_i\|^2}$，以及残差信息矩阵 $\boldsymbol{E}_i$ 和 $\boldsymbol{F}_i$；

end while

（4）求解多元回归方程 $\boldsymbol{Y}$ 并反标准化回归系数：$\boldsymbol{w}=(w_1, w_2, \cdots, w_p)$；

（5）将经过 PLS 求解出的回归系数 $\boldsymbol{w}$ 加以 L1 正则项约束；

（6）构建出目标函数：$J(\boldsymbol{w})=\sum_{i=1}^{n}\left(y_i-\sum_{j=1}^{p}w_j x_{ij}\right)^2+\lambda\sum_{j=1}^{p}|w_j|$；

（7）利用坐标下降法多次迭代，求解压缩后的回归系数 $\boldsymbol{w}^*$，构建新的回归方程 $\boldsymbol{Y}^*=\sum w_h^*\boldsymbol{x}_h+\boldsymbol{F}_h^*$；

3）输出：LAPLS 的回归方程。

8.4.3 实验设计与结果分析

1. 实验数据说明

本模型所使用的六个实验数据集包括现代中药制剂教育部重点实验室的中医药数据（WYHXB、NYWZ、DCQT）和 UCI 数据集上的 Communities and Crime（简称 CCrime）、Breast Cancer Wisconsin（Prognostic）（简称 BreastData）、Residential Building Data Set（简称 RBuild），各数据集的基本信息描述见表 8.3。其中 WYHXB 数据中有 798 个自变量，1 个因变量，54 个样本；NYWZ 数据中有 10283 个自变量，1 个因变量，54 个样本；DCQT 数据中有 9 个自变量，1 个因变量，10 个样本；CCrime 是描述社区犯罪的数据，它包括了 127 个自变量，1 个因变量，1994 个样本；BreastData 是描述乳腺癌病例的数据，它包括了 34 个自变量，1 个因变量，198 个样本；RBuild 是描述住宅建筑的数据，它包括了 103 个自变量，1 个因变量，372 个样本。但值得注意的是，从 UCI Machine Learning Repository 获取的 UCI 数据集一般存在较多的缺失值，因此在实验过程中采取了均值填充法进行数据预处理。采用 UCI 数据集上的 CCrime、BreastData、RBuild 进行实验，目的是为了比较新模型在公开数据集上的回归效果（所选数据具有多样化），从而验证新模型的可靠性和泛化性。

表 8.3 数据集的基本信息描述

数据集	样本数	属性数	数据集	样本数	属性数
WYHXB	54	799	CCrime	1994	128
NYWZ	54	10284	BreastData	198	35
DCQT	10	10	RBuild	372	104

WYHXB 与 NYWZ 均是参附注射液治疗心源性休克的物质基础实验数据，它们采用左冠状动脉前降支近心尖端复制中期心源性休克大鼠模型，分别给予休克模型大鼠 0.1、0.33、1.0、3.3、10、15 和 20（单位：ml/kg）共 7 组剂量参附注射液，同时设置模型组和空白组，每组实验大鼠 6 只。在给药 60min 后，再采集血红细胞流速（μm/s）的药效指标。其中参附注射液所含有的物质信息称之为外源性物质（即 WYHXB 数据，如表 8.4 所示），实验个体本身具有的物质信息称为内源性物质（即 NYWZ 数据，如表 8.5 所示）。在两个数据中，物质信息为特征，血红细胞流速为因变量。

表 8.4　中药物质基础实验的部分数据（WYHXB）

样本	物质成分						血红细胞流速 /（μm/s）
	0.34_237.0119 m/z	0.35_735.1196 m/z	0.35_502.7504 m/z	…	0.36_590.0903 m/z	0.36_692.1316 m/z	
1	0.488083	302.16	161.099	…	27.8589	164.142	750
2	13.066	0	0	…	0	120.886	700
3	1.62553	0	58.1856	…	3.80712	0.76947	750
4	11.6992	52.5058	54.4992	…	4.85059	0	785
5	36.8038	22.4517	0	…	0.0025627	0	845
6	…	…	…	…	…	…	…
7	2.91064	0	144.292	…	3.41406	0.40462	620
8	7.02402	0.006814	0	…	0	0	710
…	…	…	…	…	…	…	…

表 8.5　中药物质基础实验的部分数据（NYWZ）

样本	11.10_787.508 m/z	12.17_503.336 m/z	12.29_526.1784 m/z	…	12.30_562.1317 m/z	12.47_631.385 m/z	血红细胞流速（μm/s）
1	53.3719	239.679	11557.6	…	1657.95	1795.79	2200
2	43.4717	26.1437	7971.33	…	1530.69	1842.39	2750
3	76.507	84.5091	3399.9	…	1936.07	1562.81	1980
4	153.145	9.51409	51027.4	…	1552.01	1619.62	1860
5	16.3197	70.7841	10694.4	…	1592.19	1612.42	2100
6	…	…	…	…	…	…	…
7	55.5021	41.1669	4702.83	…	1451.17	1632.9	2481
8	153.21	19.4077	78912.8	…	1418.42	1647.55	2970
…	…	…	…	…	…	…	…

DCQT 数据主要是研究中药药剂大黄中的有效成分对生理指标（d- 乳酸含量）的影响因素，表中大黄的有效成分的含量（特征）包含芦荟大黄素、大黄素、大黄酸、大黄酚、大黄素甲醚、厚朴酚、和厚朴酚、橙皮苷、辛弗林，因变量为 d- 乳酸含量，部分实验数据如表 8.6 所示。

表 8.6　中药药剂中的有效成分对生理指标的影响

样本	有效成分						药效指标
	芦荟大黄素 /（ng/ml）	大黄素 /（ng/ml）	大黄酸 /（ng/ml）	和厚朴酚 /（ng/ml）	……	辛弗林 /（ng/ml）	d- 乳酸 /（ng/ml）
1	0.0625	0.0468	0.0945	0.0138	…	0.2198	0.0625
2	0.045	0.0317	0.0558	0.0134	…	0.4865	0.0525
3	0.035	0.0278	0.0434	0.0161	…	0.0709	0.04
4	0.018	0.0097	0.0232	0.0122	…	0.4249	0.06
…	…	…	…	…	…	…	…
6	0.1006	0.0875	0.1841	0.014	…	0.1239	0.0575
7	0.106	0.096	0.1982	0.0079	…	0.0536	0.1325
8	0.054	0.0441	0.0871	0.0042	…	0.0471	0.19

2. 结果与讨论

1）模型的参数实验

由于实验数据自身具有的特性各不相同，在模型中对应的参数也均不一致，所以就需要一种策略择优选取各数据集所对应的参数，从而确保模型结果的可靠性。首先将模型参数初始化，分别设置为 $\delta=0.1$、$\lambda=\exp(\text{iter}-k)$、$k=10$（其中 δ 为模型中的阈值，λ 为模型中的参数值，iter 为迭代次数）；其次根据初始化值采用对比策略进行分析，即先保持 $\delta=0.1$ 不变，λ 值逐渐增大或者减小，从而根据可决系数（R^2）的评价指标选出最佳的 λ 值，结果见表 8.7；最后再保持各数据集选出的 λ 值不变，阈值 δ 逐渐增大或者减小，从而可择优选取一组模型参数，结果见表 8.8。

表 8.7　六组数据集不同的 λ 值所对应的 R^2 值（$\delta=0.1$ 不变）

数据集	参数 k									
	8	9	10	11	12	13	14	15	16	17
WYHXB	0.4756	0.5412	0.5881	0.6927	0.7321	**0.7434**	0.7408	0.7407	0.7411	0.7411
NYWZ	0.5827	0.6938	0.6521	0.7434	**0.7689**	0.7615	0.7452	0.7316	0.7294	0.7294
DCQT	0.1258	0.8760	**0.9546**	0.9417	0.9355	0.8686	0.9277	0.9277	0.9277	0.9277
CCrime	0.4517	0.4517	0.5320	0.6621	**0.6708**	0.6680	0.6684	0.6684	0.6684	0.6684
BreastData	0.6475	0.6475	0.5435	0.6829	**0.7436**	0.5697	0.5728	0.5732	0.5641	0.5641
RBuild	0.7567	0.7567	0.7567	0.8195	0.8801	**0.9593**	0.9404	0.9181	0.9045	0.8757

注：黑色加粗字体表明该方法效果优于其他方法

表 8.8 6 组数据集几种参数组合的对比分析（R^2）

实验编号	WYHXB		NYWZ		DCQT		CCrime		BreastData		RBuild	
	s，$\lambda=\exp^{(iter-k)}$	R^2	s，$\lambda=\exp^{(iter-k)}$	R^2	s，$\lambda=\exp^{(iter-k)}$	R^2	s，$\lambda=\exp^{(iter-k)}$	R^2	s，$\lambda=\exp^{(iter-k)}$	R^2	s，$\lambda=\exp^{(iter-k)}$	R^2
1	s=0.001，k=13	0.7366	s=0.001，k=12	0.7361	s=0.001，k=10	0.8760	s=0.001，k=12	0.6524	s=0.001，k=12	0.6419	s=0.001，k=13	0.9407
2	s=0.005，k=13	0.7366	s=0.005，k=12	0.7361	s=0.005，k=10	0.8760	s=0.005，k=12	0.6524	s=0.005，k=12	0.6419	s=0.005，k=13	0.9407
3	s=0.010，k=13	0.7427	s=0.010，k=12	0.7435	s=0.010，k=10	0.8760	**s=0.010，k=12**	**0.6722**	s=0.010，k=12	0.6419	s=0.010，k=13	0.9589
4	s=0.050，k=13	0.7403	s=0.050，k=12	0.7456	s=0.050，k=10	0.8760	s=0.050，k=12	0.6625	s=0.050，k=12	0.7401	**s=0.050，k=13**	**0.9845**
5	**s=0.100，k=13**	**0.7434**	s=0.100，k=12	0.7689	**s=0.100，k=10**	**0.9546**	s=0.100，k=12	0.6708	s=0.100，k=12	0.7436	s=0.100，k=13	0.9593
6	s=0.110，k=13	0.7434	**s=0.110，k=12**	**0.7692**	s=0.110，k=10	0.9546	s=0.110，k=12	0.6620	s=0.110，k=12	0.7436	s=0.110，k=13	0.9593
7	s=0.120，k=13	0.7434	s=0.120，k=12	0.7692	s=0.120，k=10	0.9546	s=0.120，k=12	0.6678	s=0.120，k=12	0.7436	s=0.120，k=13	0.8803
8	s=0.130，k=13	0.7418	s=0.130，k=12	0.7468	s=0.130，k=10	0.9546	s=0.130，k=12	0.6678	**s=0.130，k=12**	**0.7887**	s=0.130，k=13	0.8803
9	s=0.140，k=13	0.7418	s=0.140，k=12	0.7468	s=0.140，k=10	0.9546	s=0.140，k=12	0.6678	s=0.140，k=12	0.7887	s=0.140，k=13	0.8803
10	s=0.150，k=13	0.7418	s=0.150，k=12	0.7468	s=0.150，k=10	0.9546	s=0.150，k=12	0.6678	s=0.150，k=12	0.7887	s=0.150，k=13	0.9285
11	s=0.200，k=13	0.7235	s=0.200，k=12	0.7344	s=0.200，k=10	0.9546	s=0.200，k=12	0.6678	s=0.200，k=12	0.7213	s=0.200，k=13	0.9285

注：黑色加粗字体表明该方法效果优于其他方法

由表 8.7 可知，在保持 $\delta=0.1$ 不变的条件下，WYHXB 数据集在 $k=13$［即 $\lambda=\exp$（iter－13）］所对应的 R^2 最好；NYWZ 数据集在 $k=12$［即 $\lambda=\exp$（iter－12）］所对应的 R^2 最好；DCQT 数据在 k=10［即 $\lambda=\exp$（iter－10）］所对应的 R^2 最好；CCrime 数据集在 $k=12$［即 $\lambda=\exp$（iter－12）］所对应的 R^2 最好；BreastData 数据集在 k=12［即 $\lambda=\exp$（iter－12）］所对应的 R^2 最好；RBuild 数据集在 $k=13$［即 $\lambda=\exp$（iter－13）］所对应的 R^2 最好。

再根据表 8.8 的对比结果，即可选出各数据集的一组最优参数，其中 WYHXB 数据集可选择 $\lambda=\exp(iter-13)$，$\delta=0.1$；NYWZ 数据集可选择 $\lambda=\exp(iter-12)$，$\delta=0.11$；DCQT 数据集可选择 $\lambda=\exp(iter-10)$，$\delta=0.1$；CCrime 数据集选择 $\lambda=\exp(iter-12)$，$\delta=0.01$；BreastData 数据集选择 $\lambda=\exp(iter-12)$，$\delta=0.13$；RBuild 数据集选择 $\lambda=\exp(iter-13)$，$\delta=0.05$。

同时，为了验证 LAPLS 方法的可行性和有效性，实验对各个数据集进行特征分析（模型参数采用上述结果），即寻找某一次的迭代（迭代次数的范围为 1～25），模型可选择出最佳的特征子集（“重要性物质”）且对应的 R^2 值最好，结果如图 8.6～图 8.13（后附彩图）所示。根据图 8.6 可知，六组实验数据的特征个数会随着迭代次数的增加而减少，从而可达到剔除无关特征和部分冗余特征的目的。但并非个数越少越好，如图 8.7～图 8.13 展示了各个数据集在迭代过程中（即特征个数变化的阶段），所对应 R^2 值的变化趋势。

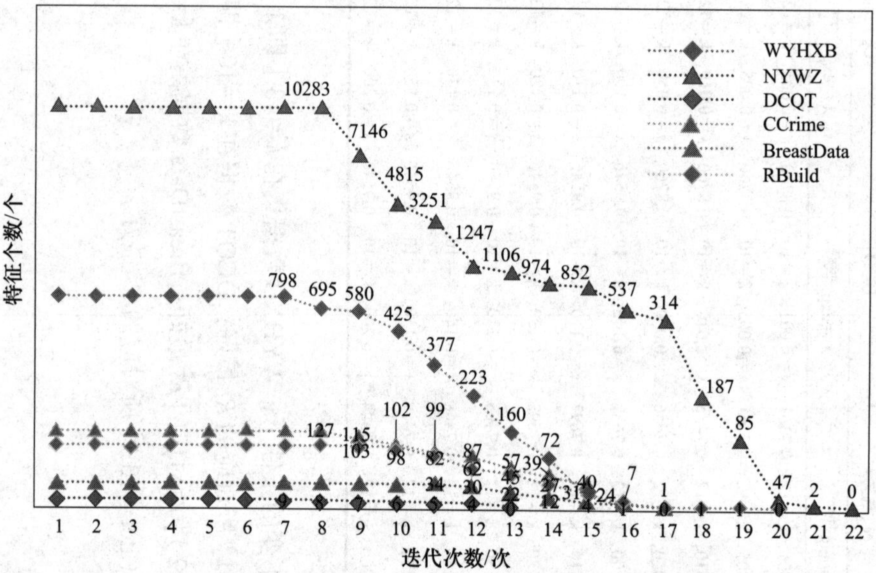

图 8.6 6 个数据集中特征选择个数的变化趋势

实验的具体结果如下：WYHXB 数据集在迭代至第 10 次时，可选择出 425 个显著特征（剔除 373 个）且对应的 R^2 值最优；NYWZ 数据集在迭代至第 12 次时，可选择出 1247 个显著特征（剔除 9036 个）且对应的 R^2 值最优；DCQT 数据集在迭代至第 11 次时，可选择出 5 个显著特征（剔除 4 个）且对应的 R^2 值最优；CCrime 数据集在迭代至第 11 次时，可选择出 82 个显著特征（剔除 45 个）且对应的 R^2 值最优；BreastData 数据集在迭代至第 13 次时，可选择出 22 个显著特征（剔除 12 个）且对应的 R^2 值最优；RBuild 数据集在迭代至第 14 次时，可选择出 39 个显著特征（剔除 64 个）且对应的 R^2 值最优。

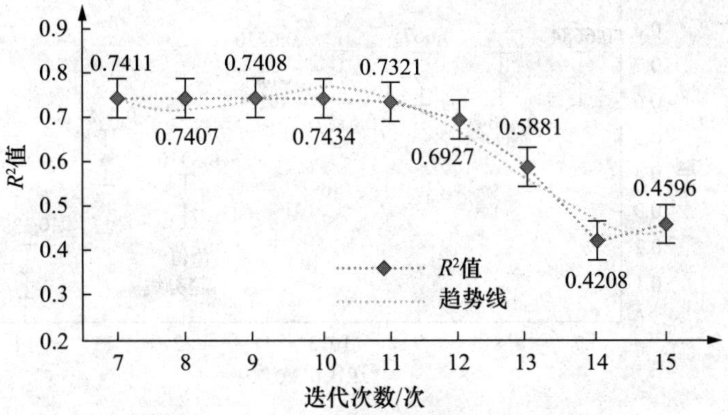

图 8.7　WYHXB 中特征变化对应的 R^2 值

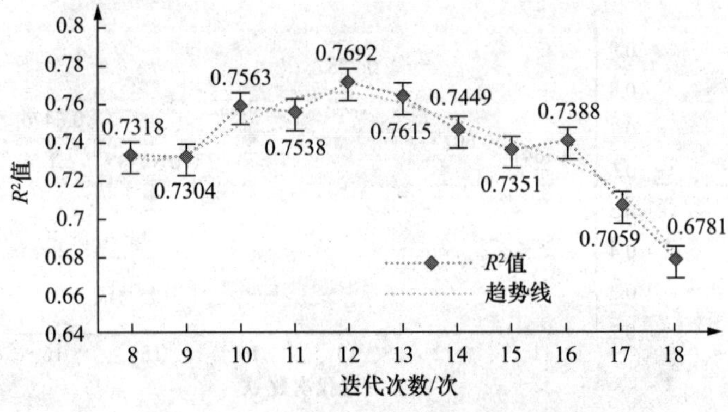

图 8.8　NYWZ 中特征变化对应的 R^2 值

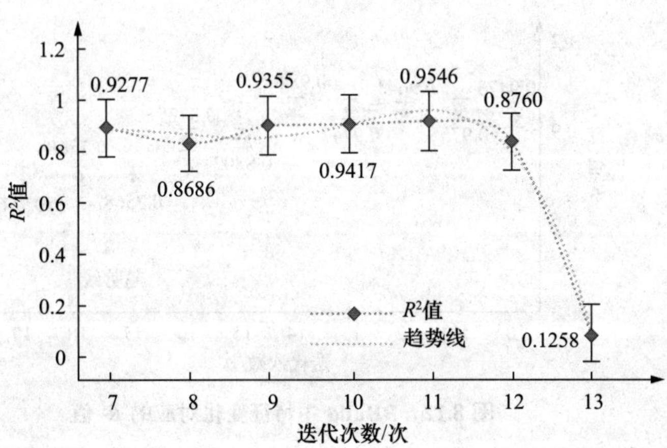

图 8.9　DCQT 中特征变化对应的 R^2 值

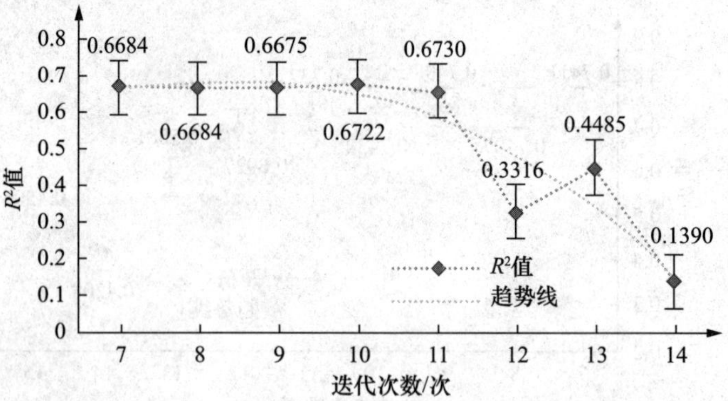

图 8.10　CCrime 中特征变化对应的 R^2 值

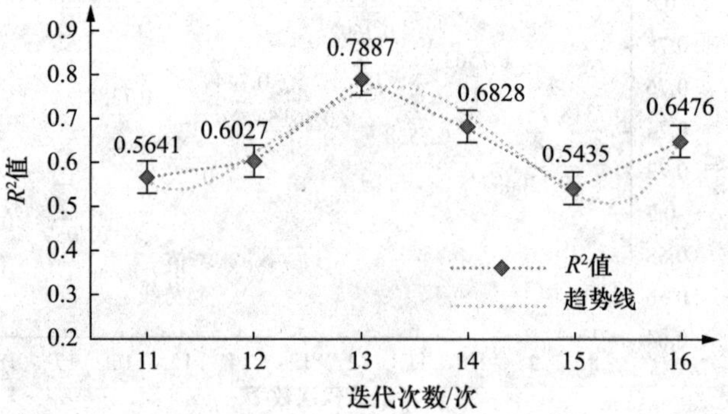

图 8.11　Breast Data 中特征变化对应的 R^2 值

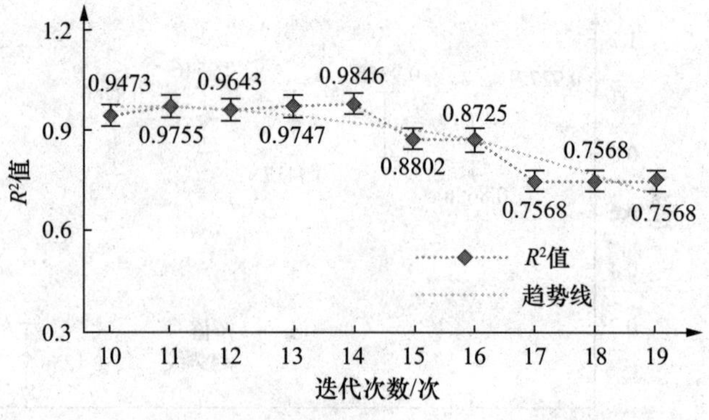

图 8.12　RBuild 中特征变化对应的 R^2 值

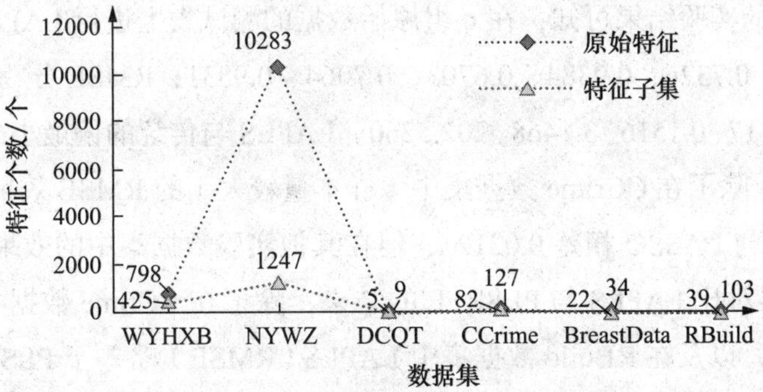

图 8.13　6 个数据集特征选择后的结果

通过上述实验，六组数据可分别确定出各自的参数和对应的迭代次数，同时还可以得出每个数据集通过新模型特征选择后的降维效果（即去除无关特征和冗余特征的程度），如图 8.13 所示。但值得注意的是剔除的特征个数不能为 0，否则就无法达到特征选择的意义。

2）LAPLS 与其他方法的比较

再对新模型进一步地分析，将各个数据按照 7：3 的比例随机划分成训练集和测试集，并采用传统的偏最小二乘法（PLS）、LASSO、PLSRFE 和改进后的算法（LAPLS）进行训练学习；然后再将测试集进行回归实验（改进算法的参数和迭代次数均与上述最优值一致），并以 R-squared（R^2）、均方根误差（RMSE）作为模型评价指标，同时为了确保实验结果的可靠性，分别对每组实验数据进行 10 次测试，再取各自平均值作为最终的实验结果（表 8.9）。

表 8.9　LAPLS 与其它方法的实验结果比较（评价指标：R^2 值与 RMSE）

数据集	PLS		LASSO		PLSRFE		LAPLS	
	R^2 值	RMSE	R^2 值	RMSE	R^2 值	RMSE	R^2 值	RMSE
WYHXB	0.5660	422.1680	0.4538	427.7071	0.6498	418.3305	**0.6558**	**412.7325**
NYWZ	0.6072	154.8713	0.6254	152.8729	0.6791	158.7410	**0.7326**	**140.5172**
DCQT	0.8262	0.01620	0.7988	0.0129	0.8848	0.0181	**0.9384**	**0.0117**
CCrime	0.6419	0.1388	0.6609	**0.1306**	**0.7355**	0.1413	0.6703	0.1516
BreastData	0.6333	3.5338	0.6414	3.1766	0.5777	3.6686	**0.7064**	**3.1468**
RBuild	0.9616	221.2931	0.9815	226.7571	0.9746	**190.4369**	**0.9831**	202.5260
平均值	0.7060	133.6702	0.6936	135.1095	0.7502	128.5561	**0.7811**	**126.5143**

注：黑色加粗字体表明该方法效果优于其他方法

通过上述的实验设计，新模型的验证即可从两种角度进行讨论：① LAPLS 与传统方法（PLS、LASSO）的比较；② LAPLS 与同类型的特征选择方法（PLSRFE）比较。

由表 8.9 的实验结果可知，在 6 组原始数据的测试集上进行 LAPLS 回归，R^2 分别为 0.6558、0.7326、0.9384、0.6703、0.7064、0.9831；RMSE 分别为 412.7325、140.5172、0.0117、0.1516、3.1468、202.5260。LAPLS 与传统的偏最小二乘法（PLS）、LASSO 相比，除了在 CCrime 数据集中（样本量较大）的 RMSE 效果略差（与 PLS 相差 0.0128，与 LASSO 相差 0.0212），但在其他实验数据集中的效果均比传统的方法好；同时再对比 LAPLS 与 PLSRFE 的结果，除了在 CCrime 数据集中 LAPLS 略差于 PLSRFE，以及在 RBuild 数据集中 LAPLS（RMSE）略差于 PLSRFE（RMSE），但是 LAPLS 在其它实验数据中的结果均比 PLSRFE 好。因此，改进的算法总体上是优于其它已有的算法，说明新模型在去除无关特征和冗余特征是有一定的效果，并且根据实验结果可知，新模型的适应性比较强，不仅对多特征的数据有效，而且对于特征较少的数据也有不错的效果。

为了更直观地观察实验结果，分别绘制了趋势图［如图 8.14 和图 8.15（后附彩图）］，以便反映 R^2 和 RMSE 的波动情况。可以观察到，新模型的 6 组实验数据的

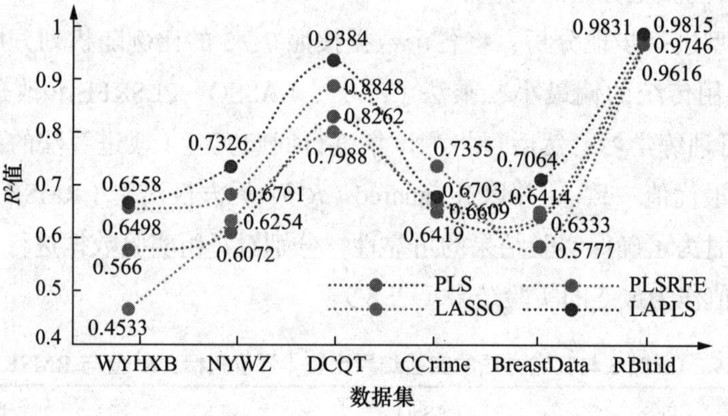

图 8.14　6 组数据的实验结果（R^2 值）

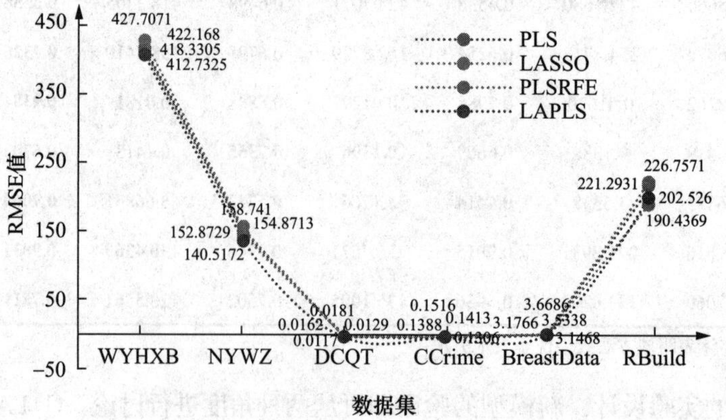

图 8.15　6 组数据的实验结果（RMSE 值）

R^2 和 RMSE 值整体优于其他算法，说明基于偏最小二乘的特征选择方法的回归效果得到了很好的提升，并且能够有效地去除无关特征和在一定程度上删除冗余特征。综上所述，该改进的算法不仅对较高维的数据能够进行特征选择，筛选出“重要性物质”，还能够较好地适用于中医药数据。

8.5　基于灰色关联的偏最小二乘特征选择

在中医药领域的实验数据中，大多呈现出多成分、多靶点等特征，且由于数据的复杂性，变量之间存在强相关性和冗余性。因此无法采用传统的统计分析方法来阐述数据内部的量效关系，偏最小二乘回归（PLSR）自带的 VIP 辅助分析方法对自变量的筛选具有一定的作用，但当需要满足自变量对因变量的重要性较强和自变量之间高度相关的两个条件时，采用 VIP 筛选变量的效果并不是最优，因此需要开发一种能够解决多变量之间冗余问题的数据分析方法，为科研工作者提供技术支撑。

基于灰色关联的偏最小二乘辅助分析方法通过求解关联系数和关联度，筛选出显著特征，并结合偏最小二乘回归进行分析，直到达到拟合精度为止。该算法不仅可有效地选择出显著特征，同时还可以达到较好的拟合效果，从而建立一个适合中医药数据分析的回归模型。

8.5.1　灰色关联分析

灰色关联度分析（gray relation analysis，GRA）[19~21]，是一种多因素统计分析的方法。它是由我国著名学者邓聚龙教授首创的一种系统理论，是根据因素之间发展趋势的相似或相异程度，亦即“灰色关联度”，作为衡量因素间关联程度的一种方法。灰色关联分析的基本思想是根据序列曲线几何形状的相似程度来判断其是否紧密，曲线越接近，相应序列之间的关联度就越大，反之就越小。自从灰色系统提出以来，灰色关联分析已成功应用于聚类、预测、决策、评估、模式识别、系统指标权重确定等方面。

灰色关联分析具体步骤如下：

（1）确定分析数列：确定反映系统行为特征的参考数列和影响系统行为的比较数列。反映系统行为特征的数据序列称为参考列，影响系统行为的因素组成的数据序列称为比较数列。

（2）求参考数列与比较序列的灰色关联系数 $\xi_j(k)$：所谓关联程度，实质上是曲线间差值大小，可作为关联程度的衡量尺度。对于一个参考序列 $y_0(k)$ 有若干个比较数列 $y_1, y_2, \cdots, y_q$；各比较数列与参考数列在各个时刻（即曲线中的各点）的关联系数 $\xi_j(k)$ 可由下列公式算出。

$$\xi_j(k)=\frac{\min\limits_j\min\limits_k|y_0(k)-y_j(k)|+\rho\max\limits_j\max\limits_k|y_0(k)-y_j(k)|}{|y_0(k)-y_j(k)|+\rho\max\limits_j\max\limits_k|y_0(k)-y_j(k)|}, \tag{8.21}$$

$$(j=1,2,\cdots,q;\ k=1,2,\cdots,n)$$

记两级最小差为 $\Delta(\min)=\min\limits_j\min\limits_k|y_0(k)-y_j(k)|$，最大差为 $\Delta(\max)=\max\limits_j\max\limits_k|y_0(k)-y_j(k)|$，参考数列与比较数列的绝对差值为 $\Delta_j(k)=|y_0(k)-y_j(k)|$，则原式可简化为：

$$\xi_j(k)=\frac{\Delta(\min)+\rho\Delta(\max)}{\Delta_j(k)+\rho\Delta(\max)} \tag{8.22}$$

其中，ρ（$0\leqslant\rho\leqslant1$）称为分辨系数，ρ 越小，表示分辨力越大。当 $\rho\leqslant0.5463$ 时，分辨力最好，通常取 $\rho=0.5$。

（3）计算关联度：因为关联系数是比较数列与参考数列在各个时刻（即曲线中各点，假设共有 n 个点）的关联程度值，所以它的数不止一个，而信息过于分散不便与进行整体性的比较。因此有必要将各个时刻的关联系数集中为一个值，即求平均值，关联度 R_j 公式如下：

$$R_j=\frac{1}{n}\sum_{k=1}^{n}\xi_j(k),\ k=1,2,\cdots,n \tag{8.23}$$

（4）关联度排序：关联度 R_j（$j=1, 2, \cdots, q$）按从大到小进行排序，即得灰关联序列。若 $R_2>R_1$，则比较数列 y_2 比 y_1 更接近参考数列 y_0，从而说明比较数列 y_2 对应的自变量更加重要。

8.5.2 优化模型的建立

灰色关联分析是一种用灰色关联度顺序来描述因素间的关系强弱、次序的统计方法。其基本思想是根据序列曲线几何形状的相似程度来判断其是否紧密，曲线越接近，相应序列之间的关联度就越大，反之就越小。换句话说，它是通过确定参考数列和比较数列来求参考数列与比较序列的灰色关联系数，从而计算关联度并进行排序，得到灰色关联序列。

偏最小二乘法[22]是一种新型的统计分析方法，其主要研究的是多因变量对多自变量的回归建模，尤其是当各变量内部高度线性相关时，用偏最小二乘回归法更有效。另外，偏最小二乘回归较好地解决了样本个数少于变量个数等问题。在进行 PLS 回归时，要求从原始自变量 $\boldsymbol{X}$ 和因变量 $\boldsymbol{Y}$ 分别提取的主成分 $\boldsymbol{t}_1$，$\boldsymbol{u}_1$，能够最大限度地携带原始样本的信息，以及二者之间的关系最大，然后再将 $\boldsymbol{t}_1$，$\boldsymbol{u}_1$ 进行多元线性回归，判断是否满足要求，若不满足条件，从残差信息中继续提取主成分 $\boldsymbol{t}_1$，$\boldsymbol{u}_1$，依次迭代建立偏最小二乘回归模型，直到达到满意精度为止。但是偏最小二乘自带的 VIP 辅助分析方法，在判断和筛选重要变量时存在局限性，无法提取出最优子集。

故本模型将灰色关联法（GRA）与偏最小二乘法进行结合，提出了一种新的基于灰色关联的偏最小二乘辅助分析方法（gray relation analysis-partial least squares，GRA-PLS），该改进的算法首先利用灰色关联分析法计算出关联系数和关联度，并对获取的结果进行排序和筛选，从而剔除某些冗余特征；再将所选择的显著性特征作为 PLS 的输入，进行模型的回归分析。通过融合两种算法的优势，不仅能够找到对因变量最重要的一组影响因子（即特征），还可以较好地提高模型解释程度。GRA-PIS 的构建过程如图 8.16 所示：

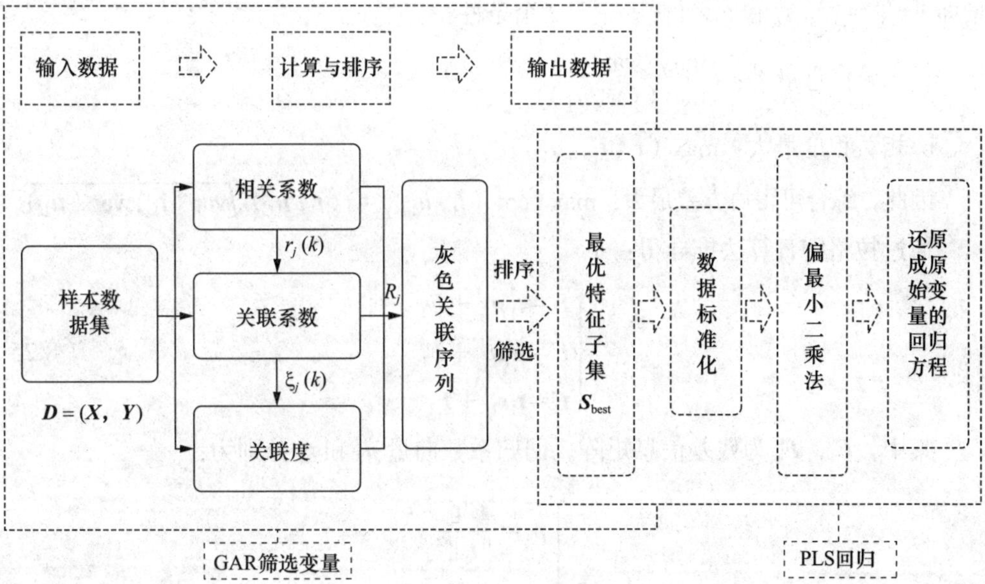

图 8.16　GRA-PLS 结构

GRA-PLS 具体步骤如下：

（1）求相关系数的绝对值：假设有 n 个样本构成数据集 $\boldsymbol{D}=(\boldsymbol{X},\ \boldsymbol{Y})$，其中自变量和因变量分别构成自变量数据集 $\boldsymbol{X}=(\boldsymbol{x}_1,\ \boldsymbol{x}_2,\ \cdots,\ \boldsymbol{x}_p)$ 和因变量数据集 $\boldsymbol{Y}=(\boldsymbol{y}_1,\ \boldsymbol{y}_2,\ \cdots,\ \boldsymbol{y}_q)$，其中 p 和 q 分别表示自变量和因变量个数，则可求得自变量相关系数的绝对值，其公式为：

$$r_{ij}=\left|\frac{\operatorname{cov}(\boldsymbol{x}_i,\boldsymbol{x}_j)}{\sqrt{\operatorname{var}(\boldsymbol{x}_i)\operatorname{var}(\boldsymbol{x}_j)}}\right|,(i=1,2,\cdots,p;\ i\neq j) \tag{8.24}$$

（2）利用灰色关联法给自变量排序：将自变量相关系数绝对值 r_{ij} 中的最大值对应的自变量作为参考数列，剩余自变量作为比较数列；根据式（8.21）求关联系数 $\xi_j(k)$，然后根据式（8.23）求得关联度 R_j（$j=1, 2, \cdots, p$）；

（3）关联度排序：将关联度 R_j 按从大到小进行排序，即得灰色关联序列。如果 $R_i>R_j$，则比较数列 $\boldsymbol{x}_i$ 比 $\boldsymbol{x}_j$ 更接近参考数列，从而说明比较数列 $\boldsymbol{x}_i$ 对应的自变量更加重要，且剔除关联度最小的变量。

（4）PLS 回归：将步骤（3）筛选所得到的最优特征子集 $\boldsymbol{X}$ 重新整理，并作为 PLS 的输入样本进行回归建模，建模步骤如下：

① 对整理后的样本数据 $\boldsymbol{X}$ 与 $\boldsymbol{Y}$ 进行标准化预处理得到矩阵 $\boldsymbol{E}$、$\boldsymbol{F}$；分别从 $\boldsymbol{E}$ 和 $\boldsymbol{F}$ 中提取主成分 $\boldsymbol{t}_1$，$\boldsymbol{u}_1$；

② 记 $\boldsymbol{t}_1$ 是 $\boldsymbol{E}$ 的第 1 个成分 $\boldsymbol{t}_1=\boldsymbol{E}\boldsymbol{\omega}_1$，其中 $\boldsymbol{\omega}_1$ 是 $\boldsymbol{E}$ 的第 1 个轴（单位列向量 $\|\boldsymbol{\omega}_1\|=1$）。$\boldsymbol{u}_1$ 是 $\boldsymbol{F}$ 的第 1 个成分有 $\boldsymbol{u}_1=\boldsymbol{F}\boldsymbol{v}_1$，其中 $\boldsymbol{v}_1$ 是 $\boldsymbol{X}$ 的第 1 个轴（单位列向量即 $\|\boldsymbol{v}_1\|=1$）。$\boldsymbol{t}_1$ 和 $\boldsymbol{u}_1$ 须满足一下 2 个条件：

a 变异信息最大：$\begin{cases}\max(\operatorname{var}(\boldsymbol{t}_1))\\ \max(\operatorname{var}(\boldsymbol{u}_1))\end{cases}$

b 相关程度最大：$\max(\mathrm{r}(\boldsymbol{t}_1, \boldsymbol{u}_1))$

因此，综合可得协方差最大：$\max(\operatorname{cov}(\boldsymbol{t}_1,\boldsymbol{u}_1))=\mathrm{r}(\boldsymbol{t}_1,\boldsymbol{u}_1)\sqrt{\operatorname{var}(\boldsymbol{t}_1)\operatorname{var}(\boldsymbol{u}_1)}$

通过拉格朗日算法推导得：

$$\begin{cases}\boldsymbol{E}=\boldsymbol{t}_1\boldsymbol{p}_1^{\mathrm{T}}+\boldsymbol{E}_1\\ \boldsymbol{F}=\boldsymbol{u}_1\boldsymbol{q}_1^{\mathrm{T}}+\boldsymbol{F}_1^{*}\\ \boldsymbol{F}=\boldsymbol{t}_1\boldsymbol{r}_1^{\mathrm{T}}+\boldsymbol{F}_1\end{cases} \tag{8.25}$$

其中，$\boldsymbol{E}_1$，$\boldsymbol{F}_1$ 为残差信息矩阵，回归系数向量 $\boldsymbol{p}_1$ 和 $\boldsymbol{r}_1$ 分别为：

$$\begin{cases}\boldsymbol{p}_1=\dfrac{\boldsymbol{E}^{\mathrm{T}}\boldsymbol{t}_1}{\|\boldsymbol{t}_1\|^2}\\ \boldsymbol{q}_1=\dfrac{\boldsymbol{F}_1^{\mathrm{T}}\boldsymbol{u}_1}{\|\boldsymbol{u}_1\|^2}\\ \boldsymbol{r}_1=\dfrac{\boldsymbol{F}_1^{\mathrm{T}}\boldsymbol{t}_1}{\|\boldsymbol{t}_1\|^2}\end{cases} \tag{8.26}$$

③ 用残差信息矩阵 $\boldsymbol{E}_1$，$\boldsymbol{F}_1$ 取代 $\boldsymbol{E}$，$\boldsymbol{F}$，求第 2 个成分 $\boldsymbol{t}_2$，$\boldsymbol{u}_2$ 和第 2 个轴 $\boldsymbol{\omega}_2$、$\boldsymbol{v}_2$，即：

$$\begin{cases}\boldsymbol{t}_2=\boldsymbol{E}_1\boldsymbol{\omega}_2\\ \boldsymbol{u}_2=\boldsymbol{F}_1\boldsymbol{v}_2\end{cases} \tag{8.27}$$

再通过拉格朗日算法推导得：

$$\begin{cases}\boldsymbol{E}_1=\boldsymbol{t}_2\boldsymbol{p}_2{}^{\mathrm{T}}+\boldsymbol{E}_2\\ \boldsymbol{F}_1=\boldsymbol{t}_2\boldsymbol{r}_2{}^{\mathrm{T}}+\boldsymbol{F}_2\end{cases} \tag{8.28}$$

其中，回归系数向量：

$$\begin{cases}\boldsymbol{p}_2=\dfrac{\boldsymbol{E}_1{}^{\mathrm{T}}\boldsymbol{t}_2}{\|\boldsymbol{t}_2\|^2}\\ \boldsymbol{r}_2=\dfrac{\boldsymbol{F}_1{}^{\mathrm{T}}\boldsymbol{t}_2}{\|\boldsymbol{t}_2\|^2}\end{cases} \tag{8.29}$$

④ 如此利用剩下的残差信息矩阵不断迭代计算，我们假设 $\boldsymbol{E}$ 的秩为 A（即可以有 A 个成分）：

$$\begin{cases}\boldsymbol{E}_1=\boldsymbol{t}_1\boldsymbol{p}_1{}^{\mathrm{T}}+\boldsymbol{t}_2\boldsymbol{p}_2{}^{\mathrm{T}}+\cdots+\boldsymbol{t}_m\boldsymbol{p}_m{}^{\mathrm{T}}+\boldsymbol{X}_m\\ \boldsymbol{F}_1=\boldsymbol{t}_1\boldsymbol{r}_1{}^{\mathrm{T}}+\boldsymbol{t}_2\boldsymbol{r}_2{}^{\mathrm{T}}+\cdots+\boldsymbol{t}_m\boldsymbol{r}_m{}^{\mathrm{T}}+\boldsymbol{Y}_m\end{cases} \tag{8.30}$$

其中 $\boldsymbol{F}_m$ 为 $\boldsymbol{F}$ 第 m 个残差矩阵，提取的主成分个数 $m<A$。

⑤ 根据$\boldsymbol{\omega}_h^*=\prod_{k=1}^{h-1}(\boldsymbol{I}-\boldsymbol{\omega}_k\boldsymbol{p}_k^{\mathrm{T}})\boldsymbol{\omega}_{\mathrm{h}}$和 $\boldsymbol{t}_h=\boldsymbol{E}\boldsymbol{\omega}_h^*$（在多因变量线性偏最小二乘法性质中），即原方程还原，则有：

$$\begin{aligned}\boldsymbol{F}&=\boldsymbol{t}_1\boldsymbol{r}_1^{\mathrm{T}}+\boldsymbol{t}_2\boldsymbol{r}_2^{\mathrm{T}}+\cdots+\boldsymbol{t}_m\boldsymbol{r}_m^{\mathrm{T}}+\boldsymbol{F}_m\\&=(\boldsymbol{E}\boldsymbol{\omega}_1^*)\boldsymbol{r}_1^{\mathrm{T}}+\cdots+(\boldsymbol{E}\boldsymbol{\omega}_m^*)\boldsymbol{r}_m^{\mathrm{T}}+\boldsymbol{F}_m\\&=\boldsymbol{E}\left(\sum_{i=1}^{m}\boldsymbol{\omega}_i^*\boldsymbol{r}_i^{\mathrm{T}}\right)+\boldsymbol{F}_m\end{aligned} \tag{8.31}$$

令$B=\sum_{i=1}^{m}\boldsymbol{\omega}_i^*\boldsymbol{r}_i^{\mathrm{T}}$即为 PLS 回归方程的回归系数向量，有：

$$\boldsymbol{F}=\boldsymbol{E}\boldsymbol{B}+\boldsymbol{F}_m \tag{8.32}$$

⑥ 当得到 PLS 回归方程后，求复测定系数 R^2 来判断拟合精度，计算公式如下：

$$R^2=\frac{S_{\mathrm{SSR}}}{S_{\mathrm{SST}}}=\frac{\sum_{i=1}^{n}(\hat{y}_i-\overline{y})^2}{\sum_{i=1}^{n}(y_i-\overline{y})^2} \tag{8.33}$$

其中，$\hat{y}_i$是原始数据 y_i 的拟合值，$\overline{y}$是原始数据 y_i 的样本平均值；$S_{\mathrm{SSR}}=\sum_{i=1}^{n}(\hat{y}_i-\overline{y})^2$是拟合方程可解释的变异平方和；$S_{\mathrm{SST}}=\sum_{i=1}^{n}(y_i-\overline{y})^2$是原始数据 y_i 的总变异平方和。

8.5.3 实验设计与结果分析

1. 实验数据说明

本模型所采用的实验数据来源于现代中药制剂教育部重点实验室的中医药数据、大承气汤数据集、UCI 的 CarData 数据集，以及比较经典的刀具磨损实验数据集。

其中，药实验数据研究中药药剂大黄中的有效成分对生理指标（d- 乳酸含量）的影响因素（部分数据见表 8.6），表中大黄的有效成分的含量（自变量）包含芦荟大黄素、大黄素、大黄酸、大黄酚、大黄素甲醚、厚朴酚、和厚朴酚、橙皮苷、辛弗林，因变量为 d- 乳酸含量；大承气汤实验数据有 10 个样本，自变量分别为大黄、厚朴、枳实、芒硝，因变量为血流量（见表 6.2）；经典的刀具磨损实验数据有 10 个样本，5 个自变量和 1 个因变量（见表 7.5）；CarData 数据集有 205 个样本，21 个自变量和 1 个因变量。

2. 实验过程与结果分析

为了验证改进算法的模型效果，分别采用中药实验数据、大承气汤实验数据、刀具磨损实验数据和 CarData 数据集进行关联度与 VIP 的分析比对，得到的序列值如图 8.17～图 8.20（后附彩图）所示。

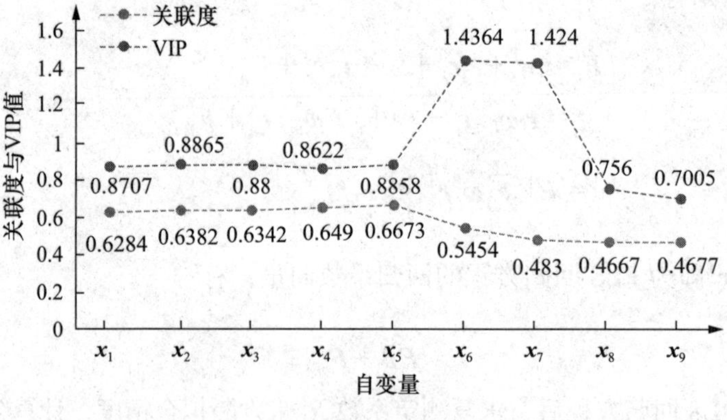

图 8.17 中药实验数据关联度与 VIP 的值

由彩图 8.17～彩图 8.20 可知，各数据集的关联度和 VIP 最小值对应的自变量，即中药实验数据关联度与 VIP 的最小值所对应自变量分别为 x_8、x_9；大承气汤实验数据的关联度与 VIP 的最小值所对应自变量分别为 x_2、x_4；刀具实验数据集的关联度与 VIP 的最小值所对应自变量分别为 x_4、x_1；CarData 数据集的关联度与 VIP 的最小值所对应自变量分别为 x_4、x_1。

进一步分析和验证改进算法（GRA-PLS）的效果，分别剔除各数据集的关联度值和 VIP 值最小的自变量，再进行回归分析，并与传统的偏最小二乘法（PLS），以

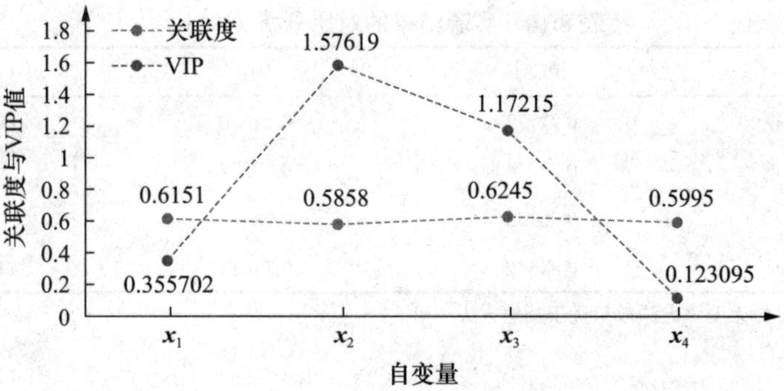

图 8.18　大承气汤实验数据关联度与 VIP 值

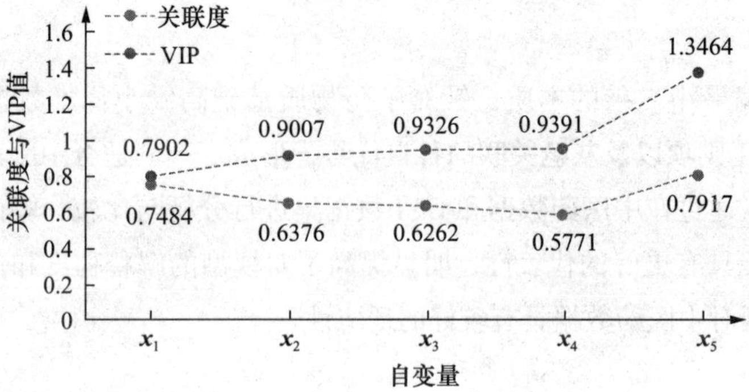

图 8.19　刀具磨损实验数据关联度与 VIP 值

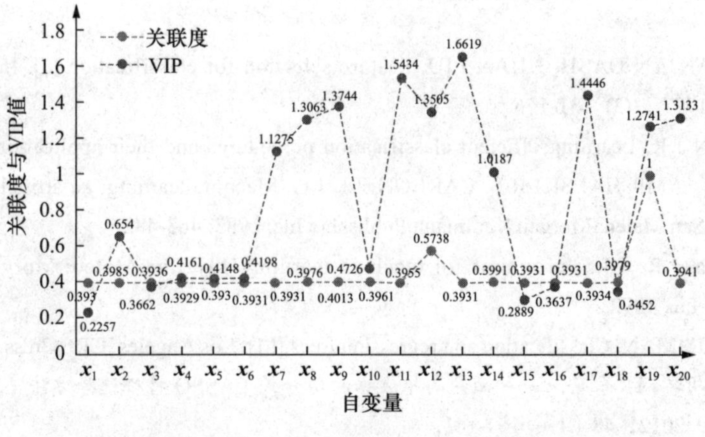

图 8.20　CarData 数据关联度与 VIP 值

及 PLS 自带的 VIP 分析方法进行比较。由表 8.10 可知，改进的算法效果均优于其他方法，其中在四个数据集上 GRA-PLS 的 R^2 值分别为 0.9548、0.9865、0.27543、0.91111，比采用 VIP 分析的精度分别高于 0.0081、0.00014、0.0017、0.11496；与传统的偏最小二乘法（PLS）相比精度分别高于 0.02708、0.00004、0.00498、0.06569。综上所述，改进的偏最小二乘法拟合效果较好，且对中药实验数据的适应性也较强。

表 8.10 实验结果的对比分析（R^2）

数据集	PLS	VIP	Grey-PLS
中药实验数据	0.92772	0.94670	**0.95480**
大承气汤数据	0.87244	0.87234	**0.87248**
刀具磨损实验	0.98152	0.98480	**0.98650**
CarData 数据	0.84542	0.79615	**0.91111**

注：黑色加粗字体表明该方法效果优于其他方法

8.6 本章小结

本章结合偏最小二乘的本质，针对中药物质基础高维小样本数据，充分利用 CFS 算法、L1 正则项以及灰色关联的各自优势，形成了一套适合中医药数据特点的特征选择算法。通过在中医药数据和 UCI 数据集进行分析与比较，验证了改进模型选出的特征子集具有更好的代表性，明显提高了对模型的解释程度和预测精度，也说明了改进模型对中医药数据具有较好的适应性。

参考文献

[1] MANORANJAN DASH, HUAN LIU. Feature selection for classification [J]. Intelligent Data Analysis, 1997, 1 (3): 131-156.

[2] QUINLAN J R. Learning efficient classification procedures and their application to chess end games [C]. // MICHALSKI R S, CARBONELL J G. Machine learning: an artificial intelligence approach. San Mateo: Morgan Kaufmann Publishers Inc, 1983: 463-482.

[3] QUINLAN J R. C4.5: programs for machine learning [M]. San Mateo: Morgan Kaufmann Publishers Inc, 1992.

[4] LEO BREIMMAN. Classification and regression trees [M]. Los Angeles: CRC Press, 2017.

[5] 施万锋，胡学钢，俞奎. 一种面向高维数据的均分式 LASSO 特征选择方法［J］. 计算机工程与应用，2012，48（1）：157-161.

[6] 张靖，胡学钢，张玉红，等. K-split LASSO：有效的肿瘤特征基因选择方法［J］. 计算机科学与探索，2012，6（12）：1136-1143.

[7] HALL M A. Correlation-based feature selection for discrete and numeric class machine learning [C] // BOWERS A F, LLOYD J W. Proceedings of the 17th international conference on machine learning. San Mateo: Morgan Kaufmann Publishers Inc, 2000: 359-366.

[8] SAAD Z S, GLEN D R, GANG C, et al. A new method for improving functional-to-structural MRI alignment using local Pearson correlation[J]. Neuroimage, 2009, 44 (3): 839-848.

[9] WOLD S, SJÖSTRÖM M, ERIKSSON L.PLS-regression: a basic tool of chemometrics[J].

Chemometrics & Intelligent Laboratory Systems, 2001, 58 (2): 109-130.

[10] 曾青霞，杜建强，朱志鹏，等. 基于特征相关的偏最小二乘特征选择方法［J］. 计算机应用研究，2019，36（04）：1036-1038，1054.

[11] HUANG CANYI, DU JIANQIANG, NIE BIN, et al. Feature selection method based on partial least squares and analysis of traditional chinese medicine data [J]. Computational and Mathematical Methods in Medicine. 2019 (s1). 1-11.

[12] MUTHUKRISHNAN R, ROHINI R. LASSO: A feature selection technique in predictive modeling for machine learning[C]// IEEE. 2016 international conference on advances in computer applications. Coimbatore: IEEE, 2016: 18-20.

[13] R TIBSHIRANI. Regression shrinkage and selection via the lasso: a retrospective[J] Journal of the Royal Statistical Society: Series B (Methodological), 2011, 73 (3): 273-282.

[14] TSUCHIDA J, YADOHISA H. Partial least-squares method for three-mode three-way datasets based on Tucker model[J]. Procedia Computer Science, 2017, 114: 234-241.

[15] HUANG H, CHEN B, LIU C. Safety monitoring of a super-high dam using optimal kernel partial least squares [J]. Mathematical Problems in Engineering, 2015 (12): 1-13.

[16] ZHU Y, WANG H. A simplified algorithm of PLS regression[J]. Journal of Systems Science and Systems Engineering, 2000 (4): 31-36.

[17] GRANT E, LANGE K, WU T T. Coordinate descent algorithms for L1 and L2 regression[J]. Journal of the American College of Cardiology, 1995, 25 (2): 491-499.

[18] NESTEROV Y. Efficiency of coordinate descent methods on huge-scale optimization problems [J]. Siam Journal on Optimization, 2012, 22 (2): 341-362.

[19] 张明，陈勇明. 基于相似性和接近性视角的B样条灰色关联分析模型［J］. 统计与决策，2016（4）：12-15.

[20] WANG P, MENG P, ZHAI J Y, et al. A hybrid method using experiment design and grey relational analysis for multiple criteria decision making problems[J]. Knowledge-Based Systems, 2013, 53: 100-107.

[21] 刘慧博，钱永杰. 基于粗糙集和灰色关联分析的仿真可信度评估［J］. 系统仿真学报，2018，30（2）：459-464.

[22] 朱志鹏，杜建强，余日跃，等. 融入深度学习的偏最小二乘优化方法［J］. 计算机应用研究，2017，34（1）：87-90.

第 9 章　偏最小二乘成分提取的非线性优化模型

9.1　问题的提出

作为一种无参的多元统计分析方法，偏最小二乘回归在自变量（也称为特征）间存在较高相关性时，提供了一种多因变量对多自变量的回归建模方法，可以有效地解决多重共线性的难题。因此，它无论在生物医学领域中，还是在物理化学领域都得到了广泛的应用。同时，随着中医药信息化的发展，统计分析方法作为数据发现的关键技术之一，也深深受到了中医药领域学者的喜爱。然而无论是在理论研究中还是在实践过程中，发现在很多时候采用偏最小二乘回归无法达到令人满意的结果。其中最重要的原因是，偏最小二乘回归本身的目的是在解释变量空间里寻找某些线性组合，以便能更好地解释反应变量的变异信息。换句话来说，偏最小二乘回归内部采用的是主成分分析，其本质上仍是线性回归的方法，而中医药数据内在的联系并不一定是线性的，而是错综复杂的非线性关系，所以偏最小二乘是不能充分表达出中医药数据的非线性特征。

因此，本章以偏最小二乘回归为基础，提出了利用受限玻尔兹曼机、稀疏自编码器、深度置信网络分别对偏最小二乘法进行改进，其核心思想如下：

（1）利用受限玻尔兹曼机对特征空间提取非线性结构，将提取的特征成分取代偏最小二乘中的成分，从而形成能适应非线性的模型；

（2）利用稀疏自编码器提取新的特征成分，使其能够体现特征空间的非线性关系，再将提取的特征成分取代偏最小二乘中的成分；

（3）采用深度置信网络抽取的原始数据的上层特征作为成分，然后将该特征成分放入偏最小二乘模型中进行多元线性回归。

以上对偏最小二乘法进行改进的目的是为了构建偏最小二乘成分提取的非线性优化模型，在本章中，该优化模型包含了 RBM-PLS、SAE-PLS、DBN-PLS 三种子模型，在后面的小节中会详细阐述。

9.2　融合受限玻尔兹曼机的偏最小二乘优化模型

偏最小二乘回归是集多元线性回归分析、典型相关分析和主成分分析于一体的方法。其中主成分分析方法（principal component analysis，PCA）能够降低所研究数据的空间维数，但是其本质上是线性降维方法，无法挖掘出隐含在高维特征空间中的非线性结构或低维非线性流形。虽然有学者也提出了一系列的非线性数据降维方法[1, 2]，如核特征映射（kernel feature mapping，KFM）、核独立成分分析（kernel independent component analysis，KICA）、核主成分分析（kernel principal component analysis，KPCA），但是这些方法能选择到一个好的、合适的核函数是比较困难的，且缺乏直观性。同时结合偏最小二乘的优势，也有学者提出了神经网络的方法，以及基于二次多项式的 QPLS 方法和基于样条函数的偏最小二乘法（SPL-PLS）[3, 4]，但多项式和样条函数在描述非线性关系时，容易受自身形态的限制，无法表达出较复杂的非线性关系。而受限玻尔兹曼机[5]是一个尽最大可能地拟合输入数据的神经网络，它将原始 m 维输入数据进行编码转化成 n 维输出数据，而这 n 维输出数据是原始 m 维数据的另一种深层表达，且这种表达是非线性结构，更适合于解决具有非线性特点的中医药数据问题。

因此，本节提出了一种融合受限玻尔兹曼机的偏最小二乘模型（RBM-PLS）[6]，该方法通过引入受限玻尔兹曼机取代偏最小二乘法的主成分分析部分，即在特征提取中使用非线性映射的受限玻尔兹曼机对数据进行转换，从而提取出能反映中医药数据非线性的特征。在麻杏石甘汤和 UCI 数据集中进行对比验证，实验证明改进的 PLS 预测精确度明显提高，更能反映中医药数据的特征。

9.2.1　受限玻尔兹曼机

玻尔兹曼机（Boltzmann machine, BM）是辛顿（Hinton）和谢诺夫斯基（Sejnowski）1986 年提出的一种基于统计力学的随机神经网络模型，它具有强大的无监督学习能力，能够学习数据中复杂的规则[7]。但是它优越的灵活性使得训练过程所耗的时间过长，而且也无法确切地计算玻尔兹曼机所表示的分布。为了解决上述问题，斯摩兰思（Smolensy）等人提出了一种改进模型：受限玻尔兹曼机（restricted Boltzmann machine，RBM），它是一种无监督学习的神经网络模型，它具有两层结构：一个可视层表示数据，一个隐含层增加学习能力，以及它还包含了对称链接无自反馈[8]，其模型结构如图 9.1（后附彩图）所示，在后续内容中对 RBM 也有详细介绍。

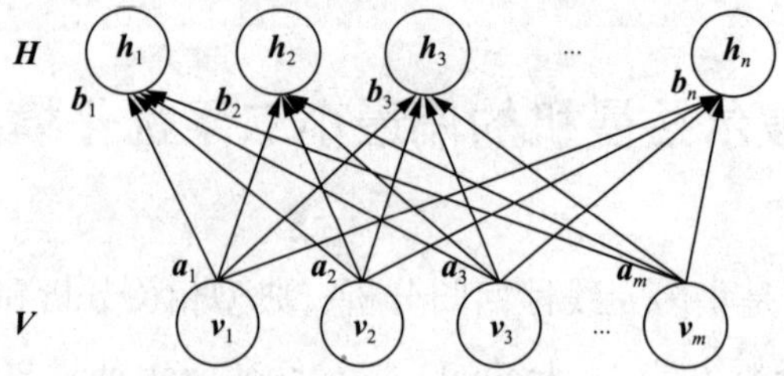

图 9.1 RBM 的模型结构

1. RBM 的训练过程

根据 RBM 模型，定义可视层单元数为 m，隐含层单元数为 n，可视层单元的状态向量为 $\boldsymbol{V}=(\boldsymbol{v}_1, \boldsymbol{v}_2, \cdots, \boldsymbol{v}_m)$，可视层单元的偏置为 $\boldsymbol{A}=(\boldsymbol{a}_1, \boldsymbol{a}_2, \cdots, \boldsymbol{a}_m)$，隐含层单元的状态向量为 $\boldsymbol{H}=(\boldsymbol{h}_1, \boldsymbol{h}_2, \cdots, \boldsymbol{h}_n)$，隐含层单元的偏置为 $\boldsymbol{B}=(\boldsymbol{b}_1, \boldsymbol{b}_2, \cdots, \boldsymbol{b}_n)$，可视层与隐含层连接权重 $\boldsymbol{W}=(\boldsymbol{w}_{11}, \boldsymbol{w}_{12}, \cdots, \boldsymbol{w}_{mn})$。那么，对于给定的一组状态向量（$\boldsymbol{V}, \boldsymbol{H}$），RBM 所具备的能量可定义为：

$$E(\boldsymbol{V},\boldsymbol{H}\mid\boldsymbol{\theta})=-\sum_{i=1}^{m}\boldsymbol{a}_i\boldsymbol{v}_i-\sum_{j=1}^{n}\boldsymbol{b}_j\boldsymbol{h}_j-\sum_{i=1}^{m}\sum_{j=1}^{n}\boldsymbol{v}_i\boldsymbol{w}_{ij}\boldsymbol{h}_j \tag{9.1}$$

上式中，$\boldsymbol{\theta}=\{\boldsymbol{a}_i, \boldsymbol{b}_j, \boldsymbol{w}_{ij}\}$ 是受限玻尔兹曼机的参数。$\boldsymbol{a}_i$ 为可视层单元 $\boldsymbol{v}_i$ 的偏置，$\boldsymbol{b}_j$ 为隐含层单元 $\boldsymbol{h}_j$ 的偏置，$\boldsymbol{w}_{ij}$ 为可视层单元 i 与隐含层单元 j 之间的权重。

如果可视层单元是实值，那么可以在能量函数中增加一个二次项，则能量函数可定义为：

$$E(\boldsymbol{V},\boldsymbol{H}\mid\boldsymbol{\theta})=\frac{1}{2}\sum_{i=1}^{m}\boldsymbol{v}_i^2-\sum_{i=1}^{m}\boldsymbol{a}_i\boldsymbol{v}_i-\sum_{j=1}^{n}\boldsymbol{b}_j\boldsymbol{h}_j-\sum_{i=1}^{m}\sum_{j=1}^{n}\boldsymbol{v}_i\boldsymbol{w}_{ij}\boldsymbol{h}_j \tag{9.2}$$

基于式（9.1 和 9.2）中的能量函数公式和已知参数变量下，可得到向量状态（$\boldsymbol{V}, \boldsymbol{H}$）的联合概率分布[9]：

$$P(\boldsymbol{V}=\boldsymbol{v}_i,\boldsymbol{H}=\boldsymbol{h}_j\mid\boldsymbol{\theta})=\frac{\mathrm{e}^{-E(\boldsymbol{v}_i,\boldsymbol{h}_j|\boldsymbol{\theta})}}{Z(\boldsymbol{\theta})} \tag{9.3}$$

$$Z(\boldsymbol{\theta})=\sum_{i=1}^{m}\sum_{j=1}^{n}\mathrm{e}^{-E(\boldsymbol{v}_i,\boldsymbol{h}_j|\boldsymbol{\theta})} \tag{9.4}$$

其中 Z 是 $\boldsymbol{\theta}$ 的为归一化因子（也称为配分函数，partition function）。

从而有第 j 个隐含层单元的激活概率[10]为：

$$P(\boldsymbol{h}_j=1\mid\boldsymbol{V},\boldsymbol{\theta})=\sigma\left(\boldsymbol{b}_j+\sum_{i=1}^{m}\boldsymbol{v}_i\boldsymbol{w}_{ij}\right) \tag{9.5}$$

其中，$\sigma(x)=\dfrac{1}{1+\exp(-x)}$为 Sigmoid 激活函数。

由于 RBM 结构的对称性，当给定隐含层单元的状态时，第 i 个可视层单元的激活概率为：

$$P(\boldsymbol{v}_i=1 \mid \boldsymbol{H},\boldsymbol{\theta})=\sigma\left(\boldsymbol{a}_i+\sum_{j=1}^{n}\boldsymbol{h}_j\boldsymbol{w}_{ij}\right) \tag{9.6}$$

如果可视层单元是实值，那么可视层单元是独立的高斯随机变量，则：

$$P(\boldsymbol{v}_i \mid \boldsymbol{H})=N\left(\boldsymbol{a}_i+\sum_{j=1}^{n}\boldsymbol{h}_j\boldsymbol{w}_{ij},1\right) \tag{9.7}$$

其中，$N\left(\boldsymbol{a}_i+\sum_{j=1}^{n}\boldsymbol{h}_j\boldsymbol{w}_{ij},1\right)$表示高斯分布；

在 RBM 训练的过程中通过不断的迭代来求出参数 $\boldsymbol{\theta}$ 的值，而迭代的终止则以拟合给定训练数据的效果来定。通常情况采用最大化对数似然函数学习。因此，假设包含 T 个样本，则参数 $\boldsymbol{\theta}$ 的最大似然函数为：

$$\boldsymbol{\theta}^*=\arg\max \ell(\boldsymbol{\theta})=\arg\max\sum_{t=1}^{T}\lg P(\boldsymbol{v}^{(t)} \mid \boldsymbol{\theta}) \tag{9.8}$$

为了获得最优参数 $\boldsymbol{\theta}$，我们可以使用随机梯度下降法求$\ell(\boldsymbol{\theta})$，从而形成将可视层数据映射成隐含层的模型，且这种映射过程是一种自学习数据中复杂规则。

2. RBM 的非线性特征提取

对于训练好的受限玻尔兹曼机（RBM），即参数 $\boldsymbol{\theta}=\{\boldsymbol{w}_{ij}，\boldsymbol{a}_i，\boldsymbol{b}_j\}$ 是已知的情况下，就可通过对原始数据进行 min-max 标准化处理，形成［0，1］之间的数据 $\boldsymbol{V}=(\boldsymbol{v}_1，\boldsymbol{v}_2，\cdots，\boldsymbol{v}_m)$，然后将数据放入模型中，即：

$$\boldsymbol{H}=\mathrm{Sigmoid}(\boldsymbol{VW}+\boldsymbol{a}) \tag{9.9}$$

由于 Sigmoid 函数是一个非线性表达，即原数据经过 Sigmoid 函数映射成隐含层数据 $\boldsymbol{H}=(\boldsymbol{h}_1，\boldsymbol{h}_2，\cdots，\boldsymbol{h}_n)$，这样就可以将原始数据转化成另一种表达，且是一种非线性映射，因此 RBM 可以发掘出数据特征中的非线性结构。可以进一步通过将隐含层数据 $\boldsymbol{H}=(\boldsymbol{h}_1，\boldsymbol{h}_2，\cdots，\boldsymbol{h}_n)$ 为输入，并进行进一步训练另一个 RBM 网络，对训练好的两个网络进行合并，即逐层训练的方法。如图 9.2（后附彩图）所示，可形成更深层的数据非线性表达。

其中图 9.2 中编号 1 是进行第一层的 RBM，从而进行一次非线性映射，编号 2 是进行第二层 RBM，从而进行第二次非线性映射，将 1 和 2 训练好的 RBM 网络组合一起，即实现逐层训练效果。从而将原始数据映射成深层的数据，发现数据内部中的非线性和规律。

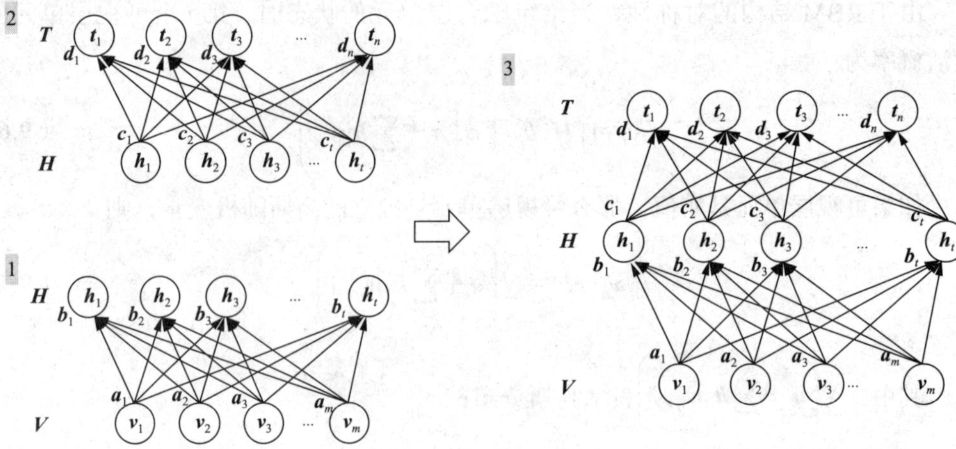

图 9.2 深度特征提取

9.2.2 优化模型的建立

在偏最小二乘法中，主要利用主成分分析法（PCA）提取成分，而 PCA 提取的成分是特征空间中的线性关系，无法满足中药数据的特性。因此，优化模型采用受限玻尔兹曼机提取新的特征作为成分，然后利用典型相关分析和多元线性分析进行回归建模，并利用交叉有效性验证模型的预测能力，过程如图 9.3（后附彩图）所示。

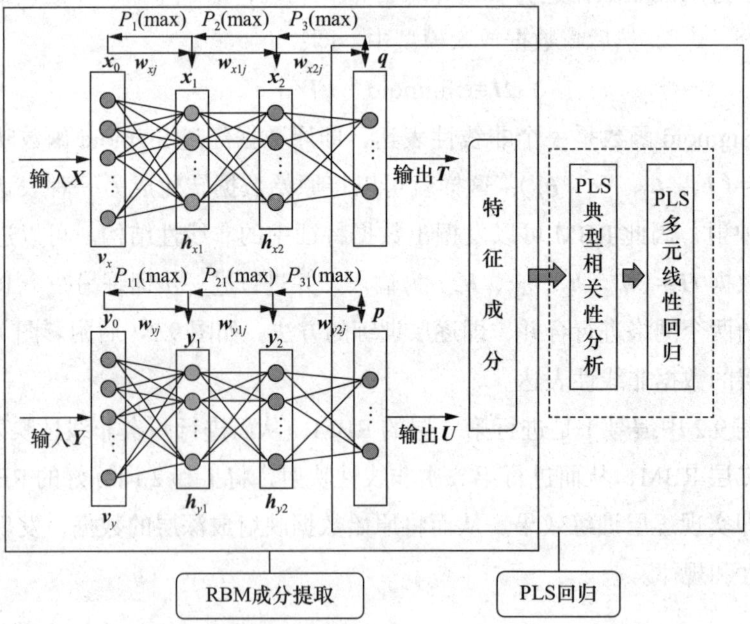

图 9.3 RBM-PLS 结构图

具体构建流程如下：

Step01：将数据进行 Min-Max 标准化处理，特征 $\boldsymbol{X}$ 的标准化矩阵为 $\boldsymbol{E}=(\boldsymbol{e}_1, \boldsymbol{e}_2, \cdots, \boldsymbol{e}_m)$，因变量 $\boldsymbol{Y}$ 的标准化矩阵为 $\boldsymbol{F}=(\boldsymbol{f}_1, \boldsymbol{f}_2, \cdots, \boldsymbol{f}_n)$；

Step02：分别对特征 $\boldsymbol{E}=(\boldsymbol{e}_1, \boldsymbol{e}_2, \cdots, \boldsymbol{e}_m)$ 和因变量 $\boldsymbol{F}=(\boldsymbol{f}_1, \boldsymbol{f}_2, \cdots, \boldsymbol{f}_n)$ 进行受限玻尔兹曼机处理，处理步骤如下：

（1）依据特征 $\boldsymbol{E}=(\boldsymbol{e}_1, \boldsymbol{e}_2, \cdots, \boldsymbol{e}_m)$ 的特征属性个数确定 RBM 可视层单元个数为 m，由于主成分分析的作用是降维，因此隐含层个数一般取小于可视层单元个数，这里取个数为 k（$k<m$）；隐含层单元个数小于等于前面一层的单元个数。

（2）随机初始网络中的权值矩阵 $\boldsymbol{W}=\{\boldsymbol{w}_{ij}|0\leqslant i\leqslant m, 0\leqslant j\leqslant k\}$，可视层的偏置向量 $\boldsymbol{a}=(\boldsymbol{a}_1, \boldsymbol{a}_2, \cdots, \boldsymbol{a}_m)$，隐含层的偏置向量 $\boldsymbol{b}=(\boldsymbol{b}_1, \boldsymbol{b}_2, \cdots, \boldsymbol{b}_k)$；

（3）通过将特征 $\boldsymbol{E}=(\boldsymbol{e}_1, \boldsymbol{e}_2, \cdots, \boldsymbol{e}_m)$ 带入神经网络中，即 $\boldsymbol{Z}=\boldsymbol{EW}+\boldsymbol{a}$，将求得的值带入激活函数中，由于对变量采用的标准化方式为 Min-Max 标准化，即映射区间在 [0, 1]，故激活函数选用 Sigmoid 函数，即：

$$\boldsymbol{H}=\frac{1}{1+\exp(-\boldsymbol{Z})} \tag{9.10}$$

其中，$\boldsymbol{H}$ 为隐含层的输出值矩阵；

（4）然后利用随机梯度下降法对权值 $\boldsymbol{W}$，偏置 $\boldsymbol{a}$，$\boldsymbol{b}$ 进行修改，直到网络能量达到稳定，受限玻尔兹曼机算法如算法 9.1 所示。

算法 9.1 受限玻尔兹曼机算法（RBM）

1）输入： 经标准化处理的特征数据 $\boldsymbol{E}$；学习率 η；隐含层单元个数 k；训练次数 iter；

2）过程：

（1）初始化：令可视层的状态向量 $\boldsymbol{v}_1=\boldsymbol{E}$；$\boldsymbol{W}$、$\boldsymbol{a}$ 和 $\boldsymbol{b}$ 取较小的随机数值；

（2）**for** $t=1, 2, \cdots, \text{iter}$: // 循环次数

① **for** $j=1, 2, \cdots, k$:

计算 $P(\boldsymbol{h}_{1j}=1|\boldsymbol{v}_1)$，即 $P(\boldsymbol{h}_{1j}=1|\boldsymbol{v}_1)=\sigma\left(\boldsymbol{b}_j+\sum_i \boldsymbol{v}_{1i}\boldsymbol{w}_{ij}\right)$；

从条件分布 $P(\boldsymbol{h}_{1j}=1|\boldsymbol{v}_1)$ 中抽取 $\boldsymbol{h}_{1j}\in\{0, 1\}$；

end for

② **for** $i=1, 2, \cdots, m$:

计算 $P(\boldsymbol{v}_{2i}=1|\boldsymbol{h}_1)$，$P(\boldsymbol{v}_{2i}=1|\boldsymbol{h}_1)=\sigma\left(\boldsymbol{a}_i+\sum_j \boldsymbol{w}_{ij}\boldsymbol{h}_{1j}\right)$；

从条件分布 $P(\boldsymbol{v}_{2i}=1|\boldsymbol{h}_1)$ 中抽取 $\boldsymbol{v}_{2i} \in \{0, 1\}$；

end for

③ **for** $j=1, 2, \cdots, k$;

计算 $P(\boldsymbol{h}_{2j}=1|\boldsymbol{v}_2)$，$P(\boldsymbol{h}_{2j}=1|\boldsymbol{v}_2)=\sigma\left(\boldsymbol{b}_j+\sum_i \boldsymbol{v}_{2i}\boldsymbol{w}_{ij}\right)$；

end for

④ 更新权值参数：

$-\boldsymbol{W} \leftarrow \boldsymbol{W}+\eta(P(\boldsymbol{h}_1=1|\boldsymbol{v}_1)\boldsymbol{v}_1^{\mathrm{T}}-P(\boldsymbol{h}_2=1|\boldsymbol{v}_2)\boldsymbol{v}_2^{\mathrm{T}})$；

$-\boldsymbol{a} \leftarrow \boldsymbol{a}+\eta(\boldsymbol{v}_1-\boldsymbol{v}_2)$；

$-\boldsymbol{b} \leftarrow \boldsymbol{b}+\eta(P(\boldsymbol{h}_1=1|\boldsymbol{v}_1)-P(\boldsymbol{h}_2=1)|\boldsymbol{v}_2)$；

end for

3）输出：参数 $\boldsymbol{\theta}=\{\boldsymbol{w}_{ij}, \boldsymbol{a}_i, \boldsymbol{b}_j\}$。

Step03：取玻尔兹曼机的隐含层 $\boldsymbol{T}=(\boldsymbol{t}_1, \boldsymbol{t}_2, \cdots, \boldsymbol{t}_q)$，$\boldsymbol{U}=(\boldsymbol{u}_1, \boldsymbol{u}_2, \cdots, \boldsymbol{u}_p)$（$\boldsymbol{T}$ 代表变量的特征成分，$\boldsymbol{U}$ 代表因变量的特征成分），其中隐含层的单元个数就代表特征成分个数；根据变量的特征成分 $\boldsymbol{T}=(\boldsymbol{t}_1, \boldsymbol{t}_2, \cdots, \boldsymbol{t}_q)$，因变量的特征成分 $\boldsymbol{U}=(\boldsymbol{u}_1, \boldsymbol{u}_2, \cdots, \boldsymbol{u}_p)$，取 max（cov（$\boldsymbol{T}_i$，$\boldsymbol{U}_i$））的成分 $\boldsymbol{T}_i^{(1)}$ 和 $\boldsymbol{U}_i^{(1)}$ 作为第一成分；

Step04：分别求 $\boldsymbol{E}$ 和 $\boldsymbol{F}$ 对 $\boldsymbol{T}_i^{(1)}$、$\boldsymbol{U}_i^{(1)}$ 的两个回归方程；

$$\boldsymbol{E}=\boldsymbol{T}_i^{(1)}\boldsymbol{p}_1^{\mathrm{T}}+\boldsymbol{E}_1,\ \boldsymbol{F}=\boldsymbol{U}_i^{(1)}\boldsymbol{r}_1^{\mathrm{T}}+\boldsymbol{F}_1$$

依次提取第二主成分 $\boldsymbol{T}_i^{(2)}$ 和 $\boldsymbol{U}_i^{(2)}$，分别求 $\boldsymbol{E}_1$ 和 $\boldsymbol{F}_1$ 对 $\boldsymbol{T}_i^{(2)}$，$\boldsymbol{U}_i^{(2)}$ 的两个回归方程；

$$\boldsymbol{E}_1=\boldsymbol{T}_i^{(2)}\boldsymbol{p}_2^{\mathrm{T}}+\boldsymbol{E}_2,\ \boldsymbol{F}_1=\boldsymbol{U}_i^{(2)}\boldsymbol{r}_2^{\mathrm{T}}+\boldsymbol{F}_2$$

Step05：依此类推，然后可用交叉有效性确定成分的提取个数，最后停止迭代，从而获得最优的回归模型。

9.2.3 实验设计与结果分析

1. 实验数据说明

实验数据来源于江西中医药大学现代中药制剂教育部重点实验室所提供的麻杏石甘汤平喘数据和 UCI 数据集。其中，麻杏石甘汤治疗大鼠哮喘的实验数据共有 46 个样本，分别在 10 种不同麻黄用量下，检测大鼠体内的血药成分对于药理指标的影响。其在大鼠体内主要的血药成分：麻黄碱、伪麻黄碱、甲基麻黄碱、野黑樱苷以及甘草苷，并将此作为自变量；而所考查的药理指标为引喘潜伏期和咳嗽持续时间，作为因变量。其实验数据如表 2.1 所示。

而 UCI（UCI machine learning repository）数据集是由加州大学欧文分校（University of California Irvine）提出的用于机器学习的常用标准测试数据集。在本实验中，UCI 数据集选取了 Air Quality、ENB2012_data、CASP 和 CCPP_Folds5x2_pp 四个数据，UCI 数据集的链接为：http://archive.ics.uci.edu/ml/datasets.php。

2. 对比传统模型与 RBM-PLS

为了验证 RBM-PLS 的有效性，采用麻杏石甘汤和 UCI 数据集 Air Quality、ENB2012_data、CASP、CCPP_Folds5x2_pp 分别用 PLS、QPLS、NNPLS 和 RBM-PLS 分析比较。

麻杏石甘汤的咳喘模型中自变量 5 个，因变量 2 个，样本总数为 46 个。将麻杏石甘汤的咳喘数据样本分为训练样本 30 个测试样本 16 个，麻杏石甘汤的部分数据集表 2.1。采用 PCA 对数据集处理，保留 99.99% 的方差变化，会提取出自变量成分 2 个，因变量成分 1 个。采用 RBM 对数据集处理时，自变量和因变量的隐含层单元个数分别为 2 和 1。

Air Quality 为 UCI 标准数据集，有 11 个自变量 3 个因变量，样本数为 9358 个。选择训练样本 6239 个，测试样本 3119 个，采用主成分分析对数据集处理，保留 99.99% 的方差变化，会提取自变量的成分 8 个，因变量的成分 2 个。采用 RBM 对数据集处理时，自变量选择隐含层单元个数为 8 个，因变量隐含层单元为 2 个。

ENB2012_data 为 UCI 标准数据集，有 9 个自变量 1 个因变量，样本数为 768 个。选择训练样本 542 个，测试样本 226 个，采用 PCA 对数据集处理，保留 99.99% 的方差变化，会提取出自变量的成分 4 个，因变量 2 个成分。采用 RBM 对数据集处理时，自变量和因变量选择隐含层单元个数为 4 和 2。

CASP 为 UCI 标准数据集，有 8 个自变量 2 个因变量，样本数为 45730 个。选择训练样本 32030 个，测试样本 13700 个，采用 PCA 对数据集处理，保留 99.99% 的方差变化，会提取出自变量的成分 5 个，因变量 1 个成分。采用 RBM 对数据集处理时，自变量和因变量选择隐含层单元个数为 5 和 1。

CCPP_Folds5x2_pp 为 UCI 标准数据集，有 4 个自变量和 1 个因变量，样本数为 9567 个。选择训练样本 7000 个，测试样本 2567 个，采用主成分分析对数据集处理，保留 99.99% 的方差变化，会提取出自变量的成分 2 个，因变量 1 个成分。采用 RBM 对数据集处理时，自变量和因变量选择隐含层单元个数为 2 和 1。

分别利用传统的 PLS、QPLS、NNPLS 和 RBM-PLS 对数据进行回归分析，对测试集进行预测，利用预测值与真实值的均方根误差（RMSE），对模型进行评价，结果见表 9.1。

表 9.1 PLS、QPLS、NNPLS 和 RBM-PLS 的 RMSE 比较

数据集	PLS		QPLS		NNPLS		RBM-PLS	
	训练 RMSE	测试 RMSE	训练 RMSE	测试 RMSE	训练 RMSE	测试 RMSE	训练 RMSE	测试 RMSE
麻杏石甘汤	0.3027	0.4799	0.2814	0.5473	0.1065	0.4127	**0.0875**	**0.3418**
Air Quality	0.1418	0.2986	0.1523	0.2314	0.0867	0.3215	**0.0848**	**0.1844**
ENB2012	0.0879	0.3501	0.0465	0.3376	0.0143	0.3454	**0.0078**	**0.3110**
CASP	0.2492	0.3289	0.1745	0.1379	0.1357	0.1534	**0.0639**	**0.0696**
CCPP	0.0681	0.0706	0.0734	0.1382	**0.0519**	0.0721	0.0637	**0.0647**

注：黑色加粗字体表明该方法效果优于其他方法

从表 9.1 中可明显看出，RBM-PLS 在训练 RMSE 和测试 RMSE 均比 PLS、QPLS 和 SPL-PLS 效果好，具体对比分析结果如下：

（1）麻杏石甘汤的数据是属于多自变量与多因变量的关系，且该数据的样本量较少，以及数据呈现出较为明显的非线性关系。通过实验对比分析可知，优化后的模型（RBM-PLS）不管在训练集中还是在测试集中，均比 PLS、QPLS、NNPLS 的结果好，尤其是在训练集中 RBM-PLS 比 PLS 低 0.2152。因此在特征空间是非线性的情况下，RBM 提取的特征成分能够更好地表达原数据，以便在偏最小二乘回归中能够达到更好的拟合效果。

（2）在 UCI 标准数据集中，ENB2012_data 属于中等数据量样本，且属于单因变量；Air Quality 和 CASP 属于大数据量样本。通过此类数据进行实验对比分析，可以发现在 Air Quality 数据中，RBM-PLS 模型在训练集与测试集中均优于 PLS、QPLS、NNPLS，特别是在测试集中 RBM-PLS 优于 NNPLS（差值幅度为 0.1371）；在 ENB2012_data 数据中，RBM-PLS 模型在训练集与测试集中均优于 PLS、QPLS、NNPLS，特别是在训练集中 RBM-PLS 优于 PLS（差值幅度为 0.0801）；在 CASP 数据中，RBM-PLS 模型在训练集与测试集中均优于 PLS、QPLS、NNPLS，特别是在测试集中 RBM-PLS 优于 PLS（差值幅度为 0.2593）。综上所述，在 UCI 数据中 RBM-PLS 无论是在训练集中还是测试集中，均比 NNPLS、QPLS、PLS 的效果好，特别是在测试集中更为明显。

（3）在 CCPP_Folds5x2_pp 数据集中，自变量与因变量中并不存在非线性特征空间。所以，RBM 的效果和主成分分析一样，从而导致 RBM-PLS、NNPLS、QPLS 和 PLS 的效果基本差异不大。在训练集中，RBM-PLS 略差于 QPLS（差值幅度为 0.0097）；在测试集中，RBM-PLS 优于 QPLS（差值幅度为 0.0735）。

综上所述，当所给数据集中特征空间中存在非线性结构时，RBM 能够更好地反

映特征空间中非线性结构，并且能够适应各种数据量的数据。

3. PLS 与 RBM-PLS 在时间复杂度上的分析

在提取成分的过程中，主成分分析的提取成分过程，主要依据数学理论，通过构建协方差矩阵求得其中的特征值和特征向量，依据特征值的大小来确定该成分的重要性，由于求特征值和特征向量部分可采用奇异值矩阵进行求解，故只在求协方差矩阵存在时间复杂度，时间复杂度为 $O(n^2)$，而在 RBM 的提取成分中由于采用隐含层，而每次经过一层都将乘上一个权重矩阵和阈值矩阵。由于每次还有循环次数限制，因此 RBM 的时间复杂度为 $O(m \cdot n^k)$，其中 m 为 RBM 网络训练权值和偏置的循环次数，k 为 RBM 网络的层数。

9.3　融合稀疏自编码器的偏最小二乘优化模型

在 9.1 小节中，已经介绍了偏最小二乘自身存在的缺陷，因此在本节中将结合自编码器的优点，提出另一种偏最小二乘的非线性优化模型[11]（SAE-PLS）。自编码器[12, 13]（auto-encoder，AE）是一个尽可能去复现输入数据的三层神经网络，在中间层得到的编码是原始输入的另外一个表达，通过取中间层作为输入数据，再次使用自编码器对中间层进行训练，从而具有深度的表达，且这种表达是非线性结构。

因此，结合自编码器的优势优化偏最小二乘法：稀疏自编码器[14]（sparse auto-encoder，SAE），用来取代偏最小二乘法中的主成分分析部分，即在特征提取中使用非线性映射的自编码器对数据进行转换，可提取出能够反映中医药数据的多靶点、非线性的特征。在大承气汤、麻杏石甘汤、葛根芩连汤，以及 UCI 数据集中进行对比验证，证明了融合稀疏自编码器的偏最小二乘优化模型的预测精确度明显提高，实验结果参见 9.3.4 小节。

9.3.1　自编码器

自编码器是由 Rumelhart 在 1986 年提出的一种用于高维复杂数据的处理方法，它的出现促进了神经网络的发展。换而言之，自动编码器是神经网络的一种，该网络可以看作由两部分组成：一个编码器函数和一个生成重构的解码器。传统上，自动编码器常被用于降维或者特征学习，它在机器学习中具有广泛的应用。

自编码神经网络尝试学习一个 $\boldsymbol{h}_{w,b}(\boldsymbol{x})\approx\boldsymbol{x}$ 的函数。换句话说，它尝试逼近一

个恒等函数，从而使得输出接近于输入，图 9.4 是一个自编码神经网络的示例。恒等函数虽然看上去形式简单，但是当为自编码神经网络加入某些限制时，例如限定隐含神经元的数量，就可以从输入数据中发现一些有趣的结构。

如图 9.4 所示，从 L_1 到 L_2 相当于是一个编码（encode）过程，从 L_2 到 L_3 则相当于是一个解码（decode）过程。在一个自编码器中，如果输出信息和原始的输入信号是一样的，那么 L_2 得到的编码是输入信息的另外一个表示。通过调整编码器和解码器中的参数来最小化重构误差，此时就可以得到编码，因此自编码器可以从 L_2 中无损地将 L_1 重构出来，也即所谓的自编码。

1. 自编码器的降维思想

当设定 L_2 节点数 s 比 L_1 节点数 n 小时，即 $s<n$，我们可以得到一个输入的压缩表示，如图 9.4（后附彩图）所示。因此，原数据中需要 n 个特征表示的变成只需要 s 个特征来表示，从而达到数据降维的目的。

当设定 L_2 节点数 s 比 L_1 节点数 n 大时，即 $s>n$，如图 9.5（后附彩图）所示，从而将原始数据的维度映射到更高的维度。因此，通过添加一些限制条件，比如稀疏性限制，会得到类似于稀疏编码的结果，通过稀疏性，使数据的维度降低且表达更好的数据维度。

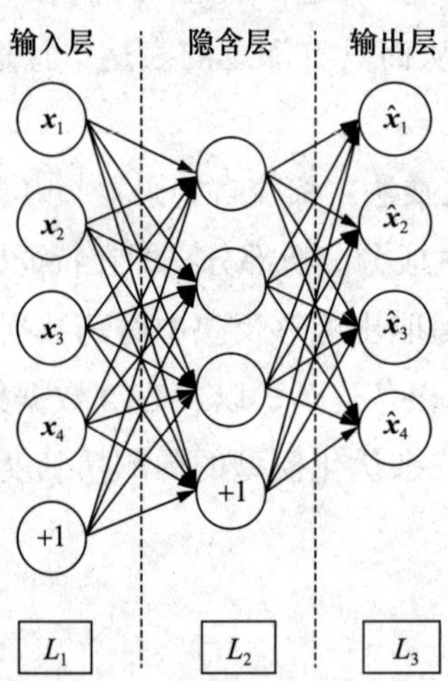

图 9.4　$s<n$ 的自编码器

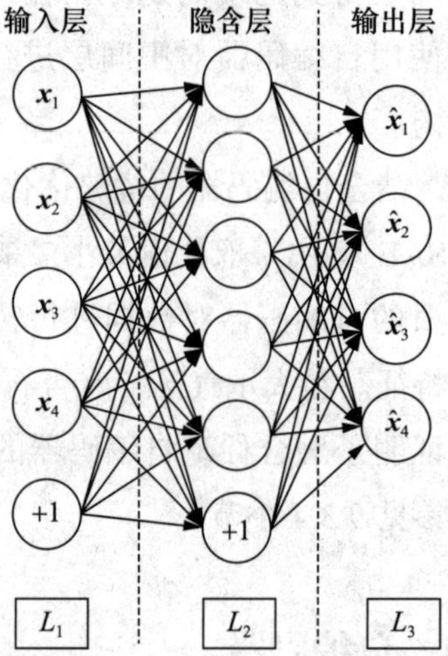

图 9.5　$s>n$ 的自编码器

2. 自编码器的稀疏性限制

如果当神经元的输出接近于 1 的时候我们认为它被激活，而输出接近于 0 的时候认为它被抑制，那么使得神经元大部分的时间都是被抑制则称作稀疏性限制。定义 $a_j(\boldsymbol{x})$ 表示在给定输入为 $\boldsymbol{x}$ 情况下，自编码神经网络隐含层神经元 j 的激活度，定义 $\bar{\rho}_j$ 表示隐含层神经元 j 的平均活跃度（在训练集上取平均），则：

$$\bar{\rho}_j = \frac{1}{m}\sum_{i=1}^{m}[a_j(\boldsymbol{x}^{(i)})] \tag{9.11}$$

在式 9.11 中，m 代表样本数，a_j（$\boldsymbol{x}^{(i)}$）代表第 i 个样本输入为 $\boldsymbol{x}$ 的情况下，隐含层神经元 j 的激活度。

我们可以近似地加入一条限制 $\bar{\rho}_j \approx \rho$，其中，$\rho$ 是稀疏性参数，通常是一个接近于 0 的较小的值（比如 $\rho = 0.05$）。为了满足这一条件，我们将会在优化目标函数中加入一个额外的惩罚因子，而这一惩罚因子将惩罚那些 $\bar{\rho}_j$ 和 ρ 显著不同的情况，从而使得隐含层神经元的平均活跃度逐渐接近 ρ。惩罚因子[15]的具体形式为：

$$\sum_{j=1}^{k}\mathrm{KL}(\rho \| \bar{\rho}_j) = \sum_{j=1}^{k}\rho\ln\frac{\rho}{\bar{\rho}_j} + (1-\rho)\ln\frac{1-\rho}{1-\bar{\rho}_j} \tag{9.12}$$

在式 9.12 中，k 是隐含层中隐含层神经元的数量，而索引 j 依次代表隐含层中的每一个神经元，ρ 是稀疏性参数，$\bar{\rho}_j$ 是神经元 j 的平均活跃度。

9.3.2　稀疏自编码器的构造

与神经网络一样，输入数据经神经网络传递到输出层，利用输出层的输出值与真实值的差值重构误差项，构造惩罚函数[16]：

$$J(\boldsymbol{W},\boldsymbol{b}) = \left[\frac{1}{m}\sum_{i=1}^{m}\left(\frac{1}{2}\| h_{W,b}(x^{(i)}) - \hat{x}^{(i)} \|^2\right)\right] + \frac{\lambda}{2}\sum_{l=1}^{n_l-1}\sum_{i=1}^{s_l}\sum_{j=1}^{s_l+1}(\boldsymbol{W}_{ji}^{l})^2 \tag{9.13}$$

在式 9.13 中，第一项是重构误差项，第二项是正则项，用来防止过拟合。

此外，在惩罚函数中加入稀疏约束项：

$$\sum_{j=1}^{k}\mathrm{KL}(\rho \| \bar{\rho}_j) \tag{9.14}$$

现在，总体代价函数 J_{sparse}（$\boldsymbol{W}$，$\boldsymbol{b}$）可以表示为：

$$J_{\text{sparse}}(\boldsymbol{W},\boldsymbol{b}) = J(\boldsymbol{W},\boldsymbol{b}) + \beta\sum_{j=1}^{k}\mathrm{KL}(\rho \| \bar{\rho}_j) \tag{9.15}$$

上述式中，参数 β 控制稀疏性惩罚的权重。

之后用反向传播算法来计算偏导，再运用优化算法，如梯度下降法、共轭梯度或 L-BFGS 法等等进行处理，即可求得网络中的权值。

9.3.3　优化模型的建立

偏最小二乘法中主要利用主成分分析法（PCA）提取成分，显然 PCA 提取的主成分是特征空间中的线性关系。这里，采用稀疏自编码器进行提取新的特征作为成分，能够体现特征空间的非线性关系[17]。然后利用典型相关分析寻找自变量的成分和因变量的成分中相关性最大的成分，将这相关性最大的成分定义为第一成分 $\boldsymbol{Z}_t$，然后利用多元线性回归进行回归建模，若模型不理想，就进一步提取第二成分，循环进行到取得效果理想为止，并利用交叉有效性判断引进新的成分 $\boldsymbol{Z}_t$ 是否会对模型的预测能力有明显改善作用。SAE-PLS 具体构建如图 9.6（后附彩图）所示。

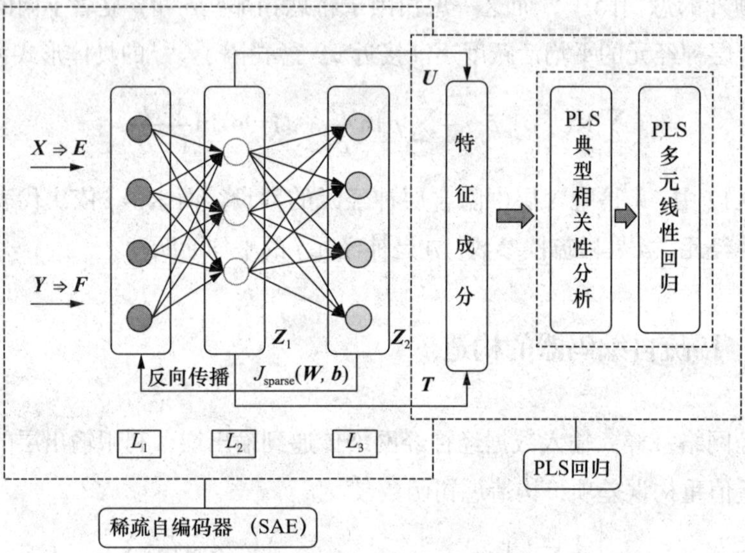

图 9.6 SAE-PLS 结构图

Step01：将数据进行 Min-Max 标准化处理，特征 $\boldsymbol{X}$ 经标准化之后的矩阵为 $\boldsymbol{E}=(\boldsymbol{e}_1, \boldsymbol{e}_2, \cdots, \boldsymbol{e}_p)$，因变量 $\boldsymbol{Y}$ 经标准化处理之后的矩阵为 $\boldsymbol{F}=(\boldsymbol{f}_1, \boldsymbol{f}_2, \cdots, \boldsymbol{f}_q)$；

Step02：分别对特征 $\boldsymbol{X}$ 和因变量 $\boldsymbol{Y}$ 进行稀疏自编码处理，处理步骤如下：

a．依据特征 $\boldsymbol{X}$ 的特征属性的个数确定自编码器输入层与输出层的神经元个数为 p，由于隐含层的个数是不确定的，故一般取大于输入层神经元个数，这里取个数为 k（$k>p$）；

b．随机初始网络中的权值，由输入层 L_1 到隐含层 L_2 的权值为 $\boldsymbol{W}_1$，阈值为 $\boldsymbol{b}_1$，由隐含层 L_2 到输出层 L_3 的权值为 $\boldsymbol{W}_2$，阈值为 $\boldsymbol{b}_2$；

c．将特征 $\boldsymbol{X}$ 带入神经网络中，即 $\boldsymbol{Z}_1=\boldsymbol{E}\boldsymbol{W}_1+\boldsymbol{b}_1$，将求得的值带入激活函数中，由于对变量 $\boldsymbol{X}$，$\boldsymbol{Y}$ 采用的标准化方式为 Min-Max 标准化，即映射区间在［0，1］，故激活函数一般选用取值在［0，1］之间的 Sigmoid 函数[15]，即：

$$\boldsymbol{H}=\frac{1}{1+\exp(-\boldsymbol{Z}_1)} \tag{9.16}$$

其中 $\boldsymbol{H}$ 即为隐含层的输出值矩阵；

d. 将 $\boldsymbol{H}$ 从隐含层 L_2 到输出层 L_3，则同样选用 Sigmoid 激活函数，有$\hat{\boldsymbol{X}}$，则$\hat{\boldsymbol{X}}$代表输出层的输出值；

e. 利用$\hat{\boldsymbol{X}}$与 E 即可构建代价函数 $J_{\text{sparse}}(\boldsymbol{W}, \boldsymbol{b})$，其中 $\boldsymbol{W}=(\boldsymbol{W}_1, \boldsymbol{W}_2)$，$\boldsymbol{b}=(\boldsymbol{b}_1, \boldsymbol{b}_2)$。然后利用反向传播算法对权值 $\boldsymbol{W}_1$、$\boldsymbol{W}_2$，阈值 $\boldsymbol{b}_1$、$\boldsymbol{b}_2$ 进行修改，直到代价函数 $J_{\text{sparse}}(\boldsymbol{W}, \boldsymbol{b})$ 不变或小到可接受范围。取自编码器的输入层和隐含层，其中隐含层 L_2 的输出代表编译后的数据。稀疏自编码处理算法如算法 9.2 所示。

算法 9.2　稀疏自编码器算法（sparse auto-encoder，SAE）

1）输入： 经标准化处理的数据特征 $\boldsymbol{E}$；

2）过程：

（1）**初始化：** $\boldsymbol{W}_1$：输入层→隐含层的权值，$\boldsymbol{b}_1$：输入层→隐含层的阈值；
$\boldsymbol{W}_2$：隐含层→输出层的权值，$\boldsymbol{b}_2$：隐含层→输出层的阈值；
η：步长；

（2）**for** 1 ：2000　　// 循环次数；

① 输入层→隐含层：

$\boldsymbol{Z}_1=\boldsymbol{E}\boldsymbol{W}_1+\boldsymbol{b}_1$，$\boldsymbol{H}=S(\boldsymbol{Z}_1)$；　　// 激活函数 S；

② 隐含层→输出层：

$\boldsymbol{Z}_2=\boldsymbol{H}\boldsymbol{W}_2+\boldsymbol{b}_2$，$\hat{\boldsymbol{X}}=S(\boldsymbol{Z}_2)$；

代价函数$J_{\text{sparse}}(\boldsymbol{W},\boldsymbol{b})=J(\boldsymbol{W},\boldsymbol{b})+\beta\sum_{j=1}^{k}\text{KL}(\rho\|\bar{\rho}_j)$；

③ 输出层→隐含层的梯度：

$\delta_2^W=\dfrac{\partial J}{\partial \boldsymbol{W}_2}$，$\delta_2^b=\dfrac{\partial J}{\partial \boldsymbol{b}_2}$；

④ 隐含层→输入层：

$\delta_1{}^W=\dfrac{\partial J}{\partial \boldsymbol{W}_1}\cdot\hat{\boldsymbol{X}}$，$\delta_1^b=\dfrac{\partial J}{\partial \boldsymbol{b}_1}\cdot\hat{\boldsymbol{X}}$；

⑤ 更新权值参数：

$\boldsymbol{W}_1=\boldsymbol{W}_1-\eta\delta_1{}^W$，$\boldsymbol{b}_1=\boldsymbol{b}_1-\eta\delta_1{}^b$；

$\boldsymbol{W}_2=\boldsymbol{W}_2-\eta\delta_2{}^W$，$\boldsymbol{b}_2=\boldsymbol{b}_2-\eta\delta_2{}^b$；

3）输出： 经编码后的成分变量矩阵 $\boldsymbol{H}$。

Step03：取步骤 2 中自编码器的隐含层 L_2 的输出值矩阵 $\boldsymbol{H}$ 代表编译后的数据，其中 $\boldsymbol{H}$ 是一个特征数为隐含层 L_2 神经元个数 m 的矩阵为 $\boldsymbol{H}=(\boldsymbol{H}_1, \boldsymbol{H}_2, \cdots, \boldsymbol{H}_m)$，并且取步骤 2 中训练好的权值 $\boldsymbol{W}_2$ 和阈值 $\boldsymbol{b}_2$；因此，对自变量和因变量分别用稀疏自编码处理后，得到特征的编码成分为 $\boldsymbol{U}=(\boldsymbol{U}_1, \boldsymbol{U}_2, \cdots, \boldsymbol{U}_p)$，因变量的编码成分为

$\boldsymbol{T}=(\boldsymbol{T}_1, \boldsymbol{T}_2, \cdots, \boldsymbol{T}_q)$。遍历特征的成分 $\boldsymbol{U}_t$ 与因变量的成分 $\boldsymbol{T}_t$，找到 $\max(\operatorname{cov}(\boldsymbol{U}_i, \boldsymbol{T}_i))$，这样即可找到特征和因变量的第一主成分 $\boldsymbol{U}_i^{(1)}$ 和 $\boldsymbol{T}_i^{(1)}$；

Step04：分别求 $\boldsymbol{E}$ 和 $\boldsymbol{F}$ 对 $\boldsymbol{U}_i^{(1)}$、$\boldsymbol{T}_i^{(1)}$ 的二个回归方程：

$$\begin{cases}\boldsymbol{E}=\boldsymbol{U}^{(1)}{}_i\boldsymbol{p}_1^{\mathrm{T}}+\boldsymbol{E}_1\\ \boldsymbol{F}=\boldsymbol{T}^{(1)}{}_i\boldsymbol{r}_1^{\mathrm{T}}+\boldsymbol{F}_1\end{cases}\tag{9.17}$$

依次提取第二主成分 $\boldsymbol{U}_i^{(1)}$ 和 $\boldsymbol{T}_i^{(1)}$，分别求 $\boldsymbol{E}_1$ 和 $\boldsymbol{F}_1$ 对 $\boldsymbol{U}_i^{(2)}$、$\boldsymbol{T}_i^{(2)}$ 的二个回归方程：

$$\begin{cases}\boldsymbol{E}_1=\boldsymbol{U}_i^{(2)}\boldsymbol{p}_2^{\mathrm{T}}+\boldsymbol{E}_2\\ \boldsymbol{F}_1=\boldsymbol{T}_i^{(2)}\boldsymbol{r}_2^{\mathrm{T}}+\boldsymbol{F}_2\end{cases}\tag{9.18}$$

依此类推，求出每次增加一个成分的偏最小二乘回归的模型；

Step05：用交叉有效性确定偏最小二乘回归中成分 $\boldsymbol{U}=(\boldsymbol{U}_1, \boldsymbol{U}_2, \cdots, \boldsymbol{U}_p)$ 和 $\boldsymbol{T}=(\boldsymbol{T}_1, \boldsymbol{T}_2, \cdots, \boldsymbol{T}_q)$ 的提取个数，从而获得最优的回归模型。

9.3.4 实验设计与结果分析

1. 实验数据说明

实验数据来源于江西中医药大学现代中药制剂教育部重点实验室所提供的麻杏石甘汤平喘数据和 UCI 数据集（UCI 数据集是用于机器学习的常用标准测试数据集，在本实验中 UCI 数据集采用的是 WineQuality 数据）。麻杏石甘汤的数据集中自变量有 5 个，因变量有 2 个，样本总数为 46 个，该数据在 9.2 小节中也有介绍，部分数据见表 2.1。

大承气汤实验数据共有 9 个样本，是观察在 9 个不同的给药剂量下的大鼠体内血浆中活性成分对药理指标的影响。自变量为大鼠体内血浆中主要的活性成分，分别为大黄素、大黄酸、大黄酚、芦荟大黄素、大黄素甲醚、厚朴酚和厚朴酚、橙皮苷以及橙皮素；因变量为所考查的药理指标，分别为首次排便时间、胃动素、血管活性肠肽。其部分实验数据如表 6.2 所示。

2. 结果与讨论

1）比较主成分分析与自编码器对非线性数据的表达

为了验证自编码器在中医药数据非线性特征下优于主成分提取的成分，采用中医药麻杏石甘汤的数据分析比较。首先利用主成分分析（PCA）和稀疏自编码器分别对数据进行特征提取，从提取的成分中，利用第一成分进行多元线性回归处理，然后依次增加一个成分，同时进行多元线性回归，从而比较 PCA 与 AE 中提取的成分对非线性数据的表达能力，利用均方根误差（RMSE）对模型进行评价。

$$\mathrm{RMSE}=\sqrt{\frac{1}{2}\sum(y-\hat{y})^2} \tag{9.19}$$

式中，y 为真实值，$\hat{y}$ 为预测值。

在麻杏石甘汤中，关于 PCA 提取成分，记录当成分从 1 增加到 5 时回归模型的 RMSE 的变化。对于自编码器提取每一成分，运行程序 5 次，得到 RMSE 的平均结果，将平均结果作为最终值，记录成分从 1 增加到 10 时回归模型的 RMSE 的变化，记录结果见表 9.2。

表 9.2　PCA 和 AE 之间的 RMSE

方法	成分 1	成分 2	成分 3	成分 4	成分 5	成分 6	成分 7	成分 8	成分 9	成分 10
PCA	0.8864	0.8838	0.8838	0.8838	0.8838					
AE	0.4358	0.3543	0.3543	0.3543	0.2764	0.2764	0.2764	0.2764	0.2764	0.2764

从表 9.2 可以看出，PCA 和 AE 对数据特征空间的提取效果不同，这对后续的回归算法的预测效果影响是十分明显的。具体来说：

（1）当维度是 1 时，对应 PCA 的均方根误差（RMSE）为 0.8864，而 AE 的均方根误差（RMSE）为 0.4358，显然 AE 效果较好。

（2）当维度是 2 时，对应 PCA 的 RMSE 是 0.8838，而 AE 的 RMSE 是 0.3543，随着成分的增加，AE 的误差降低，而 PCA 基本不变。

（3）当维度是 3 维以上时，PCA 的 RMSE 基本保持在 0.8838，而 AE 到 4 维以上基本保持在 0.3543。因此，采用 PCA 进行主成分提取时，采用 3 个成分就可最佳的表示原数据中的 5 维特征，而 AE 采用 4 个成分最佳的表示原数据中的 5 维特征，但是有关二者非线性数据的表达效果，AE 明显更好。综上所述，当特征空间中隐含着非线性关系时，显然稀疏自编码器在特征提取上明显优于主成分分析。

2）对比偏最小二乘与改进的偏最小二乘

为了进一步的对比 PLS 与 SAE-PLS，用大承气汤、麻杏石甘汤和 UCI 数据集 WineQuality 的数据分析比较。

大承气汤的数据集中自变量 4 个，因变量 7 个，训练样本 7 个，测试样本 3 个，采用主成分分析对数据集处理，保留 99.99% 的方差变化，提取出自变量成分 3 个，因变量 4 个成分。采用自编码器对数据集处理时，选择隐含层个数为 10 个，自编码器训练完成后，为了保持与主成分一致的成分个数，在自编码器的隐含层中随机选择 3 个自变量成分和 4 个因变量成分，在成分个数相同的条件下进行后续处理。

麻杏石甘汤的数据集中自变量 5 个，因变量 2 个，样本个数为 46 个。选择训练样本 30 个，测试样本 16 个，采用主成分分析对数据集处理，保留 99.99% 的方差变化，提取出自变量成分 3 个，因变量成分 2 个。采用自编码器对数据集处理时，选择隐含层个数为 10 个，在隐含层中随机选择 3 个自变量成分和 2 个因变量成分。

WineQuality 为 UCI 标准数据集，有 11 个自变量和 1 个因变量，样本数为 1600 个。选择训练样本 1120 个，测试样本 480 个，采用主成分分析对数据集处理，保留 99.99% 的方差变化，提取出自变量成分 8 个，因变量成分 1 个。采用自编码器对数据集处理时，选择隐含层个数为 20，在隐含层中随机选择 8 个自变量成分和 1 个因变量成分。

同时再进一步分别利用传统的偏最小二乘法（PLS）、改进模型 SAE-PLS 对实验数据进行回归分析，对测试集进行预测，再利用预测值与真实值的均方根误差（RMSE）对模型进行评价，结果见表 9.3。

表 9.3　PLS 和 SAE-PLS 之间的 RMSE

数据集	偏最小二乘（PLS）			改进的偏最小二乘（SAE-PLS）		
	训练集 RMSE	训练时间 /ms	测试集 RMSE	训练集 RMSE	训练时间 /ms	测试集 RMSE
大承气汤	0.4617	36	0.1398	**0.0089**	129	**0.0680**
麻杏石甘汤	0.3027	226	0.4800	**0.0126**	415	**0.0269**
WineQuality	0.2286	726	0.0153	**0.1791**	1210	**0.0122**

注：黑色加粗字体表明该方法效果优于其他方法

从表 9.3 中可以明显地看出，改进的偏最小二乘（SAE-PLS）在训练 RMSE 和测试 RMSE 都比偏最小二乘要好，而当数据特征空间是非线性结构时，改进的偏最小二乘明显优于偏最小二乘，实验具体结果分析如下所述：

（1）在大承气汤的数据中，自变量是大黄、厚朴、枳实、芒硝，而因变量却有 7 个，其分别是 d- 乳酸、SOD、丙二醛、内毒素、小肠的周长、胃动素、血流量。该数据是一个多自变量和多因变量，样本数据较少，且数据呈现明显非线性的数据集，在特征空间是非线性的情况下，自编码提取的成分能够更好地表达原数据，因此在偏最小二乘中的回归中能够更好地拟合数据，正如在表 9.3 的测试集中所示，SAE-PLS 的 RMSE 值比 PLS 的 RMSE 值约小于 0.0718。

（2）在麻杏石甘汤数据中，是属于多自变量与多因变量的关系，且数据也呈现出明显地非线性特点。因此在训练集和测试集中，RBM-PLS 更够表达原数据，达到的拟合效果也优于传统的偏最小二乘法，正如在表 9.3 的测试集中所示，SAE-PLS 的 RMSE 值比 PLS 的 RMSE 值约小于 0.4531。

（3）WineQuality 为 UCI 标准数据集，由于采用 WineQuality 的数据集中自变量的数据特征空间并没有非线性结构，而且因变量只有一维。因此，当采用 PLS 与 SAE-PLS 的效果相差无几，测试集的 RMSE 差值为 0.0031。

综上所述，当所给数据集中特征空间中存在非线性结构时，自编码器能够更好地反映特征空间中非线性结构，从而 SAE-PLS 能够更好地分析预测。当数据集中特征空间是线性结构时，自编码器也能有主成分提取的成分一样的效果，因此 PLS 与 SAE-PLS 的效果一样。

3. PLS 与 SAE-PLS 在时间复杂度上的分析

在提取成分的过程中，主成分分析的提取成分过程，主要依据数学理论，先求协方差矩阵，然后求协方差矩阵的特征值和特征向量，依据特征值的大小来确定该成分的重要性，由于求特征值和特征向量部分可采用奇异值矩阵进行求解，故只在求协方差矩阵存在时间复杂度，时间复杂度为 $O(n^2)$，而在自编码器的提取成分中，由于采用隐含层，而每经过一层都将乘上一个权重矩阵和阈值矩阵。由于每次还有循环次数限制，因此自编码器的时间复杂度为 $O(m \cdot n^2)$，其中 m 为自编码网络训练权值和阈值的循环次数。

9.4　融合深度置信网络的偏最小二乘优化模型

偏最小二乘法是通过成分提取进行数据结构简化，它采用截尾的方式选择前若干个成分，仅用这些成分就可得到预测性能较好的模型。若后续的成分已经不能为解释模型提供更有意义的信息时，采纳过多的成分反而会降低回归拟合的精度。因此，成分个数的选取是尤为重要的。然而中医药数据的相关变量比较多，采用交叉有效性方法会急剧减少成分的个数，降低回归方程的精度。深度置信网络（deep belief network，DBN）[18-20] 是一个尽最大可能地拟合输入数据的多层神经网络，它通过深度学习现有的模型抽取原始数据的上层特征，取代偏最小二乘中的成分提取，可规避选取成分个数的问题。

因此，本节结合偏最小二乘法的优势，将深度置信网络融入偏最小二乘中进行非线性优化，在大承气汤实验数据和 UCI 数据集的数据中进行实验分析，验证了融合深度置信网络的偏最小二乘优化方法对中医药数据有很好的适应性。

9.4.1　深度置信网络

深度置信网络的出现是为了解决快速、自动学习特征的研究问题，2016 年，它由 Hinton 等[21]提出，它是一种用贪婪的方式将受限玻尔兹曼机（restricted Boltzmann machine，RBM）堆叠起来进行训练，进而构成深度置信网络的快速学习算法。

深度置信网络是由生物神经网络及浅层神经网络发展而来的一种概率生成模型，它通过联合概率分布推断出数据样本分布。DBN 生成模型通过训练网络结构中的神经元间权重，使得整个神经网络依据最大概率生成训练数据，从而形成高层的抽象特征，用来提升模型的性能。它由两部分神经元组成，即可视层神经元和隐含层神经元。其关键组成元件是 RBM，将多层 RBM 组合可实现对输入数据的特征抽取。RBM 由两层神经元组成，分别为可视层和隐含层，RBM 具体结构图如图 9.7（后附彩图）所示。

本节以三层 RBM 为例，构建最终能够实现抽象地提取特征的 DBN 模型。$\boldsymbol{v}$ 和 $\boldsymbol{h}$ 分别代表代表可视层神经元和隐含层神经元。具体构建流程如下：首先固定第一个训练好的 RBM 的权重和偏置，将其隐含层所处的状态作为第二个 RBM 的输入，对第二个 RBM 进行训练后堆叠于第一个 RBM 上，以此类推重复上述过程，最终模型图如图 9.8（后附彩图）所示。

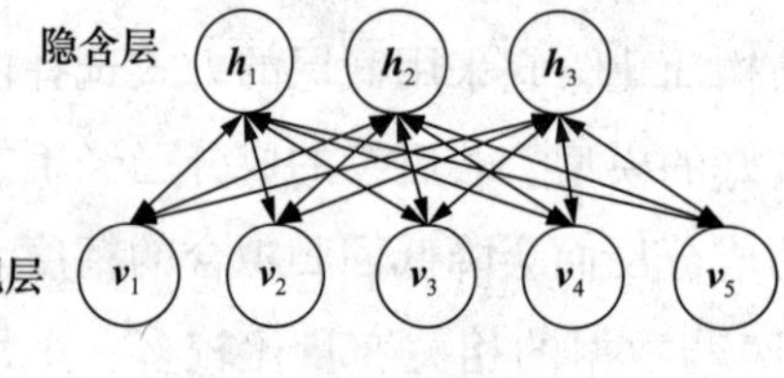

图 9.7　RBM 结构图

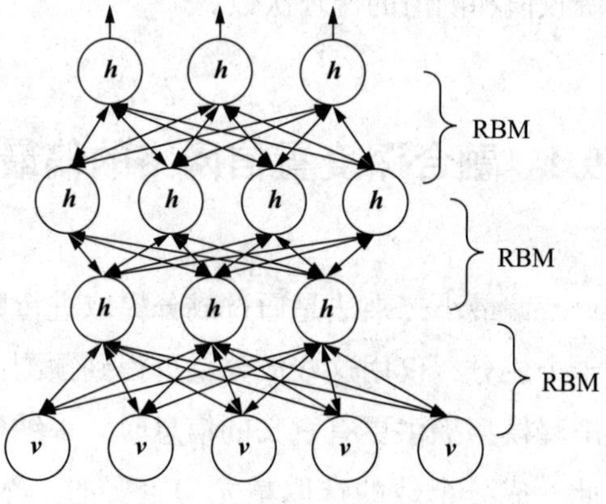

图 9.8　DBN 模型结构图

由于 DBN 是由多个 RBM 堆叠而来，故训练 DBN 的主要过程就是训练 RBM 的过程。定义可视层神经元个数为 m，隐含层神经元个数为 n，可视层神经元的状态向量为 $\boldsymbol{v}$，隐含层神经元的状态向量为 $\boldsymbol{h}$。对于给定的一组状态向量（$\boldsymbol{v}$，$\boldsymbol{h}$），可以用下面的函数来表示一个 RBM 的能量：

$$E(\boldsymbol{v},\boldsymbol{h}\,|\,\boldsymbol{\theta})=-\sum_{i=1}^{m}\boldsymbol{a}_i\boldsymbol{v}_i-\sum_{j=1}^{n}\boldsymbol{b}_j\boldsymbol{h}_j-\sum_{i=1}^{m}\sum_{j=1}^{n}\boldsymbol{w}_{ij}\boldsymbol{v}_j\boldsymbol{h}_j \tag{9.20}$$

其中，$\boldsymbol{\theta}=\{\boldsymbol{a}_i, \boldsymbol{b}_j, \boldsymbol{w}_{ij}\}$ 是模型的参数，$\boldsymbol{a}_i$ 是可视层神经元 i 的偏置，$\boldsymbol{b}_j$ 是隐含层神经元 j 的偏置，$\boldsymbol{w}_{ij}$ 为可视层神经元 i 与隐含层神经元 j 之间的权重。

在 RBM 训练的过程中，通过不断地迭代来求出参数 $\boldsymbol{\theta}$ 的值（使用随机梯度下降法获得最优参数 $\boldsymbol{\theta}$），而迭代的终止则以拟合的训练数据的效果来定。

对于训练好的 DBN，在参数 $\boldsymbol{\theta}=\{\boldsymbol{a}_i,\ \boldsymbol{b}_j,\ \boldsymbol{w}_{ij}\}$ 已知的情况下，对原始数据进行预处理，得到 $\boldsymbol{V}=(\boldsymbol{v}_1,\ \boldsymbol{v}_2,\ \cdots,\ \boldsymbol{v}_n)$，然后将数据放入模型中，即：

$$\boldsymbol{H}=\text{Sigmoid}(\boldsymbol{VW}+\boldsymbol{a}) \tag{9.21}$$

经过 Sigmoid 函数将原始数据映射成隐含层数据 $\boldsymbol{H}=(\boldsymbol{h}_1,\ \boldsymbol{h}_2,\ \cdots,\ \boldsymbol{h}_n)$，这样就可以将原始数据转化成另一种深层表达，达到了抽取高层特征的目的。

9.4.2　优化模型的建立

偏最小二乘中主要利用主成分分析（PCA）和典型相关分析（CCA）进行成分提取，但使用该方法必然会急剧减少成分的个数，从而降低回归方程的准确率。优化模型（DBN-PLS）是利用 DBN 取代 PLS 中成分提取部分，采用 DBN 抽取的原始数据的上层特征作为成分，然后利用偏最小二乘进行回归建模，最后还原成原始变量的回归方程，通过测试数据的验证反过来调整深度学习模型的参数以及隐含层的层数，最终达到提高回归方程的精度的目的。

设自变量集合 $\boldsymbol{X}=(\boldsymbol{x}_1,\ \boldsymbol{x}_2,\ \cdots,\ \boldsymbol{x}_p)_{np}$ 和因变量集合 $\boldsymbol{Y}=(\boldsymbol{y}_1,\ \boldsymbol{y}_2,\ \cdots,\ \boldsymbol{y}_q)_{nq}$，其中 n 为样本点个数，p 为自变量个数，q 为因变量个数。DBN-PLS 模型构建流程如图 9.9（后附彩图）所示。

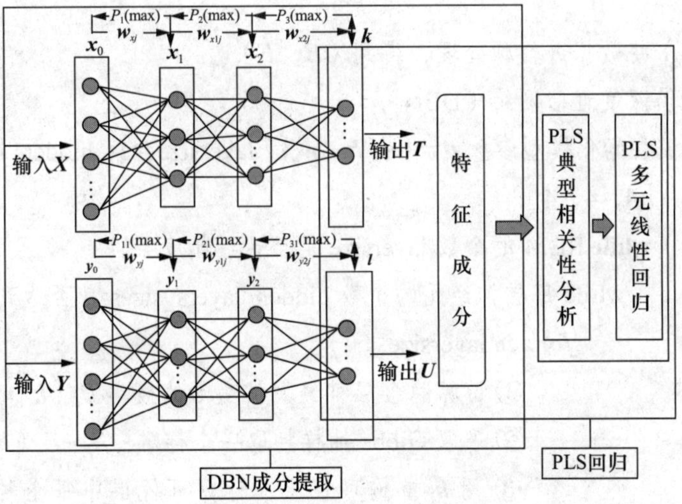

图 9.9　DBN-PLS 结构图

Step01：数据预处理：对 $\boldsymbol{X}$ 和 $\boldsymbol{Y}$ 分别进行标准化预处理得到 $\boldsymbol{E}$ 和 $\boldsymbol{F}$；

Step02：分别将自变量 $\boldsymbol{E}=(\boldsymbol{e}_1,\ \boldsymbol{e}_2,\ \cdots,\ \boldsymbol{e}_p)$ 和因变量 $\boldsymbol{F}=(\boldsymbol{f}_1,\ \boldsymbol{f}_2,\ \cdots,\ \boldsymbol{f}_q)$ 放入 DBN 模型中去训练，处理步骤如下：

a．依据自变量 $\boldsymbol{E}=(\boldsymbol{e}_1,\ \boldsymbol{e}_2,\ \cdots,\ \boldsymbol{e}_p)$ 的特征属性个数确定 DBN 的可视层神经

元个数为p，由于主要目的是特征降维，因此隐含层个数一般取小于可视层神经元个数，这里取个数为p_1（$p_1<p$）；

b．随机初始化参数$\boldsymbol{\theta}=\{\boldsymbol{a}_i, \boldsymbol{b}_j, \boldsymbol{w}_{ij}\}$。可视层和隐含层的偏置向量分别为$\boldsymbol{a}=\{\boldsymbol{a}_1, \boldsymbol{a}_2, \cdots, \boldsymbol{a}_p\}$和$\boldsymbol{b}=\{\boldsymbol{b}_1, \boldsymbol{b}_2, \cdots, \boldsymbol{b}_{p_1}\}$，权值矩阵为$\boldsymbol{W}=\{\boldsymbol{w}_{ij}|0\leqslant i\leqslant p, 0\leqslant j\leqslant p_1\}$；

c．将自变量$\boldsymbol{E}=(\boldsymbol{e}_1, \boldsymbol{e}_2, \cdots, \boldsymbol{e}_p)$作为可视层的输入，逐层地训练每一个RBM，上一个RBM的隐含层即为下一个RBM的可视层，上一个RBM的输出即为下一个RBM的输入。训练过程中，需要充分训练上一层的RBM后才能训练当前层的RBM，直至最后一层；

Step03：分别取DBN的最后一层的隐含层$\boldsymbol{T}=(\boldsymbol{t}_1, \boldsymbol{t}_2, \cdots, \boldsymbol{t}_k)$、$\boldsymbol{U}=(\boldsymbol{u}_1, \boldsymbol{u}_2, \cdots, \boldsymbol{u}_l)$（$k$和$l$分别为自变量和因变量提取的成分个数）作为PLS中的成分；

Step04：将步骤3求出的成分放入偏最小二乘进行多元线性回归分析，并对系数进行反标准化还原成$\boldsymbol{Y}$关于$\boldsymbol{X}$的回归方程。依据均方根误差（RMSE）和复测定系数（R^2）两项评价指标判断此时模型是否满足精度要求，若达到要求，则算法停止，若没有，则不断地调整模型超参数，如此不断往复，直到满足精度条件为止。

算法 9.3　基于 DBN 的偏最小二乘算法（DBN-PLS）

1）输入：原始样本数据集 Dataset（$\boldsymbol{D}$）；

2）过程：

（1）将数据进行预处理，得到（$\boldsymbol{E}$，$\boldsymbol{F}$）；

（2）深度置信网络（DBN）；

（3）初始化模型参数$\boldsymbol{\theta}=\{\boldsymbol{a}_i, \boldsymbol{b}_j, \boldsymbol{w}_{ij}\}$，layersize=1，hidden_layers_sizes=[4，4，4]；

（4）**while** RBM 的个数 layersize 是否达到精度条件：

while 每层神经元的个数 hidden_layers_sizes 是否达到精度条件：

for z in layersize：

① 计算隐含层神经元被激活的概率$P_z(\boldsymbol{h}_j|\boldsymbol{v}_i)$；

② 采取 Gibbs 抽样抽取一个样本：$\boldsymbol{h}_j \sim P_z(\boldsymbol{h}_j|\boldsymbol{v}_i)$；

③ 用$\boldsymbol{h}_j$重构可视层，计算可视层中每个神经元被激活的概率$P_z(\boldsymbol{v}_{i+1}|\boldsymbol{h}_j)$；

④ 采取 Gibbs 抽样抽取一个样本：$\boldsymbol{v}_{i+1} \sim P_z(\boldsymbol{v}_{i+1}|\boldsymbol{h}_j)$；

⑤ 通过$\boldsymbol{v}_{i+1}$再次计算隐含层神经元被激活的概率$P_z(\boldsymbol{h}_{j+1}|\boldsymbol{v}_{i+1})$；

⑥ 更新权重：

$$\boldsymbol{w}_{ij} \leftarrow \boldsymbol{w}_{ij} + \lambda\left(P_z(\boldsymbol{h}_j|\boldsymbol{v}_i)\,\boldsymbol{v}_i - P_z(\boldsymbol{h}_{j+1}|\boldsymbol{v}_{i+1})\,\boldsymbol{v}_{i+1}\right);$$

$b_i \leftarrow b_i + \lambda\ (v_i - v_{i+1})$;

$c_j \leftarrow c_j + \lambda\ (h_j - h_{j+1})$;

end for

end while

end while

（5）通过 DBN 模型分别计算出自变量和因变量提取的特征 T=Sigmoid（$EW_t + a_t$）、U=Sigmoid（$FW_u + a_u$），放入 PLS 模型进行多元线性回归，求 DBN-PLS 方程。对系数进行反标准化还原 Y 关于 X 的多元线性回归方程；

3）输出： DBN-PLS 方程。

9.4.3 实验设计与结果分析

1. 实验数据说明

本实验的数据主要来源于江西中医药大学现代中药制剂教育部重点实验室的大承气汤实验数据（DCQT）和 UCI 数据集上的 Housing、AirQuality 和 CBM。其中大承气汤实验数据共有 9 个样本，是分别在 7 个不同的给药剂量下的大鼠体内血浆中活性成分对药理指标的影响，其他介绍见 6.1 小节。自变量为大鼠体内血浆中主要的活性成分，分别为：大黄素、大黄酸、大黄酚、芦荟大黄素、大黄素甲醚、厚朴酚、和厚朴酚、橙皮苷以及橙皮素；因变量为所考查的药理指标，分别为首次排便时间、胃动素、血管活性肠肽。部分实验数据如表 6.2 所示。

UCI 数据则选取了 Housing、AirQuality 和 CBM 数据集，样本量分别为 506、9357 和 11934 条，详细描述见 http://archive.ics.uci.edu/ml/。

2. 实验结果的比较与分析

为验证 DBN-PLS 方法的可行性和有效性，分别设定三个深度置信网络模型来训练隐含层层数，第一个 DBN 模型的隐含层的层数被设置为 3 层；第二个 DBN 模型的隐含层的层数被设置为 4 层；第三个 DBN 模型的隐含层的层数被设置为 5 层。以上三个 DBN 模型中隐含层的神经元个数依具体情况而定，每个 DBN 模型再与 PLS 相结合，并将以上三种情况与原始的偏最小二乘法（PLS）和文献中提到的融入受限玻尔兹曼机的偏最小二乘法（RBM-PLS）分析对比。采用四组实验数据做对比验证，数据集的具体描述如表 9.4 所示。

在实验具体过程中，通过调整模型参数使模型达到最优，且在同一学习训练集的水平下对几种方法效果进行比较，再分别考察均方根误差（RMSE）和复测定系数（R^2），实验结果如表 9.5 所示。

表 9.4 数据集描述

数据名称	样本数	自变量个数	因变量个数
DCQT	9	9	3
Housing	506	11	3
AirQuality	9357	10	3
CBM	11934	16	2

表 9.5 实验结果比较

数据集	PLS		RBM-PLS		DBN（3）-PLS		DBN（4）-PLS		DBN（5）-PLS	
	RMSE	R^2	RMSE	R^2	RMSE	R^2	RMSE	R^2	RMSE	R^2
DCQT	0.9687	0.6942	0.6934	0.7962	**0.2797**	**0.9421**	**0.3420**	**0.9135**	**0.3479**	**0.9105**
Housing	40.9841	0.1987	41.2391	0.1813	**33.4516**	**0.3680**	**37.2034**	**0.3017**	**40.1487**	**0.2330**
AirQuality	74.5369	0.9247	76.1351	0.6209	**17.5692**	**0.9487**	**18.0087**	**0.9460**	**18.3622**	**0.9439**
CBM	0.0634	0.6935	0.0165	0.5010	**0.0075**	**0.7940**	**0.0075**	**0.7919**	**0.0076**	**0.7879**

注：黑色加粗字体表明该方法效果优于其他方法

根据表 9.5 的实验结果可知，DBN-PLS 的 RMSE 和 R^2 均比 PLS 和 RBM-PLS 效果要好，且当 DBN-PLS 方法的隐含层层数（即 RBM 叠加的个数）为 3 时，效果最好。同时在实验过程中发现随着 DBN-PLS 方法的隐含层层数不断增加，其效果也逐渐下降。具体的实验结果分析如下所述：

（1）在大承气汤实验数据中，三种层次的 DBN-PLS 模型与传统的 PLS 方法相比，DBN-PLS 的 RMSE 值分别为 0.2797、0.3420、0.3479，R^2 值分别为 0.9421、0.9135、0.9105，均远比 PLS 的 RMSE 值（0.9687）和 R^2 值（0.6942）效果好；同时 DBN-PLS 与 RBM-PLS 方法相比，优化模型的效果也比较好。

（2）在 UCI 标准数据集中，Housing 属于中等数据量样本，AirQuality 和 CBM 则属于大数据量样本。其中在 Housing 数据中，三种层次的 DBN-PLS 模型与传统的 PLS 方法相比，DBN-PLS 的 RMSE 值分别为 33.4516、37.2034、40.1487，R^2 值分别为 0.3680、0.3017、0.2330，均比 PLS 的 RMSE 值（40.9841）和 R^2 值（0.1987）效果好，同时 DBN-PLS 与 RBM-PLS 方法相比，优化模型的效果也比较好；在 AirQuality 数据中，三种层次的 DBN-PLS 模型与传统的 PLS 方法相比，DBN-PLS 的 RMSE 值分别为 17.5692、18.0087、18.3622，R^2 值分别为 0.9487、0.9460、0.9439，也均远比 PLS 的 RMSE 值（74.5369）和 R^2 值（0.9247）效果好，同时 DBN-PLS 与 RBM-PLS 方法相比，优化模型的效果也比较好；在 CBM 数据中，三种层次的 DBN-PLS 模型与传统的 PLS 方法相比，DBN-PLS 的 RMSE 值分别为 0.0075、0.0075、0.0076，R^2 值分别为 0.7940、0.7919、0.7879，也均比 PLS 的 RMSE 值（0.0634）和 R^2 值（0.6935）

效果好，同时 DBN-PLS 与 RBM-PLS 方法相比，优化模型的效果也比较好。

观察以上两种评价指标，无论是在大承气汤实验数据集中，还是在 UCI 标准数据集，DBN-PLS 的效果最为显著，尤其是当模型中的 RBM 个数叠加在 3 个的时候，效果最好，反而叠加个数增加，效果减弱，说明 DBN-PLS 用于特征抽取时，RBM 的叠加个数为 3 效果最佳。

为了更直观地显示实验结果，分别绘制图表以体现均方根误差（RMSE）和复测定系数（R^2）的波动情况。由于各个数据集的 RMSE 和 R^2 的数量级不同，为了方便比较各数据集在不同方法上的 RMSE 和 R^2 的波动情况，将实验结果数据做中心化处理，映射到［0，1］之间，绘制图 9.10～图 9.11（后附彩图）。

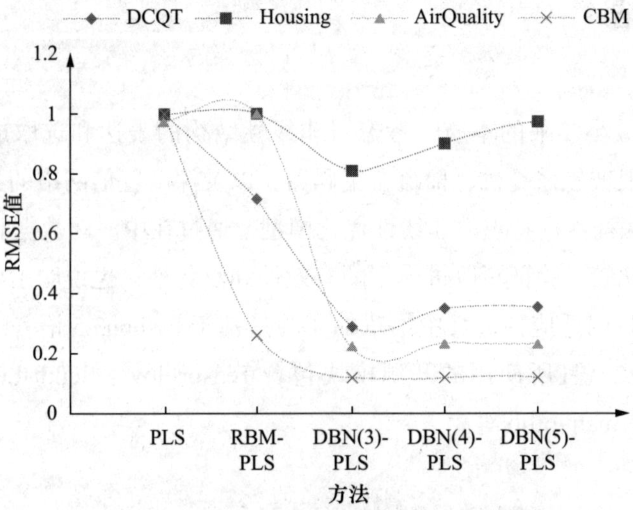

图 9.10　4 组实验数据下各方法 RMSE 值比较

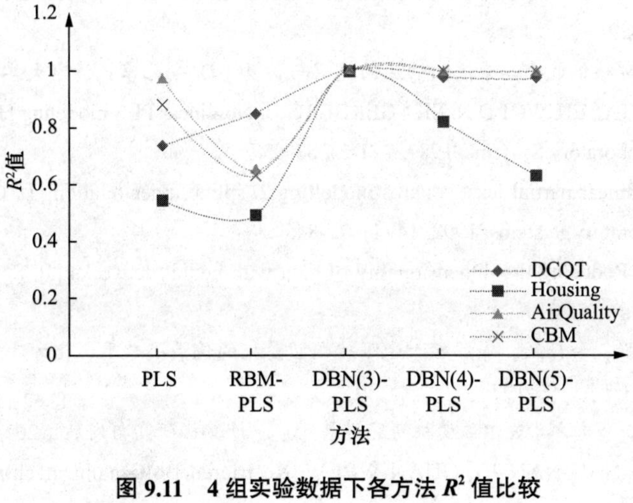

图 9.11　4 组实验数据下各方法 R^2 值比较

由图 9.10 和图 9.11 可以更加直观地看出 DBN-PLS 在各项指标中，其效果有明显提升，效果比 RBM-PLS 以及 PLS 要好。并且还可进一步地发现当 DBN-PLS 方法的隐含层层数为 3 时，效果是较好的，而随着隐含层层数不断增加，各项指标的效果呈现缓慢下降的趋势。综上所述，在以上四组实验中，以 DBN-PLS 进行多元线性回归的效果最好，说明拟合效果比较好。随着 DBN-PLS 隐含层层数的增加，效果减弱，说明 DBN-PLS 用于特征抽取时，RBM 的叠加个数为 3 效果最佳。在不同的数据集中，RBM-PLS 和 PLS 所体现的效果稍有差异，这是因为 RBM-PLS 模型结果受到初始值的影响。综上所述，基于 DBN 的偏最小二乘法对中医药数据适应性良好。

9.5 本章小结

本章结合偏最小二乘的本质，考虑对非线性结构的表达和选取成分个数的问题，充分利用受限玻尔兹曼机、稀疏自编码器，以及深度置信网络的各自优势，形成了一套适合中医药数据特点的非线性优化模型。通过在中医药数据和 UCI 数据集进行实验分析与比较，验证了改进模型的有效性和泛化性，也说明了优化模型对中医药数据具有较好的适应性。其中本章的实验是基于 Python3.5 语言，采用的编程工具为 Pycharm3.2，且所使用的开源模块包含 TensorFlow、Scikit-Learn、Pandas、Numpy、Theano、matplotlib 等。

参考文献

[1] LINDGREN F, GELADI P, WOLD S. The kernel algorithm for PLS [J]. Journal of Chemometrics, 1993, 7 (1): 45-59.

[2] 刘宇. 基于局部核偏最小二乘法的响应面建模与仿真［D］. 北京：清华大学，2013.

[3] WOLD S, KETTANEH-WOLD N, SKAGERBERG B. Nonlinear PLS modeling [J]. Chemometrics & Intelligent Laboratory Systems, 1989, 7 (1-2): 53-65.

[4] WOLD S. Nonlinear partial least squares modelling:2. spline inner relation [J]. Chemometrics & Intelligent Laboratory Systems, 1992, 14 (1): 71-84.

[5] HINTON G E. Reducing the dimensionality of data with neural networks [J]. Science, 2006, 313 (5786):504-507.

[6] 朱志鹏，杜建强，余日跃，等. 融入受限玻尔兹曼机的偏最小二乘优化方法［J］. 计算机工程，2017，43（7）：193-197.

[7] 刘建伟，刘媛，罗雄麟. 玻尔兹曼机研究进展［J］. 计算机研究与发展，2014（1）：3-18.

[8] CHUN-XIA Z, NAN-NAN J I, GUAN-WEI W. Restricted Boltzmann machines [J]. Chinese

Journal of Engineering Mathematics, 2015, 32 (2): 159-173.

[9] NGIAM J, KHOSLA A, KIM M, et al. Multimodal deep learning [C]// GETOOR L, SCHEFFER T. International conference on machine learning, ICML 2011. San Mateo: Morgan kaufmann Pwblishers Inc, 2011: 689-696.

[10] BOYLE T, RAVENSCROFT A. Context and deep learning design [J]. Computers & Education, 2012, 59 (4):1224-1233.

[11] 朱志鹏，杜建强，余日跃，等. 融入深度学习的偏最小二乘优化方法［J］. 计算机应用研究，2017，34（1）：87-90.

[12] BENGIO Y. Learning deep architectures for AI [J]. Foundations and trends in Machine Learning, 2009, 2 (1):1-127.

[13] 王雅思，姚鸿勋，孙晓帅，等. 深度学习中的自编码器的表达能力研究［J］. 计算机科学，2015，42（9）：56-60，65.

[14] 尚敬文，王朝坤，辛欣，等. 基于深度稀疏自动编码器的社区发现算法［J］. 软件学报，2017，28（3）：648-662.

[15] SAXE A, KOH P W, CHEN Z, et al. On random weights and unsupervised feature learning [C] // Anon. Proceedings of the 28th international conference on machine learning. San Mateo: Morgan kaufmann Pwblishers Inc, 2011: 1089-1096.

[16] LOWE D G. Distinctive image features from scale-invariant keypoints [J].International Journal of Computer Vision, 2004, 60 (2): 91-110.

[17] LOWE D G. Object recognition from local scale-invariant features [C]. //KERKYRA. The proceedings of the seventh IEEE international conference on computer vision. Corfu: IEEE, 1999: 1150-1157.

[18] 刘方园，王水花，张煜东. 深度置信网络模型及应用研究综述［J］. 计算机工程与应用，2018，54（1）：11-18.

[19] 曾安，郑齐弥. 基于 MIC 的深度置信网络研究［J］. 计算机科学，2016，43（8）：249-253.

[20] 王琳琳，刘敬浩，付晓梅. 融合局部特征与深度置信网络的人脸表情识别［J］. 激光与光电子学进展，2018，54（1）：011002.

[21] HINTON G E, OSINDERO S, TEH Y W . A fast learning algorithm for deep belief nets [J]. Neural Computation, 2006, 18 (7): 1527-1554.

第 10 章　偏最小二乘回归的非线性优化模型

10.1　问题的提出

中医方药具有多成分、多靶点、多药效指标以及非线性特征等，决定了数据中自变量之间存在多重共线性，自变量与因变量之间呈现非线性的特征。由于药理实验次数较少，造成数据的样本量也偏少。因此，采用传统的药物量效关系分析方法，难以适应中药量效关系。

偏最小二乘法（partial least squares，PLS）融合了主成分分析、典型相关性分析和多元线性回归，适用于样本量小、维度高的数据，当自变量内部存在多重线性相关性时，PLS 仍能够很好地消除这种相关性并进行建模分析。但是，PLS 回归采用的是线性回归，不能充分表达数据之间的非线性关系，难以适应中药数据的非线性分类和拟合。

模型树[1]、随机森林[2]和 softmax 回归[3, 4]是 3 种不同的非线性模型，能够较充分地表达数据之间的非线性关系。基于此，本章将模型树、随机森林和 softmax 回归方法分别融入 PLS 中，提出以下 3 种不同的 PLS 非线性优化模型，分别为：

（1）融合模型树的偏最小二乘法[5]，该方法利用 PLS 不断提取成分并累计，再将这些成分与因变量构建多棵模型树，直到满足精度条件为止。

（2）融合随机森林的偏最小二乘法[6]，该方法利用 PLS 不断提取成分并累计，再将这些成分与因变量构建多棵决策树，并将决策树集成形成随机森林，直到达到满意的精度条件为止。

（3）融合 softmax 的偏最小二乘法[7]，该方法先将类别型因变量转化成哑变量，再用 Fisher 判别法将类别型因变量 $\boldsymbol{Y}$ 数值化为 $\boldsymbol{\varphi}$；再运用 PLS 提取自变量 $\boldsymbol{X}$ 的成分 $\boldsymbol{t}_1$ 和因变量 $\boldsymbol{\varphi}$ 的成分 $\boldsymbol{u}_1$；然后，将 $\boldsymbol{t}_1$ 和 $\boldsymbol{u}_1$ 构建 softmax 回归模型，如果分类结果达到了满意的精度，则算法终止。最后，将自变量的所有成分和因变量的所有成分建立 PLS-S-DA 模型，并表达成因变量 $\boldsymbol{Y}$ 关于自变量 $\boldsymbol{X}$ 的关系表达式。

10.2　融合模型树的偏最小二乘优化

模型树（model tree，MT）是由昆兰（Quinlan）提出的一种树的叶子节点以线性回归方程代替经典回归树中的平均值处理的算法，MT 由多个多元线性片段构成，可分段线性逼近任何未知的变量分布趋势，效率高，鲁棒性好，不仅模型结构简单，而且对非线性数据极易解释。据此，基于传统偏最小二乘法中线性本质的不足，将模型树融入偏最小二乘法中，得到融合模型树的偏最小二乘法（Mtree-PLS），以阐释中医药数据中的非线性特性。Mtree-PLS 将偏最小二乘法提取的成分与被解释变量构建模型树，提取残差信息不断建树，直到满足精度条件为止。分别对麻杏石甘汤君药平喘实验、麻杏石甘汤君药止咳实验和 UCI 机器学习数据集进行分析处理，实验结果表明，融合模型树的偏最小二乘法的中医药数据分析方法对中医药数据的适应性较好。

10.2.1　模型树

回归树（regression tree，RT）通过在叶子节点取均值得到最终结果，而模型树是通过在叶子节点做多元回归处理[8]得到最终结果，它将样本按照一定的规则划分为若干个互不相干的区域，然后对每一个区域选定一个合适的回归模型，其主要步骤包括：树的建立、搜索分裂属性、处理内部节点、剪枝、平滑以及预测。模型树如算法 10.1 所示。

算法 10.1　模型树

1）输入： 原始样本数据集 $\boldsymbol{D}=(\boldsymbol{x}_1, \boldsymbol{x}_2, \cdots \boldsymbol{x}_p, \boldsymbol{y}_i)_{i=1}^{q}$；

2）过程：

（1）构建基本的回归树；

（2）搜索分裂属性变量；

（3）处理内部节点；

（4）对 RT 从下到上遍历，记录所有叶子节点线性拟合出每个父节点及其叶节点的回归方程 f_{parent}、f_{leaf}：

if　$\text{RMSE}_{f_{\text{parent}}} < \text{RMSE}_{f_{\text{leaf}}}$ and f_{parent} 不是根节点：

　　对子树剪枝；

else：

　　保留叶节点；

end if

（5）对 MT 从下到上遍历，将子结点与父结点的拟合方程合并为一个新的线性方程 $f_{\text{new}}=\dfrac{nf_{\text{child}}+kf_{\text{parent}}}{n+k}$；

if RMSE$_{f_{new}}$ −RMSE$_{f_{child}}$ $<Q$,（Q为固定阈值）:

$f_{new}=f_{child}$;

else:

不进行平滑处理；

end if

3）输出：处理后的模型树MT。

说明：

（1）RMSE为均方根误差，为：

$$RMSE=\sqrt{\frac{\sum_{i=1}^{n}(f_{obj,i}-T_{model,i})^2}{n}} \tag{10.1}$$

式10.1中，n为当前父亲节点的样本数据个数，k为平滑常数（一般取$k=15$），f_{child}为当前叶子节点模型的拟合方程，f_{parent}为当前父亲节点的拟合方程，f_{new}为平滑后模型的拟合方程。

（2）搜索分裂属性变量，其具体为：对RT每个子节点搜索其孩子节点的所有分裂属性（包括当前节点），集合所有分裂属性，并将这个集合称为回归属性；

（3）处理内部节点，其具体做法为：选择当前节点和其包含的部分或者全部回归属性进行Least Squares回归，得到相应的回归模型，遍历这个模型，选择使得误差平方和最小的回归模型，并将其作为当前节点的回归模型；

模型树算法的具体流程如下：

假设$\boldsymbol{X}=(\boldsymbol{x}_1, \boldsymbol{x}_2, \cdots, \boldsymbol{x}_p)$与$\boldsymbol{Y}=(\boldsymbol{y}_1, \boldsymbol{y}_2, \cdots, \boldsymbol{y}_q)$分别为自变量和因变量（$\boldsymbol{X}$是$n\times p$矩阵，$\boldsymbol{Y}$是$n\times q$矩阵，$n$为样本的行数，$p$、$q$分别为样本中自变量和因变量的个数，也即矩阵的维数），其中$\boldsymbol{X}$和$\boldsymbol{Y}$均是连续型变量。首先任取一个属性变量$\boldsymbol{x}_i$，对$\boldsymbol{x}_i$这个变量空间划分为m个子空间$\boldsymbol{R}_1$，$\boldsymbol{R}_2$，…，$\boldsymbol{R}_m$，对这m个子空间和因变量$\boldsymbol{Y}$分别进行最小二乘法计算，得到输出值$\boldsymbol{C}=(\boldsymbol{c}_1, \boldsymbol{c}_2, \cdots, \boldsymbol{c}_m)$，于是模型树可表示为：

$$f(\boldsymbol{x}_i)=\sum_{i=1}^{m}\boldsymbol{c}_i\mathrm{I}\text{，I为指数函数} \tag{10.2}$$

当输入空间一定时，可用残差平方和准则来表示模型树对输入数据的预测误差，用该准则求解每个子空间的最优值，易知最优值分点$\boldsymbol{c}_m^*$是$\boldsymbol{R}_m$与所有输出变量$\boldsymbol{Y}$进行最小二乘法得出的预测值，即：

$$\boldsymbol{c}_m^*=(\boldsymbol{R}_m^{\mathrm{T}}\boldsymbol{R}_m)^{-1}(\boldsymbol{R}_m^{\mathrm{T}}\boldsymbol{Y})\boldsymbol{Y} \tag{10.3}$$

选择第i个变量$\boldsymbol{x}_i$作为切分变量并将这个变量的取值作为切分点，为了求解方便，取 $m=2$。然后寻找最优的切分变量和切分点，具体求解过程如下：

$$\text{error}=\min_{i,s}\left[\min_{c_1}\sum_{x_{it}\in \boldsymbol{R}_1(i,s)}(\boldsymbol{y}_t-\boldsymbol{c}_1)^2+\min_{c_2}\sum_{x_{it}\in \boldsymbol{R}_2(i,s)}(\boldsymbol{y}_t-\boldsymbol{c}_2)^2\right],(t=1,2,\cdots,n) \quad (10.4)$$

对固定的输入变量 $\boldsymbol{x}_i$ 可通过公式（10.5）、（10.6）找到最优切分点 s：

$$\boldsymbol{c}_1^*=(\boldsymbol{R}_1^{\mathrm{T}}\boldsymbol{R}_1)^{-1}(\boldsymbol{R}_1^{\mathrm{T}}\boldsymbol{Y})\boldsymbol{Y},\ x_{ij}\in \boldsymbol{R}_1(j,\ s) \quad (10.5)$$

$$\boldsymbol{c}_2^*=(\boldsymbol{R}_2^{\mathrm{T}}\boldsymbol{R}_2)^{-1}(\boldsymbol{R}_2^{\mathrm{T}}\boldsymbol{Y})\boldsymbol{Y},\ x_{ij}\in \boldsymbol{R}_2(j,\ s) \quad (10.6)$$

接下来，遍历 $\boldsymbol{x}_i$ 的所有输入空间（x_{i1}，x_{i2}，…，x_{in}），找到最优的（j，s）对，接下来，遍历 $\boldsymbol{X}$ 中的其他所有属性 $\boldsymbol{x}_k$，$k=$（1，2，…，i，…，p），并找到 $\boldsymbol{x}_k$ 对应的（j，s），将 $\boldsymbol{x}_k$ 和 $\boldsymbol{x}_i$ 对应的 error 进行对比，找到最小 error 对应的空间进行划分，并将该变量空间按照（j，s）划分为两个子变量空间，接着，对每个子空间重复上述步骤，不断划分，直到达到停止条件算法结束。

10.2.2　非线性模型的建立

MTree-PLS 方法由两个模块组成：一是偏最小二乘（PLS）模块，分别提取自变量和因变量的成分，去除变量间的多重共线性，二是模型树（MTree）模块，建立自变量的成分与因变量的关系，使模型具有非线性能力。

融合模型树的偏最小二乘法在传统偏最小二乘的基础上，外模型依然采用 PLS 提取自变量的成分，内模型则将所提取的成分与因变量构建模型树，对模型树的叶子节点采取多元线性回归，求取相应的预测值，然后计算残差信息并不断建树，直到满足精度条件为止。利用模型树在叶子节点进行多元回归的特点，从而使其适应非线性的中药数据，从而建立更好地数据模型。算法流程如图 10.1 所示。

设自变量集合 $\boldsymbol{X}=(\boldsymbol{x}_1,\ \boldsymbol{x}_2,\ \cdots,\ \boldsymbol{x}_p)$ 和因变量集合 $\boldsymbol{Y}=(\boldsymbol{y}_1,\ \boldsymbol{y}_2,\ \cdots,\ \boldsymbol{y}_q)$，$\boldsymbol{X}$ 是 $n\times p$ 矩阵，$\boldsymbol{Y}$ 是 $n\times q$ 矩阵。$\boldsymbol{t}_1$ 和 $\boldsymbol{u}_1$ 分别能最大限度承载着原始自变量和因变量的变异信息，即 $\boldsymbol{t}_1$ 是 $\boldsymbol{X}$ 的第一成分，而 $\boldsymbol{u}_1$ 是因变量 $\boldsymbol{Y}$ 的第一成分，且二者的相关性最大。

MTree-PLS 方法是利用 PLS 求出成分，进行 $\boldsymbol{X}$ 对 $\boldsymbol{t}_1$ 的多元线性回归，$\boldsymbol{Y}$ 和 $\boldsymbol{t}_1$ 构建模型树，在 $\boldsymbol{X}$ 部分利用原始方法求出残余信息，在求 $\boldsymbol{Y}$ 的残余信息时，由于已经将 $\boldsymbol{Y}$ 与 $\boldsymbol{t}_1$ 由原来的线性回归方程换成模型树，所以此时求 $\boldsymbol{Y}$ 的残余信息应该用 $\boldsymbol{Y}$ 减去模型树的叶子节点进行多元线性回归时所求取得 $\boldsymbol{Y}$ 预测值。若未能满足精度要求，则利用残差信息继续提取第二成分，并利用该成分与 $\boldsymbol{Y}$ 的残差信息继续建树，重复上述过程，直到构建出达到满意精度的非线性模型为止。融合模型树的偏最小二乘法算法如算法 10.2 所示。

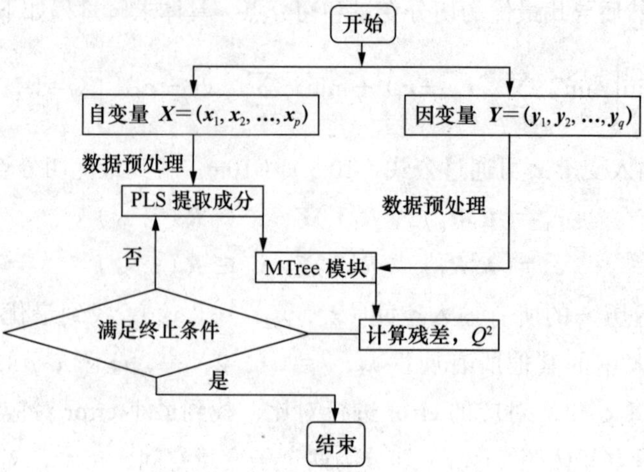

图 10.1 MTree-PLS 算法流程

算法 10.2 融合模型树的偏最小二乘法算法（MTree-PLS）

1）输入： 数据集 $\boldsymbol{D}=(\boldsymbol{x}_1, \boldsymbol{x}_2, \cdots \boldsymbol{x}_p, \boldsymbol{y}_i)_{i=1}^{q}$；

2）过程：

（1）数据标准化，得到（$\boldsymbol{E}, \boldsymbol{F}$）；

（2）$i=1$；

（3）**while** 成分个数 i 没有达到要求：

① 计算 $\boldsymbol{F}_{i-1}^{\mathrm{T}}\boldsymbol{E}_{i-1}\boldsymbol{E}_{i-1}^{\mathrm{T}}\boldsymbol{F}_{i-1}$ 最大特征值对应的特征向量 $\boldsymbol{\omega}_i$、$\boldsymbol{v}_i$；

② 根据特征向量构建权重向量轴（$\boldsymbol{\omega}_i, \boldsymbol{v}_i$）；

③ 计算成分的得分向量 $\boldsymbol{t}_i=\boldsymbol{E}_{i-1}\boldsymbol{\omega}_i$，建立模型树 $\mathrm{tree}(\boldsymbol{x})_i=\sum_{m=1}^{M}\boldsymbol{c}_m \mathrm{I}(\boldsymbol{x}\in\boldsymbol{R}_m)$；

④ 计算 $\boldsymbol{E}_{i-1}$ 关于 $\boldsymbol{t}_i$ 的载荷向量 $\boldsymbol{p}_i=\dfrac{\boldsymbol{E}_{i-1}^{\mathrm{T}}\boldsymbol{t}_i}{\|\boldsymbol{t}_i\|^2}$，并求出相应的最优输出值；

⑤ 建立回归方程 $\boldsymbol{E}_{i-1}=\boldsymbol{t}_i\boldsymbol{p}_i^{\mathrm{T}}+\boldsymbol{E}_i$ 和 $\boldsymbol{F}_{i-1}=\boldsymbol{F}_i+\mathrm{tree}(\boldsymbol{x})_i$；

end while

（4）整合 MTree-PLS 方程 $\boldsymbol{F}=\mathrm{tree}(\boldsymbol{x})_1+\mathrm{tree}(\boldsymbol{x})_2+\cdots+\mathrm{tree}(\boldsymbol{x})_A+\boldsymbol{F}_A$，$A\leqslant p$；

（5）对系数进行反标准化还原 $\boldsymbol{Y}$ 关于 $\boldsymbol{X}$ 的回归方程；

3）输出： MTree-PLS 方程。

MTree-PLS 算法的具体流程如下：

假设原始样本数据集 $\boldsymbol{D}=(\boldsymbol{x}_1, \boldsymbol{x}_2, \cdots \boldsymbol{x}_p, \boldsymbol{y}_i)_{i=1}^{q}$，自变量 $\boldsymbol{X}=(\boldsymbol{x}_1, \boldsymbol{x}_2, \cdots, \boldsymbol{x}_p)$；

因变量 $\boldsymbol{Y}=(\boldsymbol{y}_1, \boldsymbol{y}_2, \cdots, \boldsymbol{y}_q)$。

1. 数据标准化

将自变量和因变量（$\boldsymbol{X}$，$\boldsymbol{Y}$）进行数据标准化得到（$\boldsymbol{E}$，$\boldsymbol{F}$）。

2. 融合模型树的偏最小二乘（MTree-PLS）

（1）提取成分。设 $\boldsymbol{t}_1$ 是从 $\boldsymbol{E}$ 中提取的第一个成分，有 $\boldsymbol{t}_1=\boldsymbol{E\omega}_1$，$\boldsymbol{u}_1=\boldsymbol{Fv}_1$，$\boldsymbol{\omega}_i$，$\boldsymbol{v}_i$ 分别为 $\boldsymbol{E}$ 和 $\boldsymbol{F}$ 的第一个权重轴，根据 $\mathrm{cov}(\boldsymbol{t}_1,\boldsymbol{u}_1)=\mathrm{r}(\boldsymbol{t}_1,\boldsymbol{u}_1)\sqrt{\mathrm{var}(\boldsymbol{t}_1)\,\mathrm{var}(\boldsymbol{u}_1)}$，推得 max（cov（$\boldsymbol{t}_1$，$\boldsymbol{u}_1$）），而 $\mathrm{cov}(\boldsymbol{t}_1,\boldsymbol{u}_1)=\dfrac{1}{n}<\boldsymbol{t}_1,\boldsymbol{u}_1>$，将 $\boldsymbol{t}_1=\boldsymbol{E\omega}_1$，$\boldsymbol{u}_1=\boldsymbol{Fv}_1$ 代入其中，则有：

$$\max(\boldsymbol{E\omega}_1, \boldsymbol{Fv}_1)=\max((\boldsymbol{E\omega}_1)^{\mathrm{T}}(\boldsymbol{Fv}_1)) \tag{10.7}$$

（2）依据拉格朗日乘数法求权重轴 $\boldsymbol{\omega}_i$，$\boldsymbol{v}_i$。计算 $\boldsymbol{E}_{i-1}^{\mathrm{T}}\boldsymbol{F}_{i-1}\boldsymbol{F}_{i-1}^{\mathrm{T}}\boldsymbol{E}_{i-1}$，$\boldsymbol{F}_{i-1}^{\mathrm{T}}\boldsymbol{E}_{i-1}\boldsymbol{E}_{i-1}^{\mathrm{T}}\boldsymbol{F}_{i-1}$ 矩阵最大特征值对应的特征向量 $\boldsymbol{\omega}_i$，$\boldsymbol{v}_i$。

（3）计算成分的得分向量 $\boldsymbol{t}_i=\boldsymbol{E}_{i-1}\boldsymbol{\omega}_i$，建立模型树 $\mathrm{tree}(\boldsymbol{x})_i=\sum_{i=1}^{M}\boldsymbol{c}_m\mathrm{I}(\boldsymbol{x}\in\boldsymbol{R}_m)$，其中 I 为指示函数，$M$ 为划分的子空间个数，$\boldsymbol{c}$ 为所划分的子空间。

（4）成分的多元线性回归。建立回归方程 $\boldsymbol{E}_{i-1}=\boldsymbol{t}_i\boldsymbol{p}_i^{\mathrm{T}}+\boldsymbol{E}_i$ 和 $\boldsymbol{F}_{i-1}=\boldsymbol{F}_i+\mathrm{tree}(\boldsymbol{x})_i$。

（5）重复步骤 2. 中的（1）到（4），直到满足精度条件为止。

3. 整合 MTree-PLS 方程

$$\boldsymbol{F}=\mathrm{tree}(\boldsymbol{x})_1+\mathrm{tree}(\boldsymbol{x})_2+\cdots+\mathrm{tree}(\boldsymbol{x})_A+\boldsymbol{F}_A,\ A\leqslant p \tag{10.8}$$

10.2.3　实验设计与结果分析

1. 实验数据说明

实验数据来源于现代中药制剂教育部重点实验室所提供的麻杏石甘汤平喘数据、麻杏石甘汤治疗哮喘数据和 UCI 数据集[①]。麻杏石甘汤治疗大鼠哮喘的部分实验数据见表 2.1，共有 46 个样本，是分别在 10 个不同麻黄用量下，大鼠体内血药成分对药理指标的影响。其在大鼠体内主要的血药成分为麻黄碱、伪麻黄碱、甲基麻黄碱、野黑樱苷以及甘草苷，并将此作为自变量；而所考查的药理指标则为引喘潜伏期以及咳嗽持续时间，作为因变量。

麻杏石甘汤治疗大鼠咳嗽的部分已整理实验数据见表 6.1，共有 62 个样本，是分别在杏仁的 10 个不同用量下，大鼠体内血药成分对药理指标的影响。其在大鼠体内主要的血药成分为麻黄碱、伪麻黄碱、甲基麻黄碱、野黑樱苷以及苦杏仁苷，

① http://archive.ics.uci.edu/ml/index.php

并将此作为自变量；而所考查的药理指标则为咳嗽持续次数，作为因变量。

UCI 数据则选取了 Slump 数据集，共 103 个样本、CCPP_Folds5x2_pp 数据集，共 9568 个样本，yacht_hydrodynamics 数据集，共 308 个样本。

2. 实验结果与分析

实验在 win10 操作系统（64 位）、Intel（R）Core（TM）i5-3470 CPU、8GB 的 RAM 以及 Pycharm 开发平台上进行。选取麻杏石甘汤平喘实验数据（msxgtpc）以及麻杏石甘汤止咳（mxsgtzk）实验数据，分别将其与传统的偏最小二乘法分别进行多方位的比较，并将该算法运用在 UCI 数据集上的 yacht_hydrodynamics（yacht）数据集做测试：首先将原始数据按照 7∶3 的比例进行随机划分，70% 作为训练样本，剩下的作为测试样本。

msxgtpc 共计 46 个样本，自变量 5 个，因变量 2 个，训练样本数占 32 个，测试集占 14 个。mxsgtzk 数据共计 62 个样本，自变量 5 个，因变量 1 个，训练样本数占 43 个，测试集占 19 个。yacht 数据共计 308 个样本，自变量 7 个，因变量 1 个，训练样本数占 216 个，测试集占 92 个。

分别考察耗时（Time）、可决系数（*R*-Square，R^2）、训练集残差平方和（sum of squares for error of train，SSE_{Train}）、测试集残差平方和（sum of Squares for error of test，SSE_{Test}）。结果如表 10.1 所示。

表 10.1 PLS 和 MTree-PLS 结果比较

数据集	PLS				MTree-PLS			
	TIME/ms	R^2	SSE_{Train}	SSE_{Test}	TIME/ms	R^2	SSE_{Train}	SSE_{Test}
msxgtpc	**31**	0.1352	20580.6507	30434.7553	47	**0.6728**	**7485.3271**	**14618.4831**
mxsgtzk	**39**	0.0549	3841.8357	1761.1864	52	**0.6141**	**1568.5878**	**1653.9989**
yacht	**47**	0.6597	15990.5122	8151.6082	78	**0.9903**	**455.5790**	**1400.0808**

注：黑色加粗字体表明该方法效果优于其他方法

为了更清楚地分析实验结果，各算法和各数据集下的 SSE_{Train} 和 SSE_{Test} 如图 10.2（后附彩图）所示。

由表 10.1 可以看出，偏最小二乘法对麻杏石甘汤平喘数据具有明显的不适应性，R^2 仅仅只有 13.52%，而改进的算法对实验数据的解释程度高达 67.28%。训练集的残差平方和（SSE_{Train}）也相差极大，改进后的模型为 7485.3271，而采用偏最小二乘法却高达 20580.6507。采用 MTree-PLS 模型，其测试集的残差平方和（SSE_{Test}）为 14618.4831，而采用 PLS，其值与之相比，差距较大。在麻杏石甘汤平喘数据上，MTree-PLS 模型相比传统偏最小二乘方法，在学习和预测能力上都得到了一定程度的提高。

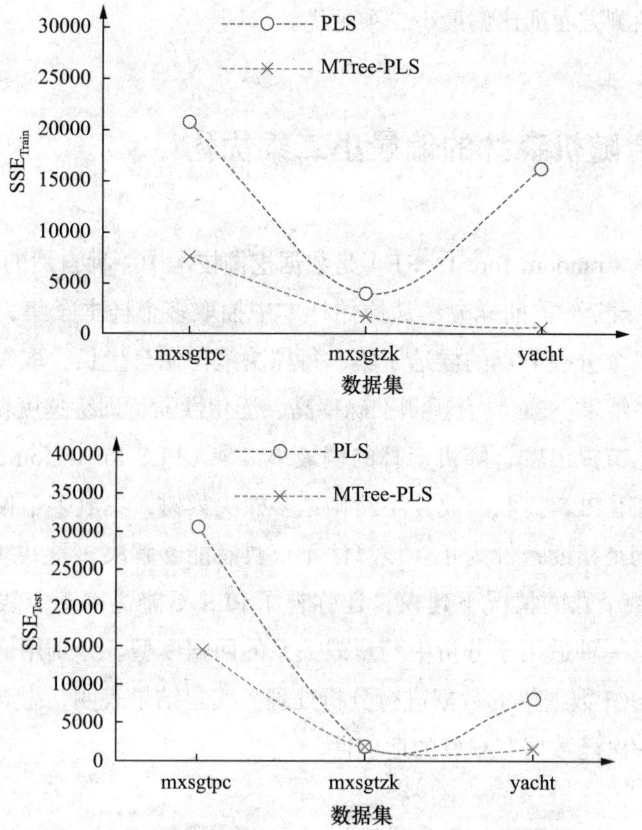

图 10.2　PLS 和 MTree-PLS 的 SSE_{Train} 和 SSE_{Test}

针对麻杏石甘汤止咳数据，在对数据的解释程度上，改进后的算法比 PLS 模型显得更加可靠，改进后的算法的可决系数（R^2）为 0.6141，而偏最小二乘法却不到 0.1。PLS 算法的 SSE_{Train} 为 3841.8357，而改进后模型的 SSE_{Train} 较前者降低了约 50%，为 1568.5878。融合模型树的偏最小二乘在其测试集的残差平方和方面低于偏最小二乘法。整体而言，该模型对具有非线性特点的中药数据有很好的适应性。

为了验证模型的有效性，除采用上述数据训练测试以外，选取 UCI 数据集中的 yacht_hydrodynamics 作进一步的验证。选取 MTree-PLS 模型对数据进行操作时所得的可决系数、训练集残差平方和、测试集残差平方和分别为 0.9903，455.5790，1400.0808，采用 PLS 算法时，模型的可决系数、训练集残差平方和测试集残差平方和分别为 0.6597，15990.5122，8151.6082。由表 10.1 可知，针对改进的模型，无论是在可决系数、训练集残差平方和还是测试集残差平方和，实验所得结果均比偏最小二乘法优。

综上所述，针对多维非线性的数据，模型树表现出很强的分析和预测作用。改进后的算法无论是在对模型的解释程度，或是对训练数据的学习训练，还是对测试数据的分析预测方面都比偏最小二乘更优。

10.3 融合随机森林的偏最小二乘优化

随机森林（random forest，RF）是数据挖掘技术中一种自然的非线性建模工具，其采用 Bootstrap[9] 重抽样方法从原始样本中抽取多个样本子集，利用随机特征选择方法生成每个分裂节点的候选子集，每棵决策树完全生长，取每棵决策树结果的平均值为最终结果。RF 具有预测准确率高、泛化性强、训练速度快等优点。

因此，本节提出融合随机森林的偏最小二乘（PLS for fusion of random forests，RF-PLS），利用 PLS 提取的成分不断构建多棵决策树，集成多个偏最小二乘法线性片段，直到满足精度条件为止。该算法不仅具有能够解决多重共线性，且适合在样本量小于变量个数的情况下建模，还弥补了 PLS 不能适用于非线性类别型数据的不足，建立了一种适用于分析中药量效关系的回归模型。分别用麻杏石甘汤君药止咳、平喘和 UCI 数据集的数据进行分析处理，实验结果表明，融合随机森林的偏最小二乘法对中医药数据有很好的适应性。

10.3.1 随机森林

RF 算法（针对回归模型）的主要思想是：假设原始样本数据中有 p 个自变量，样本个数为 n。首先采用装袋算法（Bagging）中的自助重采样技术（Bootstrap）从原始数据集 $\boldsymbol{D}=(\boldsymbol{x}_1, \boldsymbol{x}_2, \cdots, \boldsymbol{x}_p, \boldsymbol{y}_i)_{i=1}^{q}$ 中随机抽取样本，产生子训练集 $\boldsymbol{d}=(\boldsymbol{x}_1, \boldsymbol{x}_2, \cdots, \boldsymbol{x}_p, \boldsymbol{y}_i)_{i=1}^{q}$，子训练集样本大小与原始数据集相同；再对每一个子训练集 $\boldsymbol{d}$ 建立一个 CART 树模型，在对 CART 树的每个节点划分过程中，并不是以所有自变量为节点划分候选变量集，而是从自变量列表中随机抽取若干（推荐设置为$\sqrt{q}$或者 $\text{int}(1+\ln q)$）个自变量形成节点划分候选变量集。最后集成所有的 CART 树形成随机森林。对于待测样本，每棵 CART 树对其输出一个回归值，取所有回归值的均值为待测样本的最终预测结果。为了更加清楚地了解 RF 的结构，绘制了 RF 回归的结构，如图 10.3 所示。

RF 采用 Bootstrap 重抽样的方法形成若干个子训练集，训练集 Dataset（$\boldsymbol{D}$）中每个样本没被抽取到的概率为 $(1-1/n)^n$，n 为原始训练集 Dataset（$\boldsymbol{D}$）中的样本数。当 n 足够大时，根据 $(1-1/n)^n$ 可得出训练集 Dataset（$\boldsymbol{D}$）中约有 37% 的样本不会被抽到，这部分数据为袋外数据（Out-Of-Bag，OOB），OOB 数据既可用于误差估计，

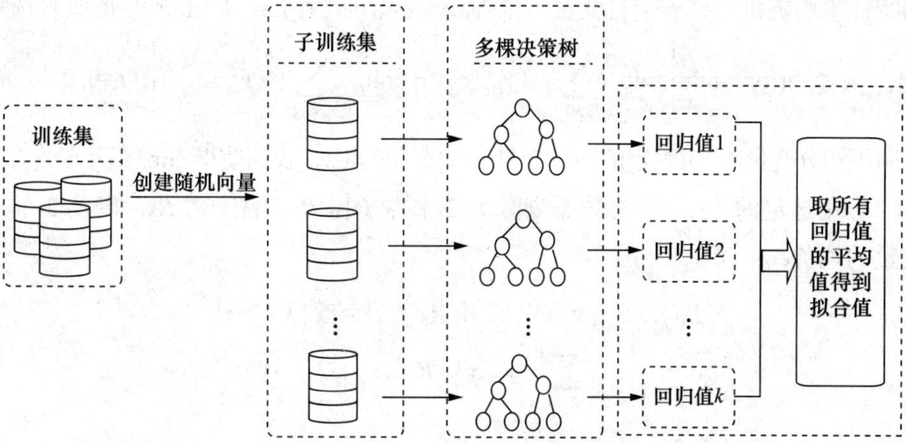

图 10.3　RF 算法回归拟合结构图

还可用于特征重要性分析。RF 采用随机重复抽取样本构造不同的训练集以及依次为每个分裂节点随机选取特征子集的方法，增大了每棵 CART 树之间的相关度，提高了组合模型的精度，不易过拟合、泛化误差低和精度高。随机森林算法如算法 10.3 所示。

算法 10.3　随机森林（RF）

1）输入： 数据集 $\boldsymbol{D}=(\boldsymbol{x}_1, \boldsymbol{x}_2, \cdots, \boldsymbol{x}_p, \boldsymbol{y}_i)_{i=1}^{q}$，待测样本；

2）过程：

（1）采用 Bootstrap 抽样从数据集 $\boldsymbol{D}$ 中得到 k 个子训练集 $\boldsymbol{d}$；

（2）依次对 k 个子训练集 $\boldsymbol{d}$ 建立 k 棵 CART 树；

（3）集成 k 棵 CART 树；

（4）对于待测样本，每棵 CART 树输出一个结果 $\hat{y}_i$；

（5）待测样本的预测值为：$\hat{y}=\dfrac{1}{k}\sum\limits_{i=1}^{k}\hat{y}_i$；

3）输出： 待测样本的预测值。

随机森林具体构建过程如下：

1. 采样

用 Bootstrap 方法从原始数据集 $\boldsymbol{D}$ 中随机抽取样本，得到子训练集 $\boldsymbol{d}$，且子训练集 $\boldsymbol{d}$ 的大小与 $\boldsymbol{D}$ 相同。

2. 构建 CART

（1）选择最优的切分变量 $\boldsymbol{x}_i$ 和切分点 s。在 CART 树的每个节点划分之前，从原始特征集中随机选择若干自变量［推荐设置为$\sqrt{q}$或者 int（1+ln$q$）］形成候选划分子集，依据 $\text{error}=\min_{j,s}\left[\min_{c_1}\sum_{x_{ti}\in \boldsymbol{R}_1(j,s)}(\boldsymbol{y}_t-\boldsymbol{c}_2)^2+\min_{c_2}\sum_{x_{ti}\in \boldsymbol{R}_2(j,s)}(\boldsymbol{y}_t-\boldsymbol{c}_2)^2\right],(t=1,2,\cdots,n)$ 准则，遍历切分变量 j，对固定的切分变量 j 扫描切分点 s，找到使得 error 最小的（j，s）。

（2）用选定的（j，s）将数据划分为 2 个左子树 $\boldsymbol{R}_1$、右子树 $\boldsymbol{R}_2$，以及 2 个子树因变量的均值$\overline{c}_m$：

$$\begin{gathered}\boldsymbol{R}_1(j,s)=\{\boldsymbol{x}\mid \boldsymbol{x}^{(j)}\leqslant s\},\boldsymbol{R}_2(j,s)=\{\boldsymbol{x}\mid \boldsymbol{x}^{(j)}>s\}\\ \overline{c}_m=\frac{1}{N_m}\sum_{x_i\in \boldsymbol{R}_m(j,s)}\boldsymbol{y}_i,\boldsymbol{x}\in \boldsymbol{R}_m,m=1,2\end{gathered}\tag{10.9}$$

其中 N_m 为子树的样本数。

（3）继续对两个子区域调用（1）、（2），直到满足预先设定的条件，停止构建 CART 树。

3. 建立随机森林

将步骤 2 重复 k 次，得到 k 棵 CART 树：RTree$_i$（$\boldsymbol{x}$），（i=1，2，3，…，k），集成每棵 CART 树形成随机森林。

4. 预测

将待测样本输入每棵 CART 树中，每棵树会输出一个值，取所有值的均值，为最终的预测值 y_pre。

$$y\_\text{pre}=\frac{1}{n}\sum_{i=1}^{k}\hat{y}_i\tag{10.10}$$

10.3.2 非线性模型的建立

RF-PLS 方法是利用 PLS 求出成分，对提取的自变量的成分 $\boldsymbol{t}_1$ 和 $\boldsymbol{Y}$ 进行重复采样，构建多棵 CART 树。在 $\boldsymbol{X}$ 部分利用原始方法求出残余信息，判断是否满足精度要求，若不满足，从 $\boldsymbol{X}$ 的残余信息里继续提取成分与之前所提取的所有成分信息进行累计，即 $\boldsymbol{t}$=（$\boldsymbol{t}_1$，$\boldsymbol{t}_2$，$\boldsymbol{t}_3$，…），并将 $\boldsymbol{t}$ 与因变量构建 CART 树，若未能满足精度要求，则利用残差信息继续提取成分，并利用该累加的成分与因变量继续建树，重复上述过程，直到构建出达到满意精度的非线性模型，算法终止。融合随机森林的偏最小二乘算法如算法 10.4 所示，算法结构如图 10.4 所示：

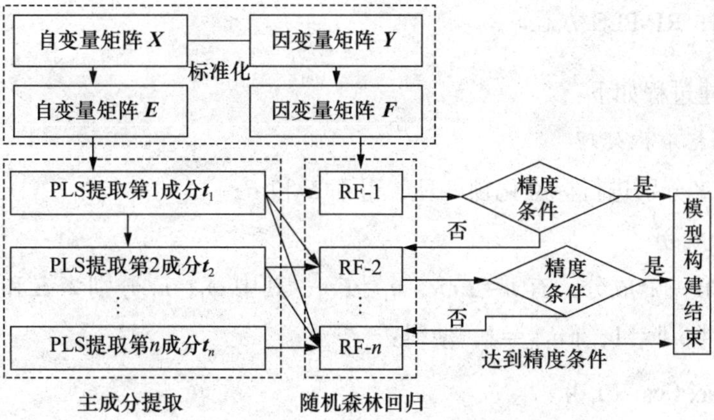

图 10.4　融合 RF 的偏最小二乘算法结构图

算法 10.4　融合随机森林的偏最小二乘算法（RF-PLS）

1）输入：原始样本数据集 Dataset（$\boldsymbol{D}$）;

2）过程：

（1）将数据进行预处理，得到（$\boldsymbol{E}$，$\boldsymbol{F}$）;

（2）$i=1$;

（3）**while** 成分个数 i 没有达到要求：

① 计算 $\boldsymbol{F}_{i-1}^{\mathrm{T}}\boldsymbol{E}_{i-1}\boldsymbol{E}_{i-1}^{\mathrm{T}}\boldsymbol{F}_{i-1}$ 最大特征值对应的特征向量 $\boldsymbol{\omega}_1$、$\boldsymbol{v}_i$;

② 根据特征向量构建权重向量轴（$\boldsymbol{\omega}_i$，$\boldsymbol{v}_i$）;

③ 计算成分的得分向量 $\boldsymbol{t}_i=\boldsymbol{E}_{i-1}\boldsymbol{\omega}_i$，建立回归树模型：$f_i(\boldsymbol{x})=\sum_{m=1}^{M}\boldsymbol{c}_m\mathrm{I}(\boldsymbol{x}\in\boldsymbol{R}_m)$;

④ 计算 $\boldsymbol{E}_{i-1}$ 关于 $\boldsymbol{t}_1$ 的载荷向量 $\boldsymbol{p}_i=\dfrac{\boldsymbol{E}_{i-1}^{\mathrm{T}}\boldsymbol{t}_i}{\|\boldsymbol{t}_i\|^2}$，并求出相应的最优输出值;

⑤ 进而得到：

$\boldsymbol{F}_m(\boldsymbol{t})=\dfrac{1}{n}\sum_{k=1}^{n}\boldsymbol{c}_{mk}^{*}(\boldsymbol{t}),\boldsymbol{t}=(\boldsymbol{t}_1,\boldsymbol{t}_2,\boldsymbol{t}_3,\cdots)$、$\boldsymbol{F}_c=\boldsymbol{F}-\boldsymbol{F}_m(\boldsymbol{t})$, $\boldsymbol{t}=(\boldsymbol{t}_1,\boldsymbol{t}_2,\boldsymbol{t}_3,\cdots)$;

求得残差信息矩阵 $\boldsymbol{E}_i$ 和 $\boldsymbol{F}_c$;

end while

（4）整合 RF-PLS 方程 $\boldsymbol{F}_m(\boldsymbol{t})=\dfrac{1}{n}\sum_{i=1}^{n}\hat{c}_{mi}(\boldsymbol{t}),\boldsymbol{t}=(\boldsymbol{t}_1,\boldsymbol{t}_2,\boldsymbol{t}_3,\cdots)$;

（5）对系数进行反标准化还原 $\boldsymbol{Y}$ 关于 $\boldsymbol{X}$ 的多元回归方程;

3）输出：RF-PLS 方程。

具体构建过程如下：

1. 数据标准化处理

对 $\boldsymbol{X}$ 和 $\boldsymbol{Y}$ 分别进行标准化预处理，得到 $\boldsymbol{E}$ 和 $\boldsymbol{F}$；

2. 提取成分

记 $\boldsymbol{t}_1$ 为第一个成分，有 $\boldsymbol{t}_1=\boldsymbol{E}\boldsymbol{\omega}_1$，$\boldsymbol{u}_1=\boldsymbol{F}\boldsymbol{v}_1$，其中 $\boldsymbol{\omega}_1$，$\boldsymbol{v}_1$ 分别为 $\boldsymbol{E}$ 和 $\boldsymbol{F}$ 的第一个权重轴，且 $\|\boldsymbol{\omega}_1\|=1$，$\|\boldsymbol{v}_1\|=1$，使得：

$$\begin{cases}\max(\mathrm{var}(\boldsymbol{t}_1))\\ \max(\mathrm{var}(\boldsymbol{u}_1))\\ \max(\mathrm{r}(\boldsymbol{t}_1,\boldsymbol{u}_1))\\ \mathrm{cov}(\boldsymbol{t}_1,\boldsymbol{u}_1)=\mathrm{r}(\boldsymbol{t}_1,\boldsymbol{u}_1)\sqrt{\mathrm{var}(\boldsymbol{t}_1)\,\mathrm{var}(\boldsymbol{u}_1)},\ \max(\mathrm{cov}(\boldsymbol{t}_1,\boldsymbol{u}_1))\end{cases} \tag{10.11}$$

而 $\mathrm{cov}(\boldsymbol{t}_1,\boldsymbol{u}_1)=\frac{1}{n}\langle \boldsymbol{t}_1,\boldsymbol{u}_1\rangle$，将 $\boldsymbol{t}_1=\boldsymbol{E}\boldsymbol{\omega}_1$，$\boldsymbol{u}_1=\boldsymbol{F}\boldsymbol{v}_1$ 代入其中，则有：

$$\max(\langle \boldsymbol{E}\boldsymbol{\omega}_1,\ \boldsymbol{F}\boldsymbol{v}_1\rangle)=\max((\boldsymbol{E}\boldsymbol{\omega}_1)^{\mathrm{T}}(\boldsymbol{F}\boldsymbol{v}_1)) \tag{10.12}$$

根据拉格朗日乘数原理，计算得出 $\boldsymbol{\omega}_1$、$\boldsymbol{v}_1$ 分别为 $\boldsymbol{E}^{\mathrm{T}}\boldsymbol{F}\boldsymbol{F}^{\mathrm{T}}\boldsymbol{E}$、$\boldsymbol{F}^{\mathrm{T}}\boldsymbol{E}\boldsymbol{E}^{\mathrm{T}}\boldsymbol{F}$ 的最大特征值所对应的特征向量。从而计算出相应的 $\boldsymbol{t}_1$。

3. 融合随机森林的偏最小二乘构建与回归

利用提取的成分和因变量进行重复采样构建训练数据集，由于 $\boldsymbol{t}_1$ 同时携带了自变量和因变量的信息，于是对提取的成分 $\boldsymbol{t}_1$ 和 $\boldsymbol{Y}$ 进行重复采样，构建多棵决策树。然后在多棵决策树中采用在叶子结点处取平均值的方式决定最终预测模型。假设将提取的成分训练集样本划分为 M 个单元 $\boldsymbol{R}_1$，$\boldsymbol{R}_2$，…，$\boldsymbol{R}_M$，并且在每个单元 $\boldsymbol{R}_m$ 上有一个固定的输入值 $\boldsymbol{c}_m$，于是回归树的模型可表示为：

$$f_1(\boldsymbol{x})=\sum_{m=1}^{M}\boldsymbol{c}_m\mathrm{I}(\boldsymbol{x}\in\boldsymbol{R}_m) \tag{10.13}$$

当输入空间的划分确定时，可以用平方误差 $\sum_{x_i\in\boldsymbol{R}_m}(\boldsymbol{y}_i-f(\boldsymbol{x}_i))^2$ 来表示回归树对于训练数据的预测误差，用平方误差最小准则求解每个单元上的最优输出值。易知，单元 $\boldsymbol{R}_m$ 上的 $\boldsymbol{c}_m$ 的最优值 $\boldsymbol{c}_m^*$ 是 $\boldsymbol{R}_m$ 上的所有输入实例 $\boldsymbol{x}_i$ 对应的输出 $\boldsymbol{y}_i$ 的均值，即：

$$\boldsymbol{c}_m^*=\mathrm{ave}(\boldsymbol{y}_i|\boldsymbol{x}_i\in\boldsymbol{R}_m) \tag{10.14}$$

依次循环，建立 n 棵决策树，$\boldsymbol{F}_m$ 为进行随机森林回归后的所有输入实例对应的输出的最优值，即：

$$F_m=\frac{1}{n}\sum_{k=1}^{n}c_{mk}^{*} \tag{10.15}$$

求出残差信息矩阵 $E_1=E-t_1p_1^{\mathrm{T}}$，$F_c=F-F_m$。

4. 判断条件，终止循环

依据训练集的残差平方和（$\mathrm{SSE}_{\mathrm{Train}}$）和测试集的残差平方和（$\mathrm{SSE}_{\mathrm{Test}}$）判断此时模型是否满意精度要求，若达到要求，则停止计算，若没有，则从残差信息 E_1 继续提取 t_2、并令 $t=(t_1,\ t_2)$，将 t 与 F 继续构建随机森林，如此不断往复（$t=(t_1,\ t_2,\ t_3,\ \cdots)$），直到满足条件为止。

5. 整合 RF-PLS 方程：

$$F_m(t)=\frac{1}{n}\sum_{i=1}^{n}\hat{c}_{mi}(t), t=(t_1,t_2,t_3,\cdots) \tag{10.16}$$

对系数进行反标准化还原 Y 关于 X 的多元线性回归方程。

10.3.3 实验设计与结果分析

本节的实验数据主要来源于现代中药制剂教育部重点实验室的麻杏石甘汤止咳数据（MXZK）、平喘数据（MXPC）以及 UCI 数据集上的 Housing、Yacht Hydrodynamics 和 Airfoil Self-Noise。

1. 实验数据说明

麻杏石甘汤治疗大鼠哮喘的实验数据共有 46 个样本，分别是在 10 个不同麻黄用量下的大鼠体内血药成分对药理指标的影响。自变量为大鼠体内主要的血药成分，分别为麻黄碱、伪麻黄碱、甲基麻黄碱、野黑樱苷以及甘草苷。因变量为所考查的药理指标，为引喘潜伏期和咳嗽持续时间。部分实验数据见表 2.1。

麻杏石甘汤治疗大鼠咳嗽的实验数据共有 62 个样本，分别为杏仁不同含量下的大鼠体内血药成分对药理指标的影响。自变量为大鼠体内主要的血药成分，分别为麻黄碱、伪麻黄碱、甲基麻黄碱、野黑樱苷以及苦杏仁苷；因变量为所考查的药理指标，为咳嗽持续次数。部分实验数据如表 6.1 所示。

UCI 数据则选取了 Housing、Yacht Hydrodynamics 和 Airfoil Self-Noise 数据集，样本量分别为 506、308 和 1503 条，详细描述见 http://archive.ics.uci.edu/ml/。

2. 实验结果与分析

实验在 win10 操作系统（64 位）、Intel（R）Core（TM）i5-3470 CPU、8GB 的 RAM 以及 Pycharm 开发平台上进行。为了验证融合 RF 的偏最小二乘的可行性和有效性，将 5 个数据集分别采用传统多元回归（MLR）、偏最小二乘法（PLS）以及改进后的算法进行回归，然后比较其优劣。将数据按照 7：3 的比例随机划分，70% 构建学习训练集，30% 做测试。5 个数据集的具体描述如表 10.2 所示。

表 10.2 数据集描述

数据集	样本数	自变量个数	因变量个数	训练集个数	测试集个数
MXZK	62	5	1	43	19
MXPC	46	5	2	32	14
Housing	506	13	1	354	152
Yacht Hydrody namics	308	6	1	216	92
Airfoil Self-Noise	1503	5	1	1052	451

在实验过程中，通过调整模型参数使得模型达到最优，且在同一学习训练集的水平下对几种方法效果进行比较。分别考察训练集残差平方和（sum of Squares for error of train，SSE_{Train}）和测试集残差平方和（sum of squares for error of test，SSE_{Test}）。实验结果如表 10.3 所示。

表 10.3 实验结果比较

数据集	MLR		PLS		RF-PLS	
	训练 SSE	测试 SSE	训练 SSE	测试 SSE	训练 SSE	测试 SSE
MXZK	3716.0025	**1516.2898**	3716.0025	**1516.2898**	**886.9383**	1587.694
MXPC	20222.8490	49411.4688	20222.8490	49411.4688	**5356.3969**	**15718.4584**
Housing	3184.3654	83131.7422	3184.4137	81262.7214	**2118.3603**	**22767.6614**
Yacht Hydrodynamics	16076.1336	8159.7909	16076.4914	8151.2763	**802.9181**	**1812.4272**
Airfoil Self-Noise	21193.2947	13545.1079	21338.8431	13937.4045	**15363.7546**	**8797.9198**

注：黑色加粗字体表明该方法效果优于其他方法

根据表 10.3 的实验结果可知，在以上 5 组数据集中，通过多元线性回归与偏最小二乘回归得出的训练集和测试集的残差平方和相差无几，这是因为实验选取的数据恰好存在着严重的非线性问题，导致偏最小二乘回归相比较多元线性回归无明显效果。例如，在 MXZK 数据上，两种算法的训练集和测试集的残差平方和分别为 3716.0025 和 1516.2898、3716.0025 和 1516.2898。且相比较改进的算法，两种指标的数值偏大，说明两种算法的效果差不多且拟合效果较差。在 MXPC、Housing、Yacht Hydrodynamics 以及 Airfoil Self-Noise 数据集上，融合了随机森林的偏最小二乘回归效果得到了很好的提升，对于训练集和测试集的残差平方和，三者分别下降到 5356.3969 和 15718.4584、2118.3603 和 22767.6614、802.9181 和 1812.4272、15363.7546 和 8797.9198，均呈现明显的下降趋势。

为了更直观地显示实验结果，分别绘制图 10.5 和图 10.6 以体现训练集残差平方和测试集的残差平方和的波动情况。由于各个数据集的训练集和测试集的数量级不同，为了方便比较各数据集在不同方法上的测试集的残差平方和与训练集的残差平方和的波动情况，将它们统一数据中心化到［0，1］。数据中心化采用公式：

$$x_{ij}^{*}=\frac{x_{ij}}{\max\limits_{j}\{x_{ij}\}} \tag{10.17}$$

根据该公式，使得图形在一个数量级别上方便进行比较，绘制图 10.5～图 10.6（后附彩图）。

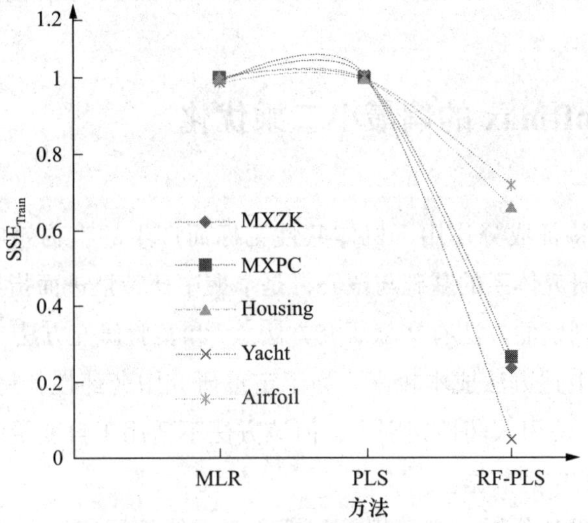

图 10.5　5 组实验数据下各方法 SSE_{Train} 比较

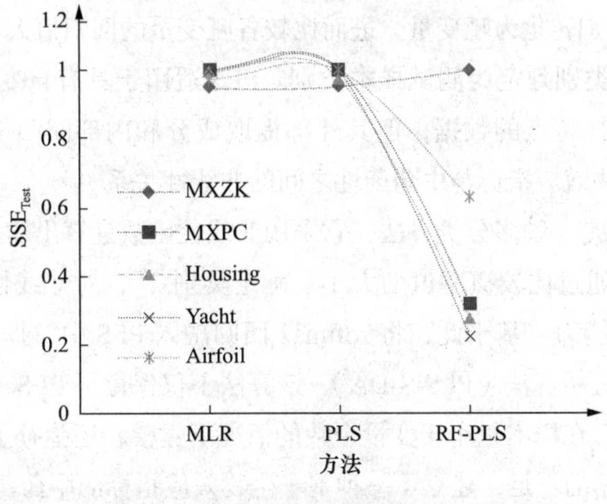

图 10.6　5 组实验数据下各方法 SSE_{Test} 比较

由图 10.5 和图 10.6 可以更加直观地看出 RF-PLS 在各项指标中效果都有明显提升，比 MLR 以及 PLS 都好。在 MXZK 数据集上，相比多元线性回归和偏最小二乘回归，融合了 RF-PLS 的训练集的残差平方和下降比较明显，而测试集的残差平方和几乎没有任何波动，说明训练效果良好，而测试效果不甚理想。同时也说明了随机森林在对样本和属性上的选取的随机性。除此之外，训练集和测试集的残差平方和在5组实验数据中均呈现明显的下降趋势。

综上所述，在以上5组实验中，以RF-PLS与PLS进行多元线性回归的效果相差不多且效果较差的原因主要是中医药数据呈现明显的非线性特征，而在改进的算法中，RF-PLS的训练集和测试集的残差平方和均呈明显下降趋势且两者的值相差不大，说明拟合效果比较好。综上所述，改进的偏最小二乘法对非线性的数据适应性良好。

10.4 融合softmax的偏最小二乘优化

药性是药物特征成分作用于机体共性靶标而产生的生物效应的高度概括[10]，药性判别是中药研究体系的基础与核心，是掌握中药特性进而指导临床用药的基本方法。中药药性判别的方法有文献研究方法[11]和实验研究方法[12-15]，但由于中药成分的复杂性，上述方法成本较高。为了定量研究中药药性，将决策树[16]、人工神经网络[17]等方法引入药性判别中，但该方法不适用于自变量多、样本量少，且存在多重共线性的中药数据。

PLS是集主成分分析、典型相关分析和多元线性回归于一体的多元线性统计分析方法，偏最小二乘判别分析[18]（partial least squares discriminant analysis，PLS-DA）先将样本类别转化为哑变量，进而比较各哑变量的回归值大小，将回归值最大的哑变量对应的类别判定为测试样本类别。PLS适用于具有自变量多、样本量少，且存在多重共线性特点的数据，但其外部提取成分和内部回归都是采用线性的方法，无法满足生物效应指标与中药药性之间的非线性关系。

softmax回归是一种多分类方法，它采用非线性函数计算出输入变量x属于每个类别的概率值，通过比较概率值的大小，确定类别[19]，对非线性结构的类别型数据有较强的分类能力。基于此，将softmax回归融入PLS中，提出融合softmax的偏最小二乘判别分析算法（PLS-S-DA）。该算法不仅保留了PLS克服多重共线性问题的能力，且适合在样本量小于变量个数的情况下建模，还弥补了PLS不能适用于非线性类别型数据的不足，建立了一种基于生物效应指标的中药药性判别模型。

10.4.1 softmax

相比于logistic回归[20]，softmax回归是一种基于多项式分布的多分类方法，将多项式分布放在广义线性模型下推导，即可得到 softmax 回归的函数表达式 $h_{\boldsymbol{\theta}}(\boldsymbol{x})$。假设因变量 $\boldsymbol{y}$ 可取的类别为 $j=(j_1, j_2, \cdots, j_k)$，对于每一个类别，softmax 回归模型中有相应的函数表达式，通过计算每一个函数表达式可得到测试样本属于每一类别的概率。每一个函数表达式有相应的参数，则 softmax 回归模型参数为 $\boldsymbol{\theta}=(\boldsymbol{\theta}_1, \boldsymbol{\theta}_2, \cdots, \boldsymbol{\theta}_k)$，测试输入为 $\boldsymbol{x}$，则 $h_{\boldsymbol{\theta}}(\boldsymbol{x})$ 的表达式为：

$$h_{\boldsymbol{\theta}}(\boldsymbol{x})=\begin{bmatrix} p(y=j_1 \mid \boldsymbol{x};\boldsymbol{\theta}_1) \\ p(y=j_2 \mid \boldsymbol{x};\boldsymbol{\theta}_2) \\ \vdots \\ p(y=j_k \mid \boldsymbol{x};\boldsymbol{\theta}_k) \end{bmatrix}=\frac{1}{\sum_{i=1}^{k}\mathrm{e}^{\boldsymbol{\theta}_i^{\mathrm{T}}x}}\begin{bmatrix} \mathrm{e}^{\boldsymbol{\theta}_1^{\mathrm{T}}x} \\ \mathrm{e}^{\boldsymbol{\theta}_2^{\mathrm{T}}x} \\ \vdots \\ \mathrm{e}^{\boldsymbol{\theta}_k^{\mathrm{T}}x} \end{bmatrix} \tag{10.18}$$

$h_{\boldsymbol{\theta}}(\boldsymbol{x})$ 会输出一个 k 维向量，用它来表示 $\boldsymbol{x}$ 属于每个类别 j 的概率值 $p(y=j|\boldsymbol{x}, \boldsymbol{\theta})$。

接下来，运用极大似然估计得到 softmax 的代价函数 [21]，为了简化代价函数表达式，引入指示器函数 I{·}：

$$\begin{aligned} \mathrm{I}\{\mathrm{True}\}&=1 \\ \mathrm{I}\{\mathrm{False}\}&=0 \end{aligned} \tag{10.19}$$

因此，softmax 的代价函数表达式如下：

$$J(\boldsymbol{\theta})=-\left(\sum_{i=1}^{k}\mathrm{I}\{y=j_i\}\ln\frac{\mathrm{e}^{\boldsymbol{\theta}_i^{\mathrm{T}}x}}{\sum_{i=1}^{k}\mathrm{e}^{\boldsymbol{\theta}_i^{\mathrm{T}}x}}\right) \tag{10.20}$$

对式（10.20）求导可得梯度计算公式如下：

$$\nabla\boldsymbol{\theta}_i=-\boldsymbol{x}\left(\mathrm{I}\{y=j_i\}-\frac{\mathrm{e}^{\boldsymbol{\theta}_i x}}{\sum_{i=1}^{k}\mathrm{e}^{\boldsymbol{\theta}_i x}}\right) \tag{10.21}$$

最后，运用梯度下降法 [22] 最小化 $J(\boldsymbol{\theta})$，求解模型中的参数 $\boldsymbol{\theta}$，即可得到 softmax 回归模型。在实际应用中，为了消除 softmax 回归的参数冗余导致的数值问题，通常在代价函数表达式（10.20）中加入权重衰减项。

10.4.2　非线性模型的建立

PLS-S-DA 算法先将类别型因变量转化成哑变量，再用 Fisher 判别法 [23] 将类别型因变量 $\boldsymbol{Y}$ 数值化为 $\boldsymbol{\varphi}$；再运用 PLS 提取自变量 $\boldsymbol{X}$ 的成分 $\boldsymbol{t}_1$ 和因变量 $\boldsymbol{\varphi}$ 的成分 $\boldsymbol{u}_1$，$\boldsymbol{t}_1$ 和 $\boldsymbol{u}_1$ 不仅要尽可能多地携带它们各自数据表中的变异信息，$\boldsymbol{t}_1$ 和 $\boldsymbol{u}_1$ 之间的相关性也要达到最大，使得 $\boldsymbol{t}_1$ 能够尽可能地代表数据表 $\boldsymbol{X}$，并且 $\boldsymbol{t}_1$ 对因变量 $\boldsymbol{Y}$ 又有较强的

解释能力；然后，将提取的成分和类别型因变量 $\boldsymbol{Y}$ 构建 softmax 回归模型，如果分类结果达到了满意的精度，则算法终止。否则，将利用 $\boldsymbol{X}$ 被 $\boldsymbol{t}_1$ 解释后的残余信息以及 $\boldsymbol{\varphi}$ 被 $\boldsymbol{u}_1$ 解释后的残余信息提取第二个成分 $\boldsymbol{t}_2$ 和 $\boldsymbol{u}_2$，如此反复，直到达到满意的精度；最后，将 $\boldsymbol{X}$ 的成分 $\{\boldsymbol{t}_1, \boldsymbol{t}_2, \cdots, \boldsymbol{t}_n\}$ 和因变量 $\boldsymbol{Y}$ 建立 PLS-S-DA 模型，并表达成因变量 $\boldsymbol{Y}$ 关于自变量 $\boldsymbol{X}$ 的关系表达式。对于待测样本，PLS-S-DA 算法会计算出它属于每个类别的概率，输出概率最高的类别。融合 softmax 的偏最小二乘算法结构如图 10.7 所示。

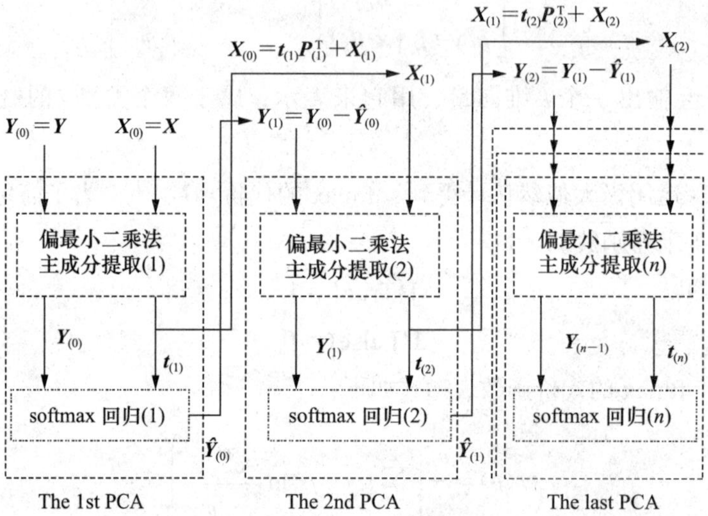

图 10.7　融合 softmax 的偏最小二乘算法结构图

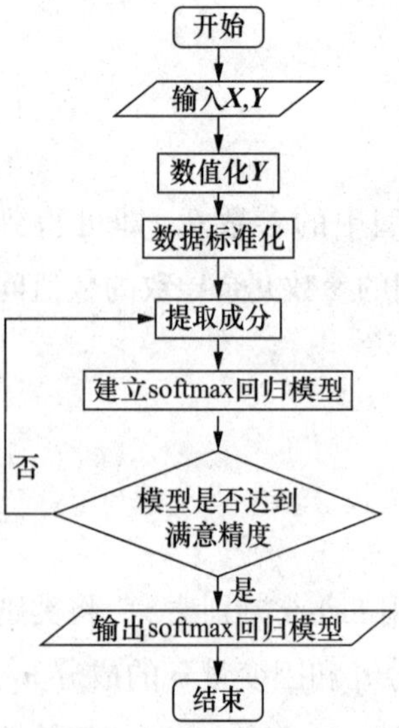

图 10.8　融合 softmax 回归的偏最小二乘算法流程图

PLS 不仅吸取了主成分分析（principal component analysis，PCA）从自变量提取信息实现降维效果的思路，还解决了 PCA 忽略的自变量对因变量的解释问题；softmax 通过非线性函数计算每个类别的概率，从而实现多分类；将 softmax 嵌入到 PLS 中形成 PLS-S-DA 算法，该算法同时实现了数据结构简化、两组变量间的相关分析和非线性判别分析，还解决了多重共线性问题，适用于样本量小于自变量个数的数据，弥补了 PLS 不适用于非线性类别型数据的不足，给复杂的中药药性判别带来了极大的便利。PLS-S-DA 算法流程如图 10.8 所示。

PLS-S-DA 具体算法流程如下：

1. 类别型因变量数值化

将因变量 $\boldsymbol{Y}$ 的类别用哑变量表示，再运用 Fisher

判别方法，建立哑变量的若干判别函数，取第一个判别函数值，即实现了类别型因变量 $\boldsymbol{Y}$ 的数值化，记为 $\boldsymbol{\varphi}$。

2. 数据标准化

将数据进行零均值标准化预处理，自变量 $\boldsymbol{X}$ 经过标准化处理后的数据矩阵记为 $\boldsymbol{E}=(\boldsymbol{E}_1,\boldsymbol{E}_2,\cdots,\boldsymbol{E}_p)$，数值化后的因变量 $\boldsymbol{\varphi}$ 经标准化处理后的数据矩阵记为 $\boldsymbol{F}=(\boldsymbol{F}_1,\boldsymbol{F}_2,\cdots,\boldsymbol{F}_q)$。

3. 提取成分

结合主成分分析中主成分的方差最大和典型相关分析中自变量和因变量的成分之间相关性最大，因此，PLS 中自变量和因变量的成分之间协方差最大，公式如下：

$$\max(\text{cov}(\boldsymbol{t}_1,\boldsymbol{u}_1))=\max\left(\text{r}(\boldsymbol{t}_1,\boldsymbol{u}_1)\sqrt{\text{var}(\boldsymbol{t}_1)\text{var}(\boldsymbol{u}_1)}\right) \tag{10.22}$$

方差越大代表携带的变异信息越多，因此 PLS 提取自变量的成分 $\boldsymbol{t}_1$ 和因变量的成分 $\boldsymbol{u}_1$ 不仅尽可能多的携带自变量和因变量的变异信息，而且 $\boldsymbol{t}_1$ 和 $\boldsymbol{u}_1$ 之间的相关性尽可能最大。

并且：

$$\begin{cases}\boldsymbol{t}_1=\boldsymbol{E}\boldsymbol{\omega}_1\\ \boldsymbol{u}_1=\boldsymbol{F}\boldsymbol{v}_1\\ \|\boldsymbol{\omega}_1\|=1\\ \|\boldsymbol{v}_1\|=1\end{cases} \tag{10.23}$$

结合式（10.22）和（10.23），我们要解决的是在一定的约束条件下，求最大值的问题，即：

$$\max_{\boldsymbol{\omega}_1,\boldsymbol{v}_1} < \boldsymbol{E}\boldsymbol{\omega}_1,\boldsymbol{F}\boldsymbol{v}_1 > \quad \text{s.t.}\begin{cases}\boldsymbol{\omega}_1^{\mathrm{T}}\boldsymbol{\omega}=1\\ \boldsymbol{v}_1^{\mathrm{T}}\boldsymbol{v}_1=1\end{cases} \tag{10.24}$$

根据拉格朗日算法，求得 $\boldsymbol{\omega}_1$ 是矩阵 $\boldsymbol{E}^{\mathrm{T}}\boldsymbol{F}\boldsymbol{F}^{\mathrm{T}}\boldsymbol{E}$ 最大特征值对应的单位特征向量，$\boldsymbol{v}_1$ 是矩阵 $\boldsymbol{F}^{\mathrm{T}}\boldsymbol{E}\boldsymbol{E}^{\mathrm{T}}\boldsymbol{F}$ 最大特征值对应的单位特征向量。求出了 $\boldsymbol{\omega}_1$ 和 $\boldsymbol{v}_1$ 后，即可得到成分 $\boldsymbol{t}_1$ 和 $\boldsymbol{u}_1$。

4. 建立 softmax 回归模型

成分 $\boldsymbol{t}_1$ 和离散因变量 $\boldsymbol{Y}$ 的 softmax 回归模型的假设函数为：

$$h_{\boldsymbol{\theta}}(\boldsymbol{t}_1)=\begin{bmatrix}p(y=j_1\mid\boldsymbol{t}_1;\boldsymbol{\theta}_1)\\ p(y=j_2\mid\boldsymbol{t}_1;\boldsymbol{\theta}_2)\\ \vdots\\ p(y=j_k\mid\boldsymbol{t}_1;\boldsymbol{\theta}_k)\end{bmatrix}=\frac{1}{\sum_{i=1}^{k}\mathrm{e}^{\boldsymbol{\theta}_i^{\mathrm{T}}\boldsymbol{t}_1}}\begin{bmatrix}\mathrm{e}^{\boldsymbol{\theta}_1^{\mathrm{T}}\boldsymbol{t}_1}\\ \mathrm{e}^{\boldsymbol{\theta}_2^{\mathrm{T}}\boldsymbol{t}_1}\\ \vdots\\ \mathrm{e}^{\boldsymbol{\theta}_k^{\mathrm{T}}\boldsymbol{t}_1}\end{bmatrix} \tag{10.25}$$

则代价函数为：

$$J(\boldsymbol{\theta})=-\left(\sum_{i=1}^{k}\mathrm{I}\{y=j_i\}\ln\frac{\mathrm{e}^{\boldsymbol{\theta}_i^{\mathrm{T}}\boldsymbol{t}_1}}{\sum_{i=1}^{k}\mathrm{e}^{\boldsymbol{\theta}_i^{\mathrm{T}}\boldsymbol{t}_1}}\right) \tag{10.26}$$

运用梯度下降法，求解当代价函数 $J(\boldsymbol{\theta})$ 达到最小值时，对应参数 $\boldsymbol{\theta}$ 的取值。即得到成分 $\boldsymbol{t}_1$ 和离散因变量 $\boldsymbol{Y}$ 的 softmax 回归模型，并将其转换为自变量 $\boldsymbol{X}$ 与因变量 $\boldsymbol{Y}$ 之间的函数关系式，即可得到自变量 $\boldsymbol{X}$ 与各类别之间的概率函数，通过比较各类别概率值的大小，得到概率值最大的类别，实现分类，运用分类准确率判断模型是否达到了满意的精度，若达到了，算法终止。否则，用残差矩阵 $\boldsymbol{E}_1$ 和 $\boldsymbol{F}_1$ 取代 $\boldsymbol{E}$ 和 $\boldsymbol{F}$，循环步骤 3）提取第二个成分 $\boldsymbol{t}_2$ 和 $\boldsymbol{u}_2$。

5. PLS-S-DA 模型

将提取的所有成分 $\boldsymbol{t}_1$，$\boldsymbol{t}_2$，…，$\boldsymbol{t}_n$ 与因变量 $\boldsymbol{Y}$ 构建 PLS-S-DA 模型，并转化成自变量 $\boldsymbol{X}$ 与因变量 $\boldsymbol{Y}$ 之间的关系表达式，即得到了 PLS-S-DA 算法。

10.4.3 实验设计与结果分析

1. 实验数据说明

中药数据来自现代中药制剂教育部重点实验室采集的大鼠血样（rat blood）数据集。在实验过程中，将 160 只大鼠随机平均分为 16 组：2 组空白组，1 组寒药对照组，1 组热药对照组，6 组热药组（附子组、干姜组、高良姜组、花椒组、肉桂组、吴茱萸组），6 组寒药组（黄连组、黄柏组、黄芩组、龙胆组、苦参组和栀子组），由于受实验环境等因素的影响，最终还剩下 134 只大鼠，每只大鼠提取 837 个 m/z 值，即自变量，药性为因变量，从而形成了 134×838 维的大鼠血样数据集，部分实验数据见表 10.4。

表 10.4 大鼠血样数据集

样本	物质成分							药性
	101.1 m/z	102.2 m/z	102.3 m/z	104.1 m/z	……	997.5 m/z	998.6 m/z	
1	368.44	29510.48	2496.76	7197.18	……	108.5	88.74	无
2	429.15	32079.48	2508.34	6386.03	……	96.60	66.55	寒
3	420.78	30926.72	2446.6	6535.72	……	84.69	70.25	寒
4	403.99	29343.42	2343.88	7331.1	……	97.25	167.42	热
……	……	……	……	……	……	……	……	……
133	340.93	31644.3	2567.95	6308.95	……	95.64	100.11	热
134	410.31	29115.25	2301.88	4806.21	……	70.13	77.65	寒

为了验证 PLS-S-DA 算法在其他领域也有较好的适用性，本实验中还运用了 4 组 UCI 数据集进行实验。四组 UCI 数据集的简单描述见表 10.5。

表 10.5　UCI 数据集描述

数据集	样本数	属性数	类别数
E. coli	336	7	8
Wine	178	13	3
Balance	625	4	3
ESR	11500	178	2

2. 评价指标

评价分类算法整体性能的指标通常是分类准确率（accuracy）和运行时间（time）。评价分类算法对关注类的识别能力的指标是查准率（precision）、查全率（recall）和 f1-score，假设关注的类为正类，其他类为负类，得到的混淆矩阵见表 10.6，下面对上述 5 种评价指标进行详细介绍。

表 10.6　二分类混淆矩阵

	预测正类	预测负类
真实正类	TP	FN
真实负类	FP	TN

（1）准确率（accuracy）表示被分类正确的样本数占被分类的样本总数，即

$$\text{accuracy}=\frac{\text{TP}+\text{TN}}{\text{TP}+\text{FN}+\text{FP}+\text{TN}} \tag{10.27}$$

（2）运行时间（time）表示结束时间与开始时间的时间差，即

$$\text{运行时间}=\text{结束时间}-\text{开始时间} \tag{10.28}$$

（3）查准率（precision）表示被分类正确的正类有多少是真正的正类，即

$$\text{precision}=\frac{\text{TP}}{\text{TP}+\text{FP}} \tag{10.29}$$

（4）查全率（recall）表示样本中的正类有多少被预测正确，即

$$\text{recall}=\frac{\text{TP}}{\text{TP}+\text{FN}} \tag{10.30}$$

（5）f1-score 是查准率和查全率的调和均值，即：

$$\text{f1-score}=\frac{2\text{TP}}{2\text{TP}+\text{FP}+\text{FN}} \tag{10.31}$$

3. 实验结果与分析

实验在 win10 操作系统（64 位）、Intel（R）Core（TM）i5-3470 CPU、8GB 的

RAM 以及 Spyder 开发平台上进行。为了验证 PLS-S-DA 算法的有效性，将它在大鼠血样数据集和四组 UCI 数据集上分别与 PLS-DA、核偏最小二乘判别分析（kernel partial least squares discriminant analysis，KPLS-DA）、softmax、随机森林（random forest, RF）和支持向量机（support vector machines, SVM）5 种分类算法进行性能比较，采用准确率（accuracy）和运行时间比较算法的整体分类性能。为了进一步验证 PLS-S-DA 是否对寒热药有更强的识别能力，对于药的寒性，在大鼠血样数据集上，将它看为正类，其他类别为负类，比较 PLS-S-DA 与上述 5 种分类算法对药的寒性的查准率（precision）、查全率（recall）和 f1-score。对于药的热性，做法类似。所有数据集的参数随机初始化，再反复迭代，使得准确率达到最高，整体模型效果最优。

实验过程中采用 10 次十折交叉验证的方法，得到最终结果。通过实验得到以上 6 种算法在 5 组数据集上的准确率、运行时间、查准率、查全率和 f1-score 的最终结果（表 10.7、表 10.8、表 10.9、表 10.10），并将表 10.7、表 10.9、表 10.10 的数据绘制了对应的折线图（图 10.9、图 10.10、图 10.11）。

表 10.7　6 种算法的准确率（accuracy）实验结果

数据集	PLS-S-DA	PLS-DA	KPLS-DA	softmax	SVM	RF
rat blood	**0.9409**	0.8413	0.9337	0.4588	0.3833	0.6465
E. coli	**0.8971**	0.8529	0.8508	0.4255	0.7560	0.6536
wine	0.9355	**0.9781**	0.9419	0.3313	0.9170	0.4454
balance	**0.8891**	0.8673	0.8683	0.8477	0.7983	0.7540
ESR	0.8626	0.8037	0.9128	0.5735	0.800	**0.9580**

注：黑色加粗字体表明该方法效果优于其他方法

表 10.8　6 种算法的运行时间实验（time）结果　ms

数据集	PLS-S-DA	PLS-DA	KPLS-DA	softmax	SVM	RF
rat blood	3376.81	2280.25	93687.97	**2.44**	257.52	19.77
E.coli	1125.60	836.89	6527.21	1022.90	429.01	**22.36**
wine	5.11	10.62	368.65	**1.54**	3.20	224.46
balance	23.17	**8.32**	11.81	2907.49	874.81	67.60
ESR	1845.84	**635.46**	12322.60	1502.78	57795.52	60606.77

注：黑色加粗字体表明该方法效果优于其他方法

表 10.9　6 种算法对寒药识别率比较

方法	precision	recall	f1-score
PLS-S-DA	**0.915**	**1**	**0.954**
PLS-DA	0.769	0.964	0.846
KPLS-DA	0.796	0.926	0.841
softmax	0.033	0.1	0.05
SVM	0.277	0.1	0.396
RF	0.84	0.8	0.797

注：黑色加粗字体表明该方法效果优于其他方法

表 10.10　6 种算法对热药识别率比较

方法	precision	recall	f1-score
PLS-S-DA	0.954	**1**	**0.976**
PLS-DA	0.944	**1**	0.971
KPLS-DA	0.966	0.981	0.973
softmax	0.408	0.8	0.524
SVM	0.095	0.3	0.144
RF	**1**	0.25	0.457

注：黑色加粗字体表明该方法效果优于其他方法

1）PLS-S-DA 与 PLS-DA 等五种分类算法的准确率和运行时间对比分析

图 10.9～图 10.11（后附彩图）中的 5 条虚线，橙色代表 PLS-S-DA，蓝色代表 PLS-DA，黄色代表 KPLS-DA，绿色代表 softmax，紫色代表 SVM，红色代表 RF。结合图 10.9、表 10.7、表 10.8，分别比较 PLS-S-DA 与 PLS-DA 等 5 种算法在不同数据集上的准确率和运行时间，可得 rat blood、*E.coli* 和 balance 数据集，PLS-S-DA 算法的准确率最高，并且运行时间也不长；wine 数据集 PLS-S-DA 的准确率达到了 0.9355，稍低于 PLS-DA，但 PLS-DA 需要更长的运行时间；ESR 数据集 PLS-S-DA 的准确率达到了 0.8626，稍低于 RF，但 RF 需要很长的运行时间。

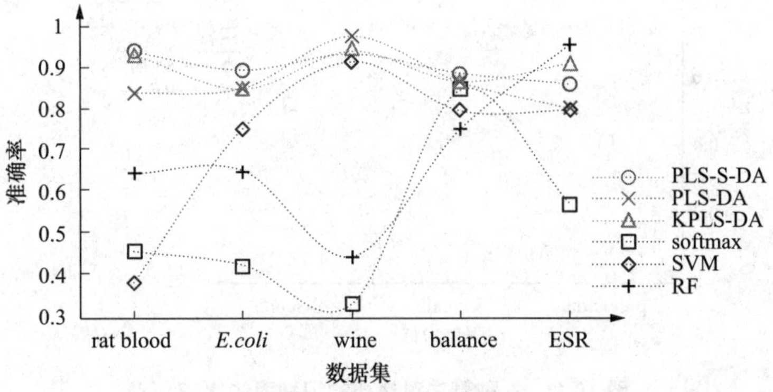

图 10.9　6 种算法准确率比较

因此，在整体性能上，对于非线性数据，PLS-S-DA 的分类性能好于 PLS-DA、KPLS-DA、softmax、SVM 和 RF。

2）PLS-S-DA 与 PLS-DA 等 5 种算法对寒药和热药的查准率、查全率和 f1-score 对比分析

首先，对寒药的识别结果如表 10.9、图 10.10 所示，在 6 种算法中，PLS-S-DA 对寒药的查准率、查全率和 f1-score 最高，其中查全率达到了 100%。因此，PLS-S-DA 对寒药的识别能力最强。

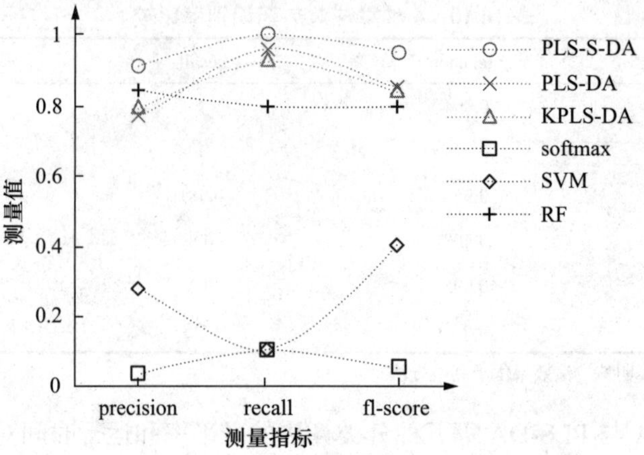

图 10.10　6 种算法对寒药的识别率的比较

其次，对热药的识别结果如表 10.10、图 10.11 所示，相比于 softmax、SVM 和 RF，PLS-S-DA 对热药的识别能力有明显的优势；相比于 PLS-DA 和 KPLS-DA，在 f1-score 上，PLS-S-DA 最高，达到了 97.6%，f1-score 是查准率和查全率的调和平均。因此，在整体上，PLS-S-DA 对热药的识别能力最强。

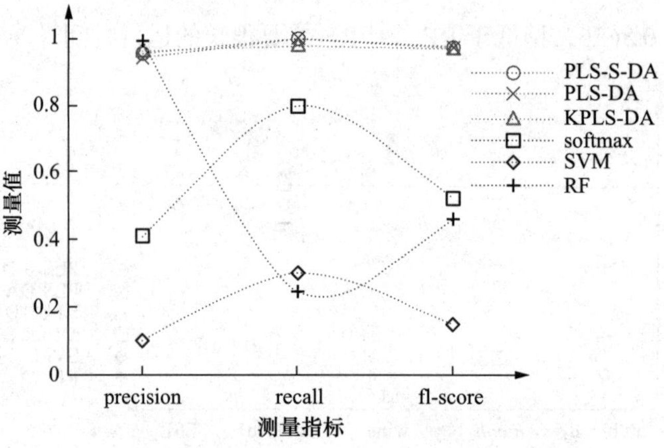

图 10.11　6 种算法对热药的识别率的比较

综上所述，相比于其他 5 种算法，PLS-S-DA 对寒药和热药的识别有明显的优势。

10.5　本章小结

针对传统的偏最小二乘法不能对非线性中医药数据达到良好的拟合效果问题，本章提出了 3 种偏最小二乘非线性优化方法。

第一种是融合模型树的偏最小二乘法，充分利用模型树建立回归模型时由多个多元线性片段构成的非线性表达特性，并在具有非线性特性的中医药数据以及 UCI 数据集上进行分析测试，结果表明，改进后的算法对模型解释程度以及预测能力均有所提高。但模型树的叶子节点个数直接决定模型的运行结果，因而，如何选取合适的叶子节点有待进一步研究。

第二种是融合 RF 的偏最小二乘法，充分利用随机森林的不过拟合、模型鲁棒性强、模型效果好以及其构建的回归模型是由多个多元线性片段取平均构成等优势，并结合 PLS，能在样本量少的情况下依旧可以回归建模，RF-PLS 充分发挥算法各自本身的优势，且随机森林是一种集成学习方法，可以有效增加模型的泛化性能。因此，改进的算法是一种适合中医药数据的非线性建模方法。通过在中医药数据以及 UCI 数据集的实验比较，证明改进后的算法明显提高了对模型解释程度和非线性结构的表达。

第三种是融合 softmax 的偏最小二乘算法，即 PLS-S-DA 算法，相比于 PLS-DA 算法，该算法能够有效地表达生物效应指标与药性之间的非线性特征，对中药药性有更好的判别能力。通过江西中医药大学教育部重点实验室提供的大鼠血样数据集和 4 组 UCI 数据集的实验，结果表明，对于具有非线性特征的数据，PLS-S-DA 算法分类效果显著，并且好于 PLS-DA、KPLS-DA、softmax、SVM 和 RF 算法。在大鼠血样数据集上，PLS-S-DA 算法能够有效地识别出寒药和热药，并且效率较好。因此，该算法在解决中药数据的多分类问题时，可行有效。

综上所述，对于具有非线性特征的数据，本章提出的 3 种偏最小二乘非线性优化模型，相比于 PLS 算法，能更有效地表达中药数据之间的非线性特征，对中药数据有更强的适应性，预测效果显著，整体上好过 PLS。另外，三种算法都适应维度较高、样本较少的算法，树模型一般泛化性能比较强，可解释性强。softmax 算法适合多分类的场景，结合 PLS 适合多目标、多变量的场景；相对于模型树，随机森林由多个基模型投票所得，其泛化性能更强。

参考文献

[1] QUINLAN J R. Learning with continuous classes [C]// ANTHONY ADAMS, LEON STERLING. Proceedings of the 5th Australian joint conference on artificial intelligence. Singapore: World Scientific, 1992: 343-348.

[2] BREIMAN L . Random forests [J]. Machine Learning, 2001, 45 (1): 5-32.

[3] MOHAMED A R, DAHL G E, HINTON G. Acoustic modeling using deep belief networks [J]. IEEE Transactions on Audio Speech & Language Processing, 2011, 20 (1): 14-22.

[4] WANG FENG, CHENG JIAN, LIU WEIYANG, et al. Additive margin softmax for face verification [J]. IEEE Signal Processing Letters, 2018, 25 (7): 926-930.

[5] 杜建强，喻芳，聂斌，等. 融合模型树的偏最小二乘法的中医药分析研究［J］. 中国新药杂志，2017，26（17）：1997-2002.

[6] 曾青霞，杜建强，聂斌，等. 融合随机森林的偏最小二乘法及其中医药数据分析［J］. 计算机应用研究，2018，35（10）：2940-2942，2968.

[7] 李欢，聂斌，杜建强，等. 融合 softmax 的偏最小二乘法及中药数据分析研究［J］. 计算机应用研究，2019，36（12）：3740-3743.

[8] MALERBA D, APPICE A, BELLINO A et al. Stepwise induction of model trees [C]// ESPOSITO F. Proceedings of the 7th congress of the Italian association on advances in artificial intelligence. Berlin: Springer-Verlag, 2001: 20-32.

[9] EFRON BRADLEY. Bootstrap methods: another look at the jackknife [J]. The Annals of Statistics, 1979, 7 (1): 1-26.

[10] 姜淼，吕爱平. 基于药物生物效应的中药寒热属性分类研究策略［J］. 中国中药杂志，2014，39（11）：2149-2152.

[11] 樊晓霞，王晓清. 藤类中药传统药性分析研究［J］. 首都医药，2009，15（2）：49-50.

[12] 于红艳，许成刚. 关联挖掘技术在中药药性及其他属性间关系的应用研究［J］. 中国实验方剂学杂志，2013，19（14）：343-346.

[13] 樊冬丽，廖庆文，鄢丹，等. 基于生物热力学表达的麻黄汤和麻杏石甘汤的寒热药性比较［J］. 中国中药杂志，2007，32（5）：421-424.

[14] 王亚男，窦德强. 细胞学方法评价 6 种中药的寒热药性［J］. 辽宁中医杂志，2017，44（3）：558-560.

[15] 戴逸飞，霍海如，王朋倩，等. 基于系统药理模式挖掘中药寒热药性的关键靶标和疾病网络［J］. 中华中医药杂志，2018，33（2）：521-526.

[16] 黄丽萍，朱明峰，余日跃，等. 基于生物效应的中药寒热药性判别模式研究［J］. 中国中药杂志，2014，39（17）：3353-3358.

[17] 李雨，李骁，薛付忠，等. 基于人工神经网络的中药药性判别研究［J］. 山东大学学报（医学版），2011，49（1）：57-61.

[18] WU TING, ZHONG NAN, YANG LING. Identification of adulterated and non-adulterated Norwegian salmon using FTIR and an improved PLS-DA method [J]. Food Analytical Methods, 2018, 11 (5): 1501-1509.

[19] 付鹏，姚建刚，龚磊. 利用红外特征和 Softmax 回归识别绝缘子污秽等级［J］. 计算机工程与应用，2015，51（13）：181-185.

[20] KEATING K A, CHERRY S. Use and interpretation of logistic regression in habitat-selection studies [J]. Journal of Wildlife Management, 2004, 68 (4): 774-789.

[21] LIU WEIYANG, WEN YANDONG, YU ZHIDING, et al. Large-margin softmax loss for convolutional neural networks [C] // MARIA FLORINA BALCAN, KILIAN Q WEINBERGER. Proceedings of the 33th international conference on machine learning. San Mateo: Morgan kaufmann Publishers Inc, 2016: 507-516.

[22] 刘颖超，张纪元. 梯度下降法［J］. 南京理工大学学报，1993（2）：12-16.

[23] PERRONNIN F, MENSINK T. Improving the fisher kernel for large-scale image classification [J]. Lecture Notes in Computer Science, 2010, 6314 (1): 143-156.

第 11 章　总结与展望

信息技术的理论、方法、技术是挖掘中医药数据的潜在规律、揭示中医药内涵的重要手段，为中医药守正创新提供重要支撑。

在中医药领域中，大量实验数据普遍呈现多成分、多靶点、多药效指标及非线性的特点。诸如由高效液相和质谱联用仪获取的中药物质基础实验数据特征维数很高、样本个数很少，呈现高维小样本的特性。再如实验动物个体差异，实验环境、实验设备及实验本身等因素的影响，实验数据中难免含有缺失值和噪声数据。而传统的数据挖掘方法并不能较好地处理这类数据，而偏最小二乘在中医药领域数据处理中有一定优势。

11.1　偏最小二乘的优势

偏最小二乘于 1983 年由斯万特·伍德等人提出，经过近四十年的发展，特别是近二十年以来在理论、方法和应用方面得到了飞速发展。偏最小二乘有以下几个特点：

1. 偏最小二乘是多种数据分析方法的综合应用

偏最小二乘集主成分分析、典型相关分析和多元线性回归分析的基本功能于一体，具体体现在偏最小二乘在回归建模时迭代的提取成分、建立线性回归方程的过程中。偏最小二乘提取成分时融合了主成分分析、典型相关分析的基本功能，使用协方差最大化原理提取成分。该原理结合了主成分分析的方差最大化原理以及典型相关分析的相关系数最大化原理；同时，偏最小二乘使用多元线性回归分析建立回归方程。所以说偏最小二乘结合了主成分分析、典型相关分析和多元线性回归分析的优势，是三者的综合应用。这种理论框架对统计学习、数据挖掘、机器学习等领域有很好的借鉴作用。

2. 可以处理多自变量对多因变量的回归建模

当待分析数据有多个因变量时，其他的回归方法，如最小二乘回归、岭回归、LASSO，都只能对单因变量进行回归建模，遇到多因变量只能依次取单因变量建模，这种分割因变量的方式缺乏有效性和整体性。然而偏最小二乘可以直接处理多自变量对多因变量的建模，它将多个自变量视为整体，多个因变量视为整体，根据协方差最大化原理提取出自变量成分和因变量成分再进行回归分析，比依次取单因变量进行回归有效性更高，整体性更强。

3. 可以对高维小样本数据进行回归建模

偏最小二乘可以在样本点个数比变量个数（特征维数）明显过少时进行回归建模。现实生活中获取实验数据时，受实验次数的影响样本数目一般较少，容易出现特征数目大于样本数目的情况。当数据样本个数明显比特征维度更少时，被称为高维小样本数据。如果数据的特征数目大于样本数目时，未知数的个数大于方程个数，无法求矩阵的逆，因此诸如最小二乘回归、岭回归等需要求解矩阵的逆的传统统计分析模型无法应用到高维小样本数据上。偏最小二乘能够求解高维小样本问题，是因为偏最小二乘提取成分的过程本质上是一个降维的过程，降维使得未知数个数减少，且减少到比方程个数更少的程度，不会出现无法求逆的问题，因此偏最小二乘可以解决高维小样本数据的回归建模。偏最小二乘不是直接用所有的特征对因变量矩阵求回归方程，而是先根据协方差最大化原理提取成分（提取成分的操作有降维效果），然后求成分对因变量矩阵的回归方程。

4. 可以解决多重共线性

在自变量之间存在严重多重共线性时，偏最小二乘可以克服自相关进行回归建模。如果数据的自变量之间存在多重共线性，会导致回归系数估计量精度低、回归系数的t检验不显著、回归模型稳定性低、预测结果存在不确定性等问题。偏最小二乘能从自变量中提取相互正交的成分，克服了多重共线性问题，建立因变量对成分的回归方程。

5. 回归系数的可解释性强

偏最小二乘模型中，回归系数是原始自变量的线性组合，因此偏最小二乘最终的回归模型中包含原有的所有自变量，并且与原自变量是一一对应的关系，体现了自变量的回归系数的可解释性强。

这些优点使得偏最小二乘无论在统计学领域、社会学领域、地质学领域、化学领域、中医药领域、生物信息学领域，还是在基因组学数据、转录组学数据、蛋白质组学数据、代谢组学数据等具体数据上表现良好。

11.2 偏最小二乘的不足

偏最小二乘有许多优点，也有以下不足：

1. 自变量矩阵提取的成分矩阵中可能包含与因变量矩阵正交的成分

由于偏最小二乘对自变量矩阵进行了斜交分解，因此自变量矩阵提取的成分矩阵中可能出现与因变量矩阵正交的成分。若出现这种情况，表明由自变量矩阵提取到了与因变量相互独立的成分，该成分与因变量无关但却参与了建模，因此可能会导致模型过拟合，导致模型预测结果不准确等问题。为解决该问题，国内外学者先后提出 SWosc 算法[1]、JSosc 算法[2]、直接正交化（DO）算法[3]、TFosc 算法[4]、偏最小二乘正交投影（OPLS）算法等将正交成分删除。

2. 自变量残差矩阵中有较大的变异

偏最小二乘提取成分按照协方差最大化原则而并非方差最大化原则，因此自变量的残差矩阵会剩余较多的变异信息。该问题可以通过控制提取成分的个数来解决，提取的成分个数越多，残差矩阵的变异信息越少。但如何确定成分的个数也是一个较难的问题，通常使用交叉验证确定成分个数，但该方法过于复杂，因此如何简单有效的确定成分的个数是亟待解决的问题。

3. 偏最小二乘是线性回归模型

现实生活中存在的完全属于线性函数关系的数据比较少，通常都是复杂的非线性关系，如中医药数据、工业过程监控数据等，因此属于线性回归模型的偏最小二乘并不能很好地表达非线性关系。一般对偏最小二乘的改进有几个切入点：一是非线性特征提取；二是非线性回归；三是引入核函数。学者们基于这几个切入点，研究出许多非线性偏最小二乘优化方法。针对非线性特征提取的优化方法有融合受限玻尔兹曼机的偏最小二乘优化模型（RBM-PLS），融合稀疏自编码器的偏最小二乘优化模型（SAE-PLS）和融合深度置信网络的偏最小二乘优化模型（DBN-PLS）等；针对非线性回归的优化方法有融合模型树的偏最小二乘法（MTree-PLS），融合随机森林的偏最小二乘法（RF-PLS），以及融合 softmax 的偏最小二乘判别分析算法（PLS-S-DA），非线性迭代算法（NIPALS）[5]、神经网络偏最小二乘模型（NNPLS）[6]、非线性偏最小二乘（NLPLS）[7]等；针对引入核函数的优化方法，有非线性核偏最小二乘（K-PLS）[8]、OSC-KPLS[9]、改进的核偏最小二乘（MKPLS）、多尺度核偏最小二乘（Multi-scale KPLS）[10]、KPLS-FDA[11]等。实验显示这些非线性优化方法比传统的偏最小二乘有更好的预测性能，但伴随而来的是算法复杂度的升高。

4. 数据预处理问题

偏最小二乘可以解决多重共线性，也就是线性冗余问题，但是并不能很好地解决非线性冗余问题。另外，数据中含有缺失值时偏最小二乘无法进行回归建模，偏最小二乘不能有效识别噪声数据。

5. 偏最小二乘不能很好地进行特征选择

传统的偏最小二乘不能很好地进行特征选择，如果有寻找“重要性特征”的任务，不能很好地解决。传统的偏最小二乘只能根据回归系数度量特征重要性，但效果通常不好。所以王慧文教授等研究者提出用变量投影重要性指标（VIP）来判断特征，但它只能判断出哪些特征用处较大，却不能分析出哪些特征没有作用，即无法删除无关特征。基于L1正则项的偏最小二乘特征选择（LAPLS）可以很好地删除无关特征，留下“重要性特征”，获得有效特征子集。

11.3 偏最小二乘的展望

1. 成分个数的确定

目前确定偏最小二乘提取的成分个数的方式是交叉验证，在样本量较大的时候，该方式计算开销非常大，因为交叉验证方法本质是留一交叉验证，因此成分个数的确定是可以进一步研究的问题。

2. 非线性优化中的参数问题

偏最小二乘的3种非线性优化方法（非线性特征提取、非线性回归、引入核函数）都会增加许多的参数，调整参数一直是一个很费时间的问题，因此可以考虑研究自适应参数的非线性优化方法。

3. 数据预处理

偏最小二乘可以解决线性冗余问题，却不能解决非线性冗余问题。另外，当数据中含有无关特征、缺失值、噪声等问题时，偏最小二乘同样无法解决。因此偏最小二乘可以在数据预处理方面做进一步研究。

4. 与更多算法融合

尝试将更多算法与偏最小二乘进行融合，获得同时具有两种方法优势的新方法。

参考文献

［1］ WOLD S, ANTTI H, LINDGREN F, et al. Orthogonal signal correction of near-infrared spectra [J]. Chemometrics and Intelligent Laboratory Systems, 1998, 44 (1): 175-185.

［2］ SJÖBLOM J, SVENSSON O, JOSEFSON M, et al. An evaluation of orthogonal signal correction applied to calibration transfer of near infrared spectra [J]. Chemometrics and Intelligent Laboratory Systems, 1998, 44 (1): 229-244.

［3］ ANDERSON C A. Direct orthogonalization [J]. Chemometrics and Intelligent Laboratory Systems, 1999, 47 (1): 51-63.

［4］ FEARN T. On orthogonal signal correction [J]. Chemometrics and Intelligent Laboratory Systems,

2000, 50 (1): 47-52.
[5] WOLD S, KETTANEH-WOLD N, SKAGERBERG B. Nonlinear PLS modeling [J]. Chemometrics and Intelligent Laboratory Systems, 1989, 7 (1/2): 53-65.
[6] QIN S J, MC AVOY T J. Nonlinear PLS modeling using neural networks [J]. Computers & Chemical Engineering, 1992, 16 (4): 379-391.
[7] MALTHOUSE E C, TAMHANE A C, MAH R S H. Nonlinear partial least squares [J]. Computers & Chemical Engineering, 1997, 21 (8): 875-890.
[8] ROSIPAL R, TREJO L J. Kernel partial least squares regression in reproducing kernel hilbert space [J]. Journal of Machine Learning Research, 2002, 2 (2): 97-123.
[9] KIM K, LEE J M, LEE I B. A novel multivariate regression approach based on kernel partial least squares with orthogonal signal correction [J]. Chemometrics and Intelligent Laboratory Systems, 2005, 79 (1): 22-30.
[10] WANG Z S, DENG K Z. Parameters identification of probability integral method based on multi-scale kernel partial least squares regression method [J]. Chinese Journal of Rock Mechanics and Engineering, 2011, 30 (2): 3863-3870.
[11] SHI H T, LIU J C, TAN S, et a1. Process monitoring and quality prediction method based on hybrid KPLS-FDA [J]. Control and Decision, 2013, 28 (1): 141-146.

附录A 专业术语

专业术语如表 A.1 所示。

表 A.1 专业术语表

中文名称	英文名称	简称
自编码器	auto-encoder	AE
玻尔兹曼机	Boltzmann machine	BM
最佳优先搜索	best first search	BFS
后向消除	backward elimination	BE
典型相关性分析	canonical correlation analysis	CCA
分类和回归树	classification and regression tree	CART
基于相关性的特征选择方法	correlation-based feature selection	CFS
深度置信网络	deep belief networks	DBN
数据包络分析	data envelopment analysis	DEA
降噪自编码器	denoising autoencoder	DA
降噪稀疏自编码器	denoising sparse autoencoder	DSA
决策单元	decision making unit	DMU
前向选择搜索策略	forward selection search strategy	FS
灰色关联度分析	grey relation analysis	GRA
灰色关联的偏最小二乘辅助分析方法	grey relation analysis-partial least squares	GRA-PLS
自变量（也称特征）	independent variable/ feature	--
套索	least absolute shrinkage and selection operator	LASSO
基于偏最小二乘的特征选择方法	feature selection method based on patial least squares	LAPLS
多元线性回归	multiple linear regression	MLR
模型树	model tree	MT
融合模型树的偏最小二乘法	partial least squares method based on fusion model tree	MTree-PLS
袋外数据	out-of-bag	OOB
偏最小二乘法	partial least squares regression	PLS
主成分分析方法	principal component analysis	PCA
偏最小二乘判别分析	partial least squares discriminant analysis	PLS-DA
融合 softmax 的偏最小二乘判别分析	partial least squares discriminant analysis based on softmax	PLS-S-DA
基于特征相关的偏最小二乘特征选择	PLS feature selection based on feature correlation，PLSCF	PLSCF
受限玻尔兹曼机	restricted Boltzmann machine	RBM
随机森林	random forest	RF
融合随机森林的偏最小二乘法	PLS method for fusion of random forests	RF-PLS
支持向量机	support vector machines	SVM
非径向 DEA 模型	slacks based measure	SBM

附录 B　优化偏最小二乘的多功能数据分析系统使用指南

B.1　软件概述

目前比较流行的统计分析软件主要有：SPSS、SAS、SPSS Modeler、SIMCA-P 等。SPSS、SAS、SPSS Modeler 等软件基于统计知识且面向所有应用用户，SIMCA-P 是一款偏最小二乘法专用软件。然而，市场缺乏一款面向中医药领域专用的数据分析软件，特别是缺乏同时具有数据预处理（处理缺失值，去噪）、特征选择、非线性建模三个功能于一体的易学易用软件。

基于上述需求，本研究团队基于 Python 语言，研制了一套数据分析系统，该系统集成本书阐述的 11 个优化偏最小二乘方法：融合降噪稀疏自编码器的偏最小二乘算法（DSA-PLS），融合非径向数据包络分析的偏最小二乘算法（SBMPLS），基于特征相关的偏最小二乘特征选择（PLSCF），基于 L1 正则项的偏最小二乘特征选择（LAPLS），基于灰色关联的偏最小二乘辅助分析方法（GRA-PLS），融合受限玻尔兹曼机的偏最小二乘优化模型（RBM-PLS），融合稀疏自编码器的偏最小二乘优化模型（SAE-PLS），融合深度置信网络的偏最小二乘优化模型（DBN-PLS），融合模型树的偏最小二乘法（MTree-PLS），融合随机森林的偏最小二乘法（RF-PLS），以及融合 softmax 的偏最小二乘判别分析算法（PLS-S-DA）。

B.2　基本界面

系统的功能分为 4 个部分模块，分别有数据导入模块、变量与参数选择模块、结果展示模块和绘图模块。4 个模块还具体分为 5 个界面，分别包含了主界面、模型选择界面、变量与参数选择界面、模型结果界面、画图界面，具体介绍在后续内容中均有展现。

B.2.1 主界面

本平台的主界面窗口作用是进行数据的导入和算法的选择，即可以为后续的模型分析做好准备。界面使用 PyQt5 搭建，设计出一款贴近大众化，简单的、易理解的、方便操作的数据分析平台。本平台支持的数据格式有 CSV 文件、TXT 文本文件和 Excel 文件。在主界面的表格操作中，还支持快捷键操作（Ctrl＋C、Ctrl＋V、Ctrl＋X），以及替换、清除、清空操作；且在右键快捷菜单中，还可以在界面表格进行增加、删除行与列等操作。根据以上陈述，设计的界面如图 B.1～图 B.10 所示：

图 B.1 是主界面：该界面主要用于显示和预处理即将要用于建模分析的数据。主界面顶部为 5 个菜单栏：文件，编辑，模型，视图，帮助。菜单栏下方为常用的工具栏：打开，保存，剪切，复制，粘贴，查找。中间为表格数据显示区。最下方为状态栏。

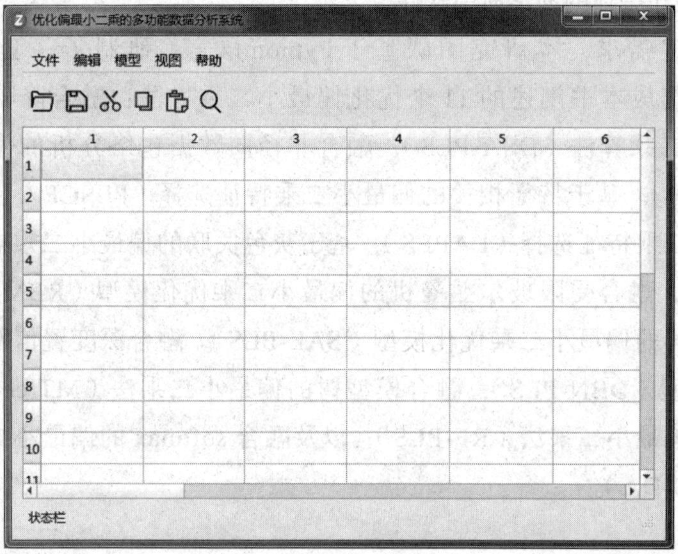

图 B.1 主界面

如图 B.2 所示，文件菜单栏下有三个控件：

（1）打开：用于导入表格数据，导入数据文件格式支持 xlsx，csv，xls。导入表格数据时，在主界面的状态栏中可以看到导入数据进度。导入操作可以使用快捷键：CTRL＋O。

（2）保存：用于主界面当前表格中数据的导出，导出文件仅支持 xlsx，csv 格式。导出文件时，导出进度在主界面状态栏可见。导出操作可以使用快捷键 Ctrl＋S。

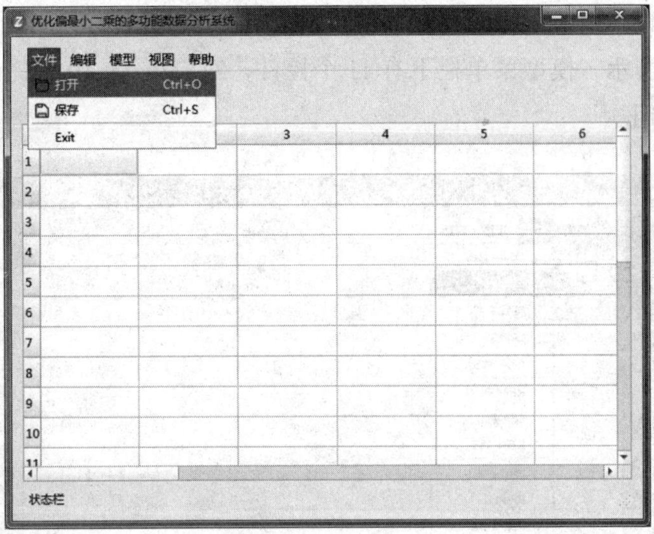

图 B.2　文件菜单栏

（3）Exit：用于退出程序。

如图 B.3 所示，编辑菜单栏下有四个控件：

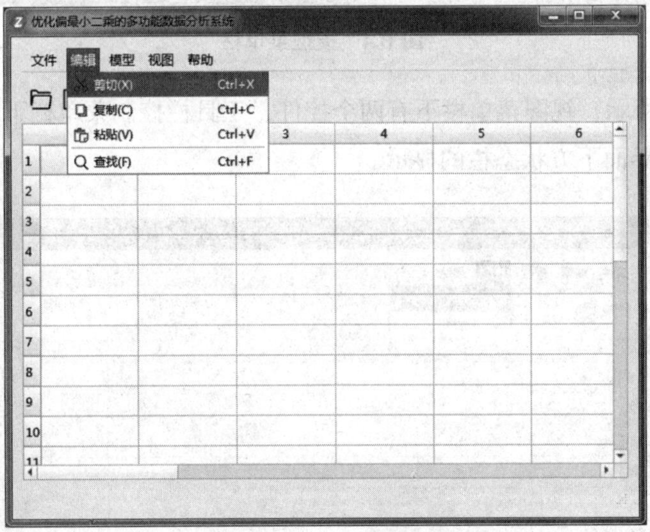

图 B.3　编辑菜单栏

（1）剪切：剪切鼠标选中的数据到剪贴板。剪切操作可以使用快捷键 Ctrl＋X。

（2）复制：复制鼠标选中的数据到剪贴板。复制操作可以使用快捷键 Ctrl＋C。

（3）粘贴：将剪贴板中的数据粘贴到鼠标选中的位置。粘贴的数据将从鼠标选中的第一个位置依次填充，超出表格的部分将不填充。粘贴操作可以使用快捷键 Ctrl＋V。

（4）查找：单击查找将在工具栏下方弹出查找替换操作区，用于数据的检索和替换。查找操作可以使用快捷键：Ctrl＋F。关闭查找替换操作区可用快捷键 Esc。

如图 B.4 所示，模型菜单栏下有 11 个控件，对应第 7～10 章提出的 11 种新模型，建模时使用。

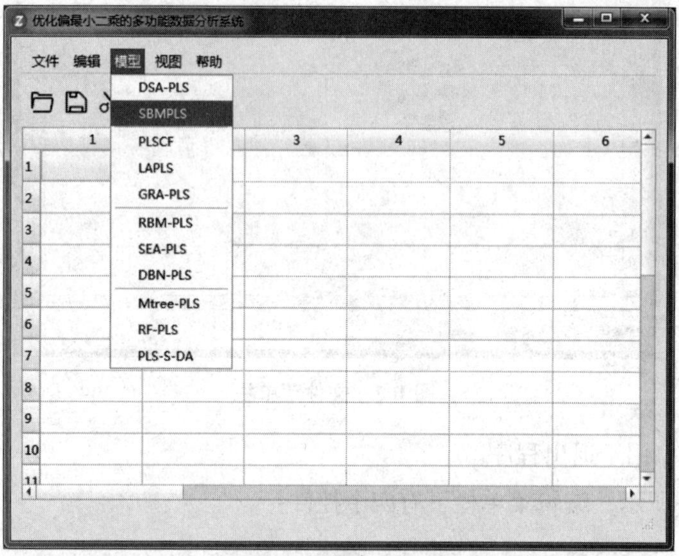

图 B.4 模型菜单栏

如图 B.5 所示，视图菜单栏下有两个控件，工具栏控制菜单栏下面图标的显示，状态栏控制主界面下方状态栏的显示。

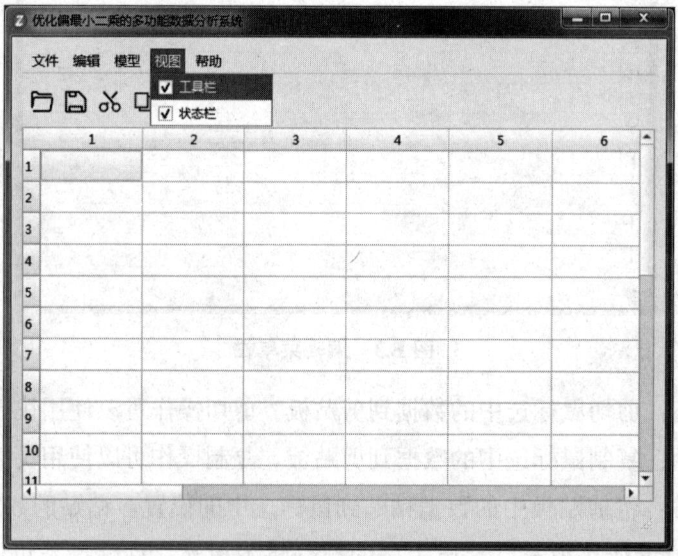

图 B.5 视图菜单栏

如图 B.6 所示，帮助菜单栏下有三个控件，提供关于平台的一些信息。

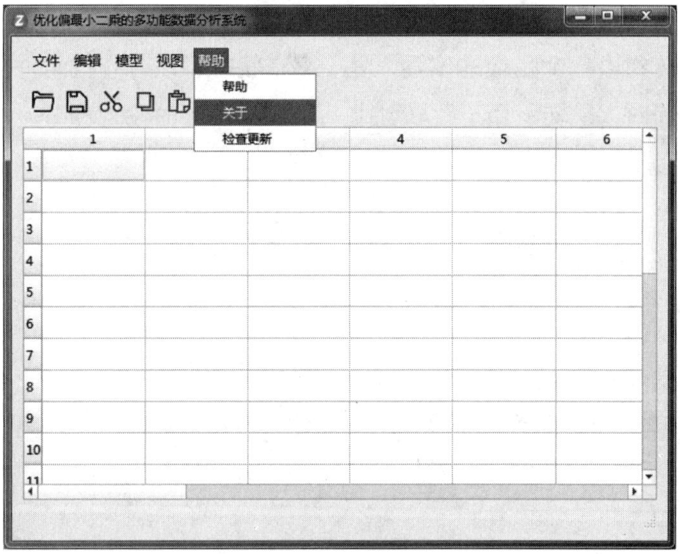

图 B.6　帮助菜单栏

图 B.7 是工具栏和查找替换区：

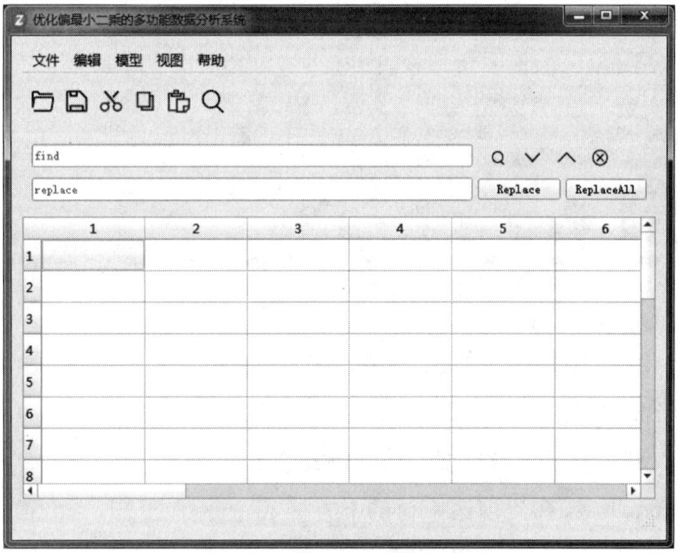

图 B.7　工具栏和查找替换区

1）工具栏：工具栏控件由“文件”菜单栏和“编辑”菜单栏中比较常用的控件组成，利于更加便捷的导入，导出，编辑数据。鼠标悬浮于每个控件上方，将显示该控件的名称。单击查找控件，查找替换操作区将显示在下方。

2）查找替换操作区

（1）该区第一行用于查找操作：输入框输入需要查找的数据，单击后方第一个控件即可开始查找。查找操作为精准匹配而非模糊匹配。匹配的内容将用高亮颜色标记，并且跳转到第一个匹配的位置，处于编辑状态。该行查找组件之后的两个组件为向下跳转和向上跳转，用于跳转到上一个匹配内容的位置和下一个匹配内容的位置。该行最后一个组件用于关闭查找替换操作区。

（2）该区第二行用于替换操作：输入框用于输入需要替换成的数据，后方两个组件分别用于替换当前匹配位置的数据和替换所有匹配位置的数据。

如图 B.8 所示，右键菜单栏除了“编辑”菜单栏内的操作外，加入了对表格的一下基本操作：

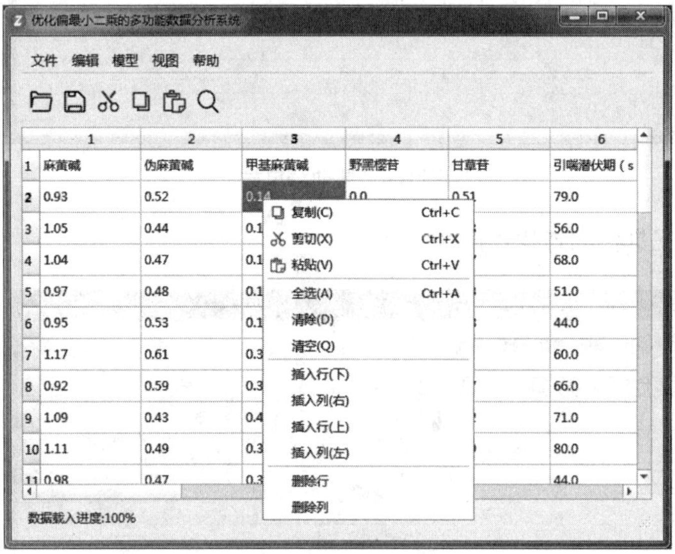

图 B.8 右键菜单栏

（1）全选：用于全选表格数据，快捷键：Ctrl＋A。

（2）清除：清除选中的表格数据，快捷键：Ctrl＋D。

（3）清空：清空所有表格数据，快捷键：Ctrl＋Q。

（4）插入行（下）：在当前选中行的下方插入一行。

（5）插入列（右）：在当前选中列的右方插入一列。

（6）插入行（上）：在当前选中行的上方插入一行。

（7）插入列（左）：在当前选中列的左方插入一列。

（8）删除行：删除当前选中行。

（9）删除列：删除当前选中列。

如图 B.9- 图 B.10，点击文件菜单栏或者文件菜单栏下方的图标导入数据，数据导入之后，可以对数据进行修改。

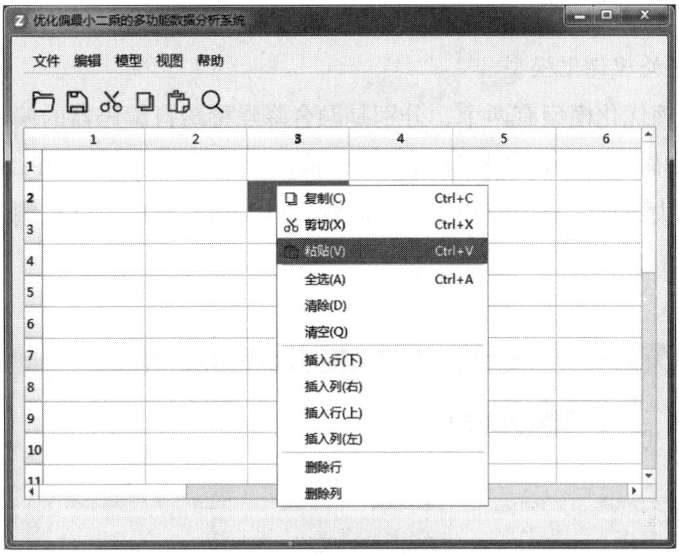

图 B.9　导入数据

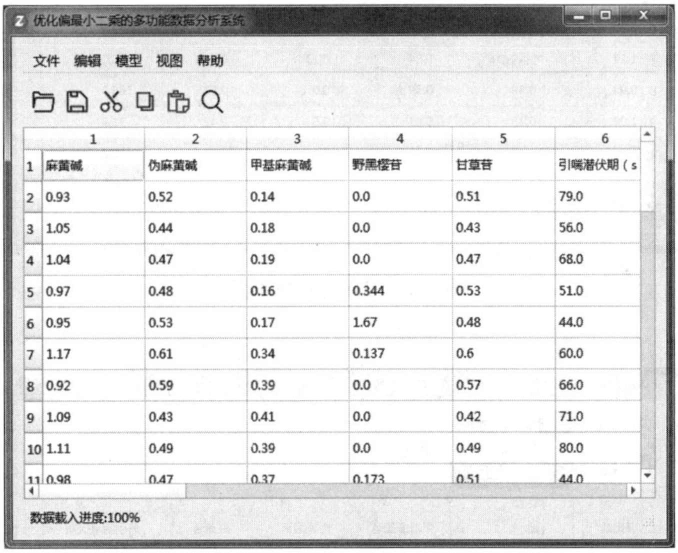

图 B.10　修改数据

B.2.2　模型选择界面

优化偏最小二乘的多功能数据分析系统的多功能体现在它同时具有数据预处理（处理缺失值，去噪）、特征选择、非线性建模 3 个功能。该系统集成的 11 个优化偏最小二乘模型分为 4 类，包括数据预处理优化模型 2 个、特征选择优化模型 3 个、非线性特征提取优化模型 3 个和非线性回归优化模型 3 个，用户可根据实际需求选择模型。

1. 数据预处理优化模型

数据预处理优化模型有两个，分别是融合降噪稀疏自编码器的偏最小二乘算法（DSA-PLS）和融合非径向数据包络分析的偏最小二乘算法（SBMPLS）。DSA-PLS 能够很好地解决数据的缺失值和非线性问题，SBMPLS 可以较好地删除样本空间的噪声数据，如图 B.11、图 B.12 所示：

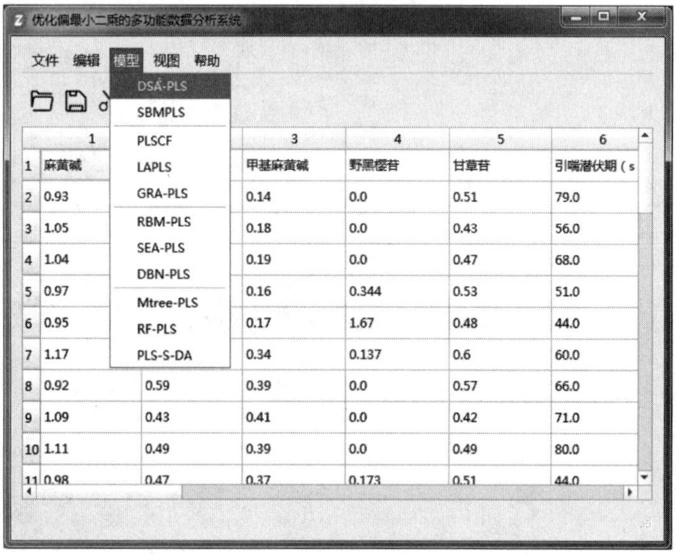

图 B.11 DSA-PLS 模型

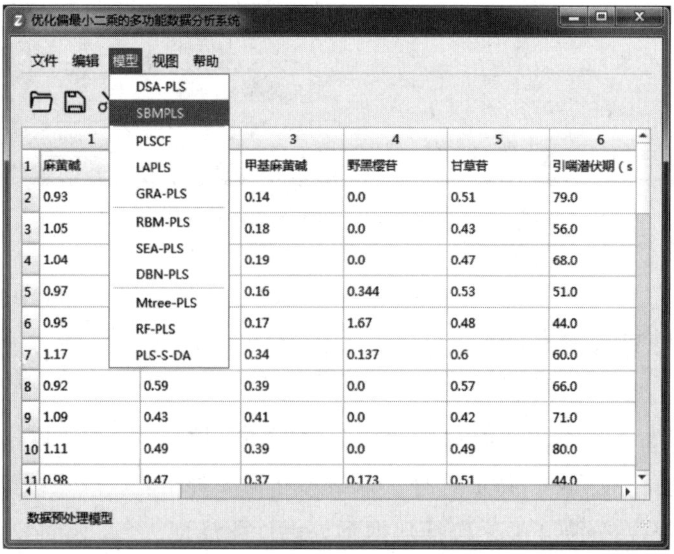

图 B.12 SBMPLS 模型

2. 特征选择优化模型

优化偏最小二乘的多功能数据分析系统中含有 3 个特征选择优化模型，分别是：基于特征相关的偏最小二乘特征选择（PLSCF），基于 L1 正则项的偏最小二乘特征选择（LAPLS），以及基于灰色关联的偏最小二乘辅助分析方法（GRA-PLS）。这 3 个模型用于从特征空间中寻找重要特征，降低特征维度，解决维数灾难和过拟合问题，如图 B.13～图 B.15 所示。

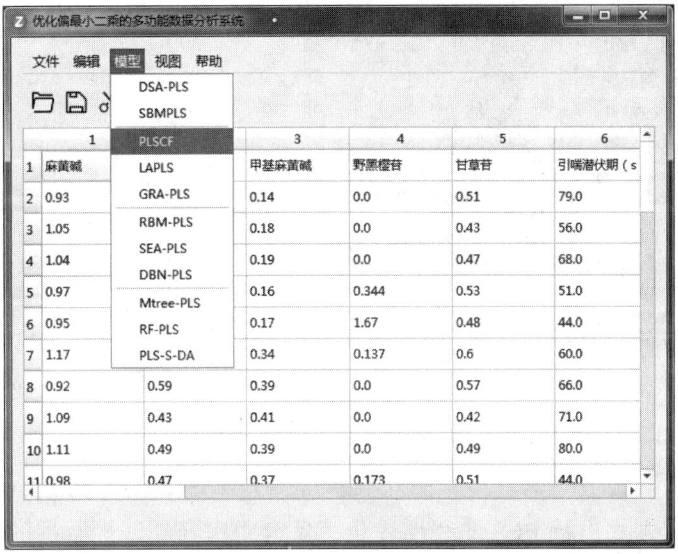

图 B.13 PLSCF 模型

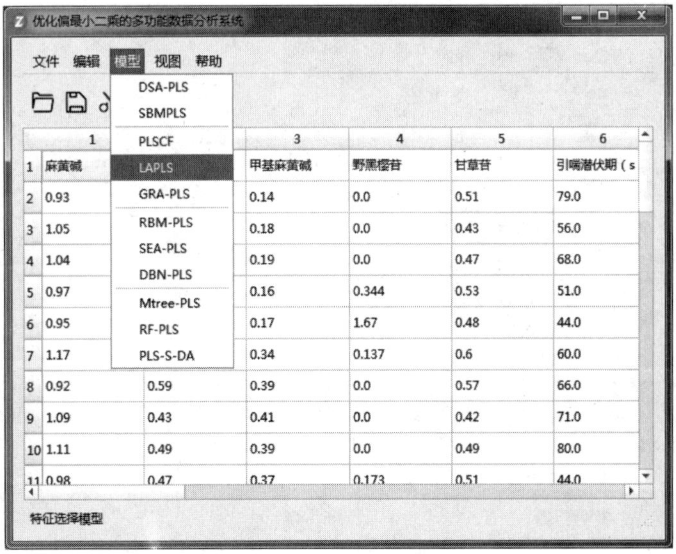

图 B.14 LAPLS 模型

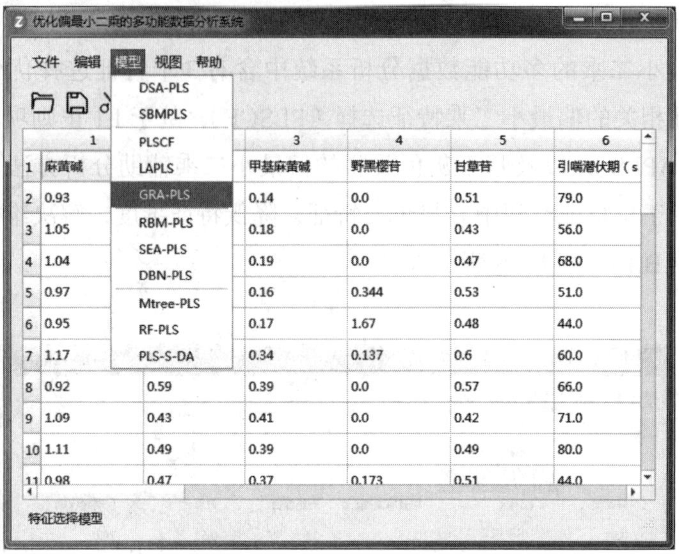

	1	2	3	4	5	6
1	麻黄碱		甲基麻黄碱	野黑樱苷	甘草苷	引喘潜伏期(s
2	0.93		0.14	0.0	0.51	79.0
3	1.05		0.18	0.0	0.43	56.0
4	1.04		0.19	0.0	0.47	68.0
5	0.97		0.16	0.344	0.53	51.0
6	0.95		0.17	1.67	0.48	44.0
7	1.17		0.34	0.137	0.6	60.0
8	0.92	0.59	0.39	0.0	0.57	66.0
9	1.09	0.43	0.41	0.0	0.42	71.0
10	1.11	0.49	0.39	0.0	0.49	80.0
11	0.98	0.47	0.37	0.173	0.51	44.0

图 B.15 GRA-PLS 模型

3. 非线性特征提取优化模型

平台中 3 个非线性特征提取优化模型分别是融合受限玻尔兹曼机的偏最小二乘优化模型（RBM-PLS）、融合稀疏自编码器的偏最小二乘优化模型（SAE-PLS）和融合深度置信网络的偏最小二乘优化模型（DBN-PLS）。这 3 个模型使用非线性特征提取的方式进行 PLS 非线性优化，适合中医药非线性数据的数据分析，如图 B.16～图 B.18 所示。

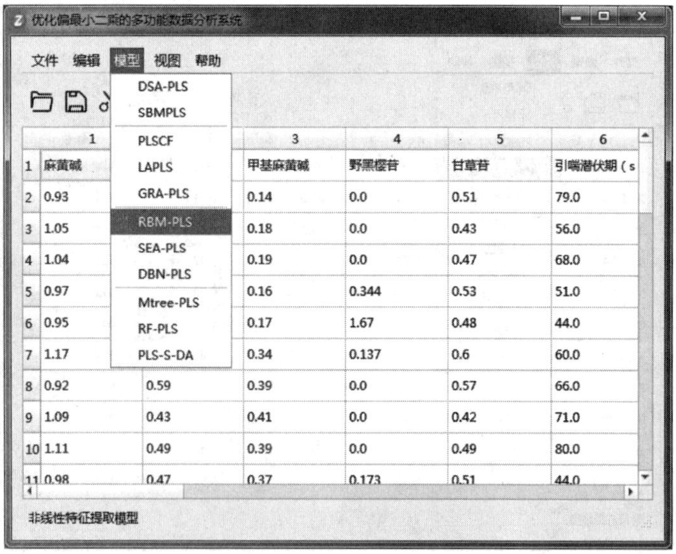

	1	2	3	4	5	6
1	麻黄碱		甲基麻黄碱	野黑樱苷	甘草苷	引喘潜伏期(s
2	0.93		0.14	0.0	0.51	79.0
3	1.05		0.18	0.0	0.43	56.0
4	1.04		0.19	0.0	0.47	68.0
5	0.97		0.16	0.344	0.53	51.0
6	0.95		0.17	1.67	0.48	44.0
7	1.17		0.34	0.137	0.6	60.0
8	0.92	0.59	0.39	0.0	0.57	66.0
9	1.09	0.43	0.41	0.0	0.42	71.0
10	1.11	0.49	0.39	0.0	0.49	80.0
11	0.98	0.47	0.37	0.173	0.51	44.0

图 B.16 RBM-PLS 模型

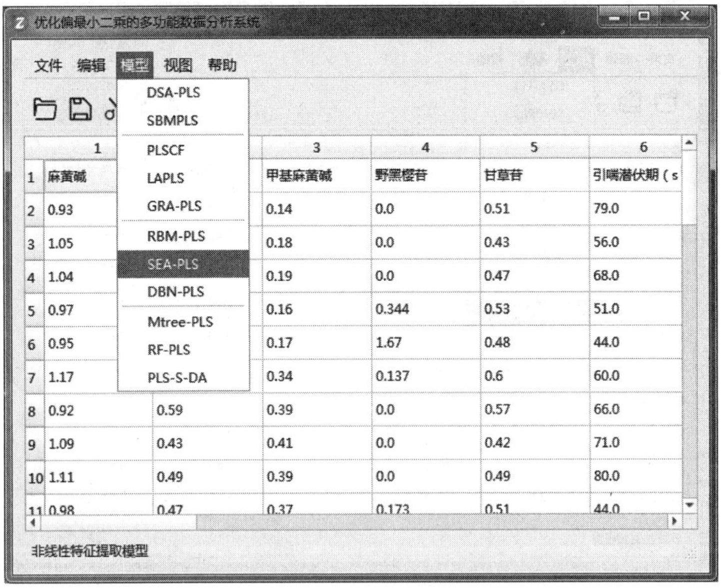

图 B.17　SAE-PLS 模型

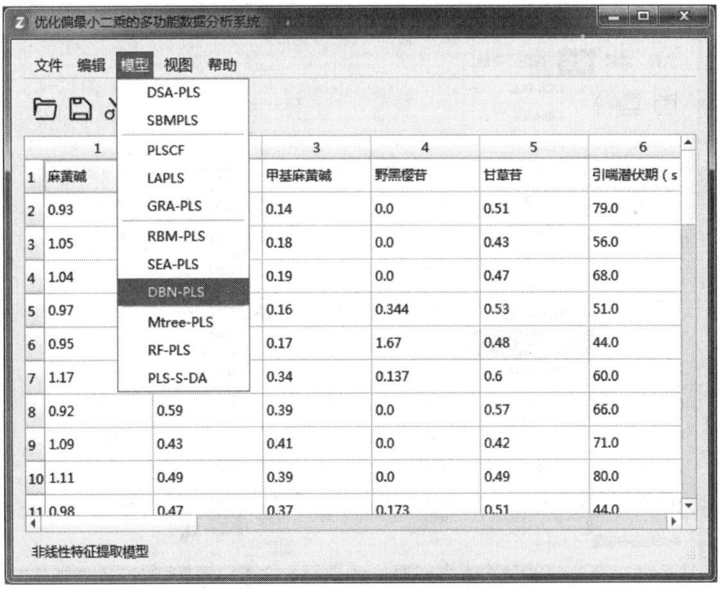

图 B.18　DBN-PLS 模型

4. 非线性回归优化模型

非线性回归优化模型包括融合模型树的偏最小二乘法（MTree-PLS）、融合随机森林的偏最小二乘法（RF-PLS）以及融合 softmax 的偏最小二乘判别分析算法（PLS-S-DA）。它们通过将非线性回归方法融合到 PLS 的方式，使其更加适合中医药数据的数据分析，如图 B.19～图 B.21 所示。

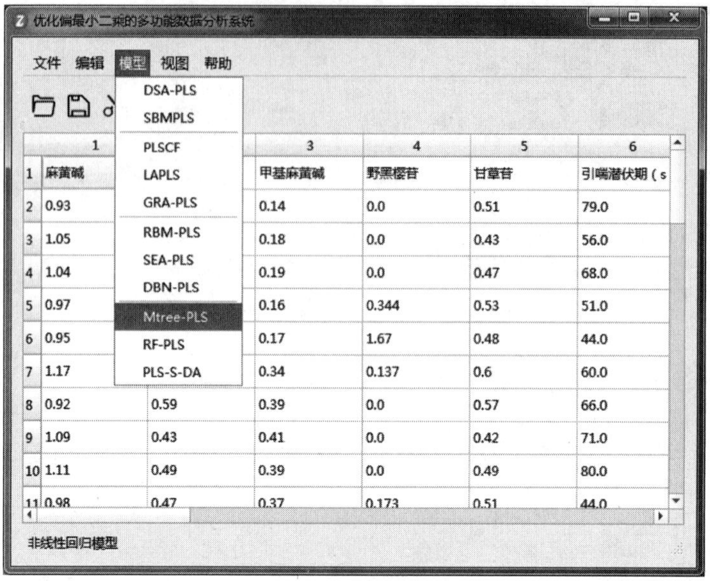

图 B.19 Mtree-PLS 模型

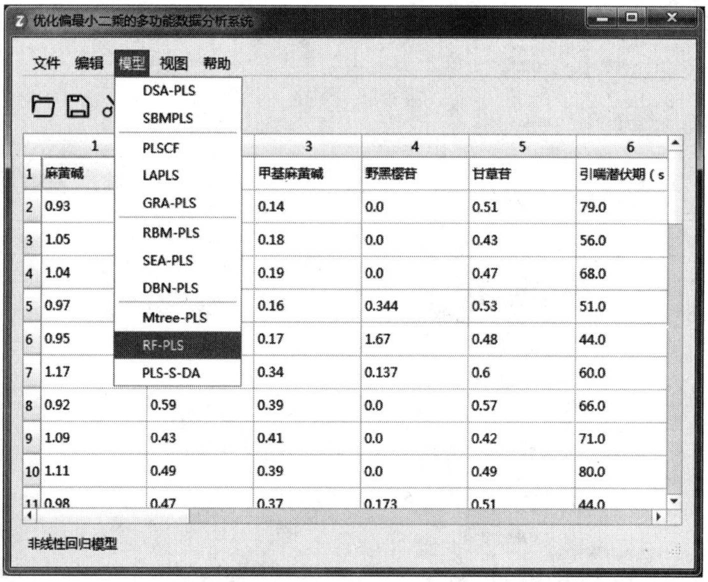

图 B.20 RF-PLS 模型

B.2.3 变量与参数选择界面

用户导入数据，选择好模型之后，可以根据自己的需求来选择自变量和因变量。在选择变量时，可以直接用鼠标拖拉选择，并且支持全选，以及快捷键，方便

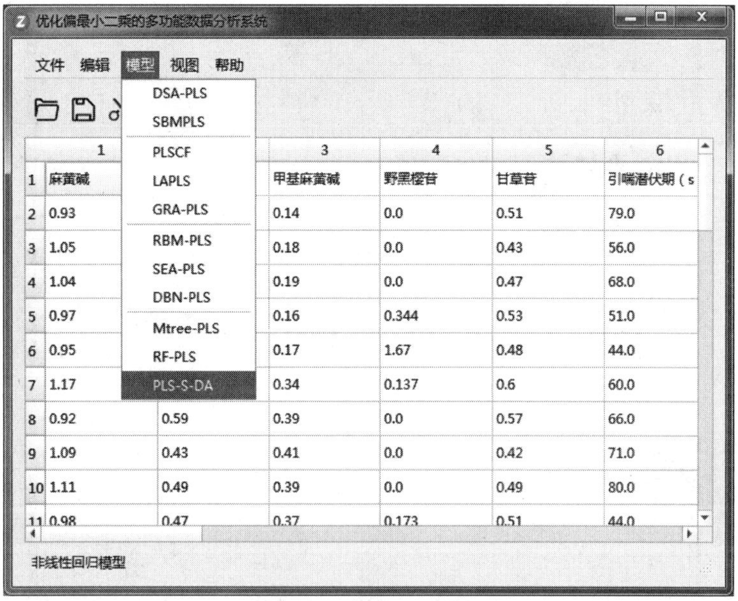

图 B.21　PLS-D-PLS 模型

在变量数较多的时候使用。若是要进行参数的设置，可直接点击参数的设置选项卡。参数有默认参数和自定义参数，用户可以在自定义参数界面调整参数，整个界面最终设计如图 B.22～图 B.27 所示。

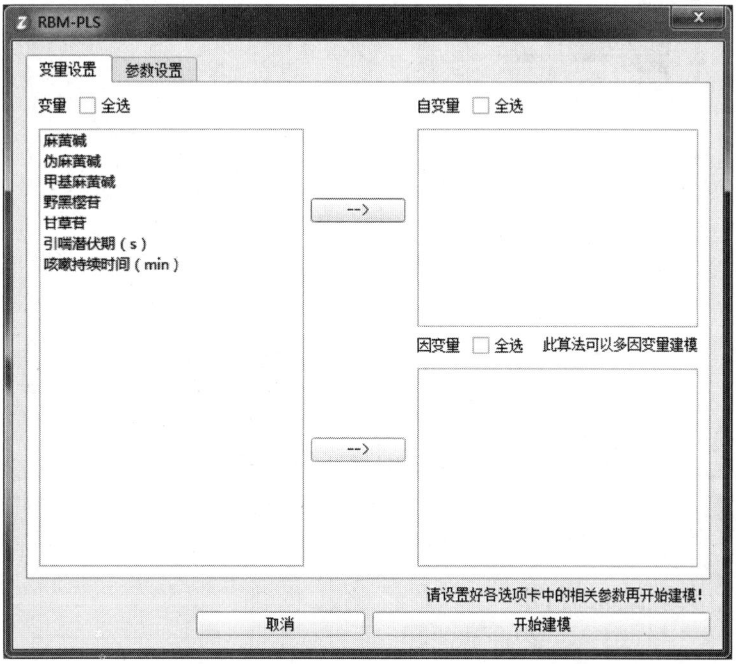

图 B.22　变量选择页面

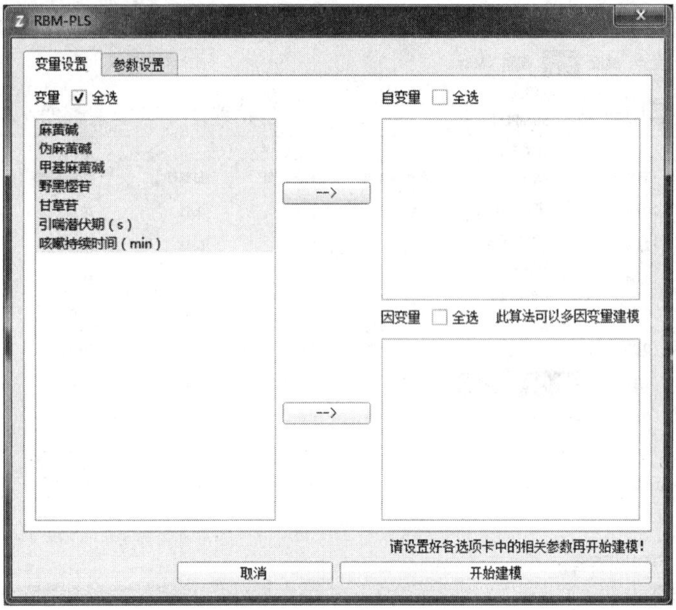

图 B.23　全选

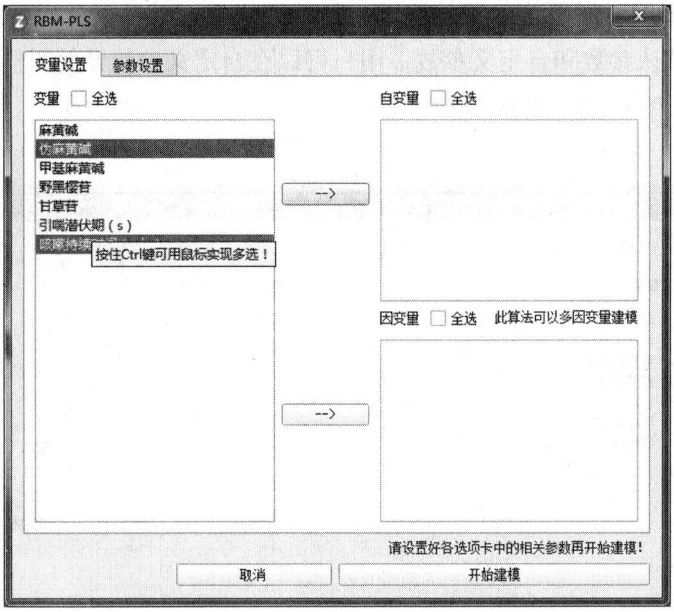

图 B.24　按住 Ctrl 键可用鼠标实现多选

B.2.4　模型结果界面

在设置好变量和参数之后，即可进行模型的建立。建立之后会有模型的结果，

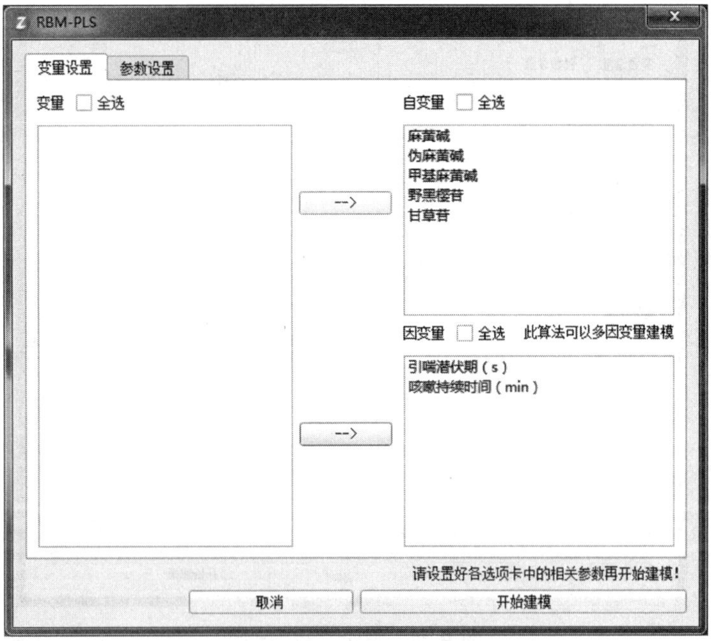

图 B.25　自变量和因变量

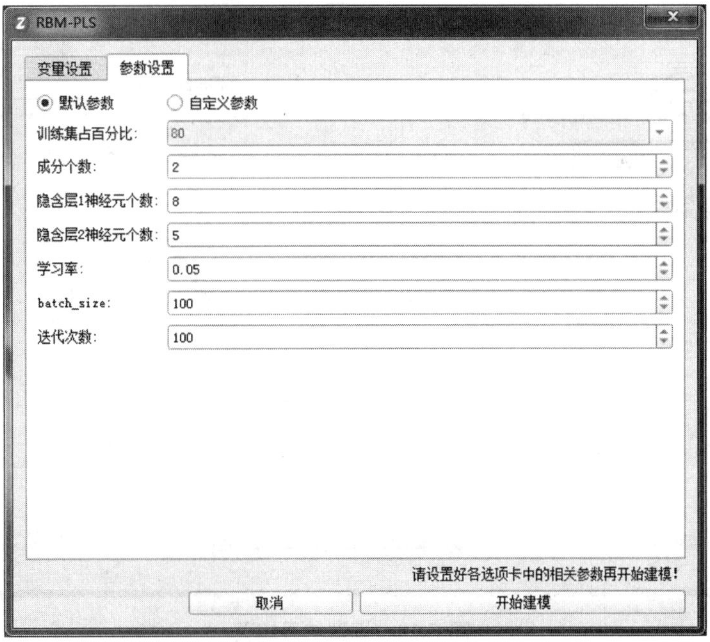

图 B.26　默认模型参数

可以通过结果进行数据的进一步分析，若建模的结果达不到精度要求，可调节参数继续建立最优模型，同时也还可以对模型结果进行保存与输出操作。平台的结果界面图设计如图 B.28～图 B.29 所示。

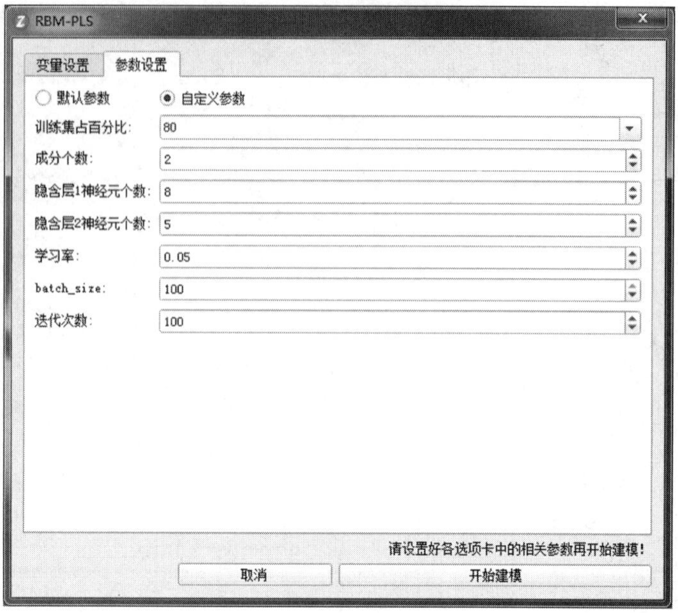

图 B.27 自定义模型参数

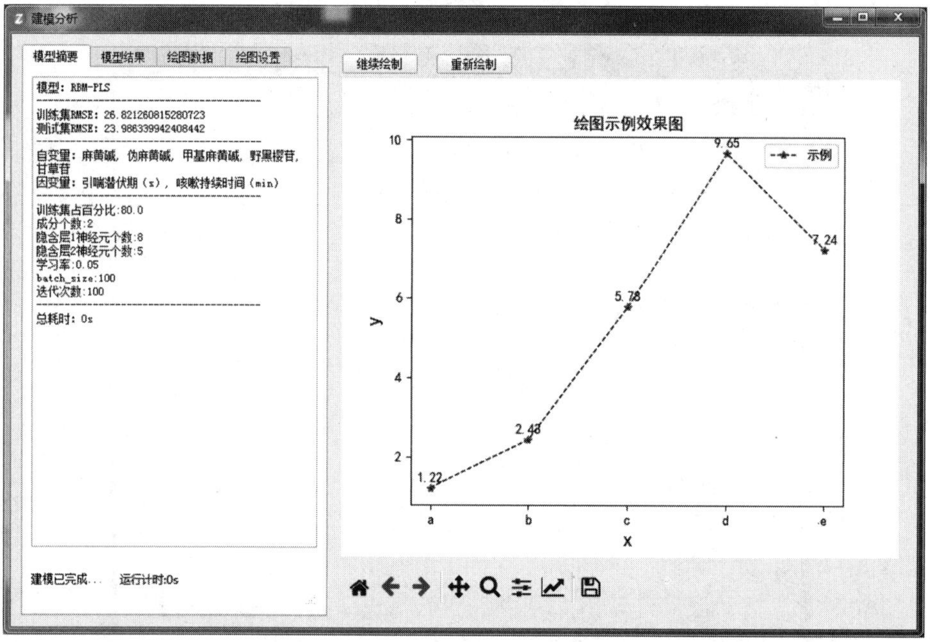

图 B.28 模型结果摘要

B.2.5 绘图界面

用户获取模型预测结果之后，可以使用系统的绘图功能进一步分析结果。绘图功能是一个独立功能，用户可以自行导入数据进行绘图。首先将需要绘图的数据导入进来，然后进行绘图设置，单击重新绘制按钮进行绘图，图 B.30、图 B.31 展示了一个绘图案例。

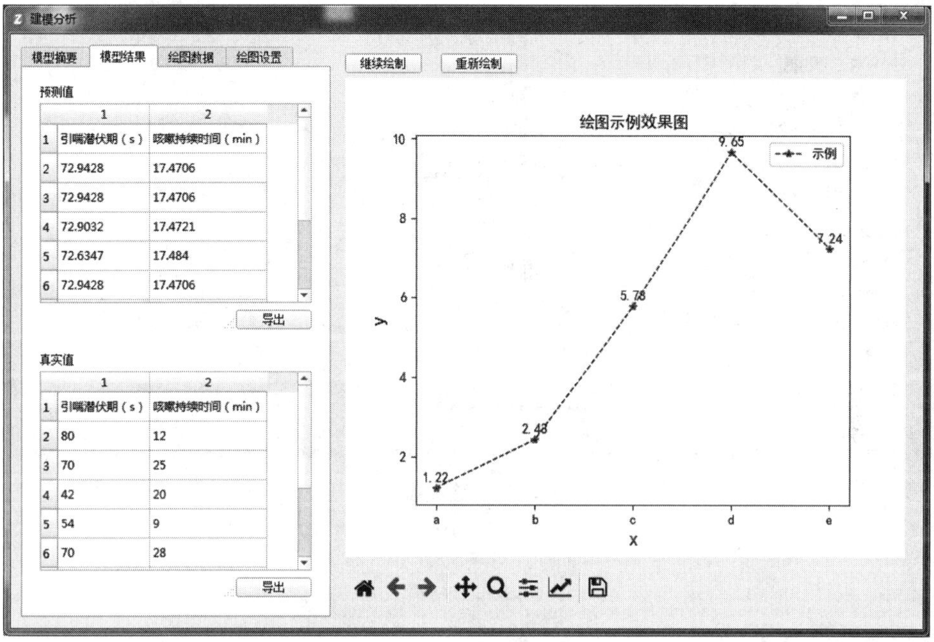

图 B.29　预测结果

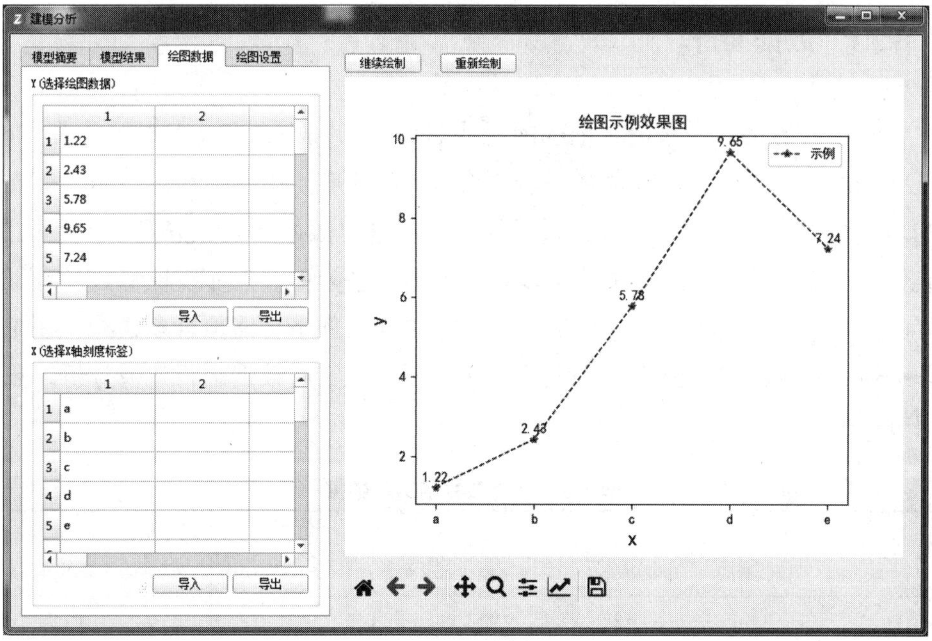

图 B.30　绘图数据

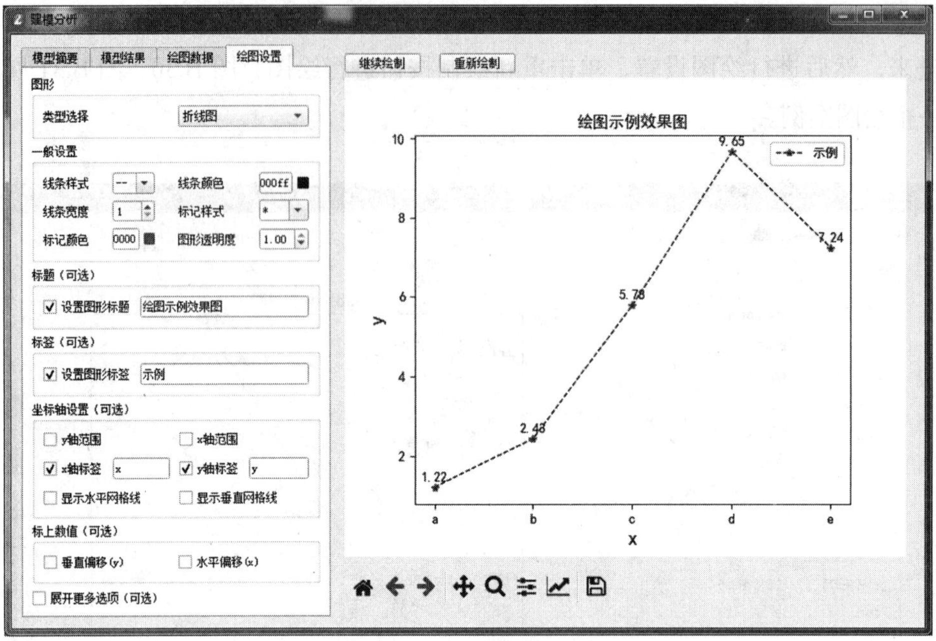

图 B.31　绘图设置

B.3　案例分析

B.3.1　数据准备

麻杏石甘汤是《伤寒论》记载的经典名方，汤剂中含有麻黄碱、伪麻黄碱、甲基麻黄碱、野黑樱苷、甘草苷等药效物质，有止咳、平喘、清热作用，呈现典型的多成分、多靶点和非线性关系，常规方法难以很好地建立其量效关系模型，经典偏最小二乘法能建立多成分、多靶点量效关系模型，但非线性特点没有得到很好的体现。本书提供的优化偏最小二乘方法和软件平台能拟合多成分、多靶点及非线性关系，满足研究需求。案例以麻杏石甘汤实验数据进行建模分析，数据如表 B.1 所示。

表 B.1　麻杏石甘汤实验数据

序号	有效成分					药效指标	
	麻黄碱	伪麻黄碱	甲基麻黄碱	野黑樱苷	甘草苷	引喘潜伏期 /s	咳嗽持续时间 /min
1	0.93	0.52	0.14	0.00	0.51	79	8
2	1.05	0.44	0.18	0.00	0.43	56	30

续表

序号	有效成分					药效指标	
	麻黄碱	伪麻黄碱	甲基麻黄碱	野黑樱苷	甘草苷	引喘潜伏期 /s	咳嗽持续时间 /min
3	1.04	0.47	0.19	0.00	0.47	68	28
4	0.97	0.48	0.16	0.34	0.53	51	18
5	0.95	0.53	0.17	1.67	0.48	44	22
6	1.17	0.61	0.34	0.14	0.60	60	19
7	0.92	0.59	0.39	0.00	0.57	66	9
8	1.09	0.43	0.41	0.00	0.42	71	19
…	…	…		…	…	…	…

B.3.2　建立模型

模型以 DSA-PLS 为例，从 Excel 表格中导入数据之后，可选择自变量元素为麻黄碱、甲基麻黄碱、伪麻黄碱、甘草苷、野黑樱苷，选择因变量元素引喘潜伏期、咳嗽持续时间。此案例采用默认参数进行建模，即建模过程中不设置参数值，可直接选择好变量后，直接单击“开始建模”按钮，实际分析中可以调节产数获取更好的模型结果。建好模型之后，可以跳转到结果的界面，如图 B.32～图 B.37 所示。

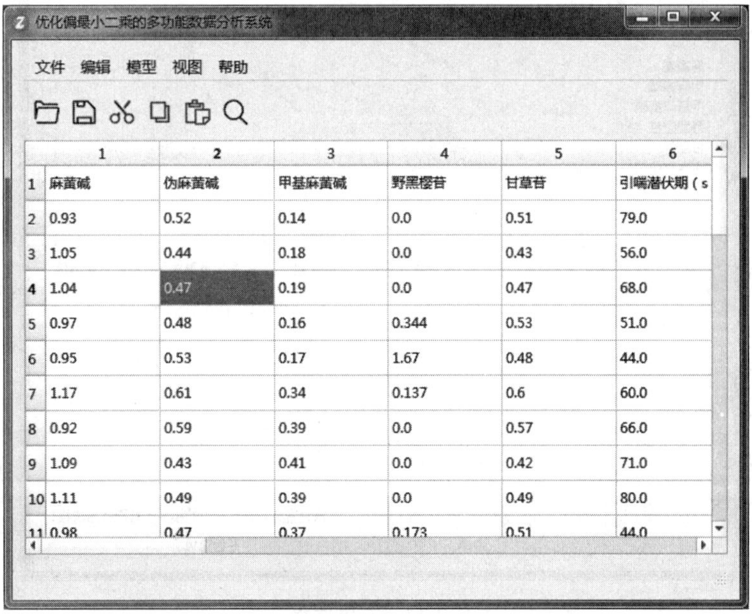

图 B.32　导入数据

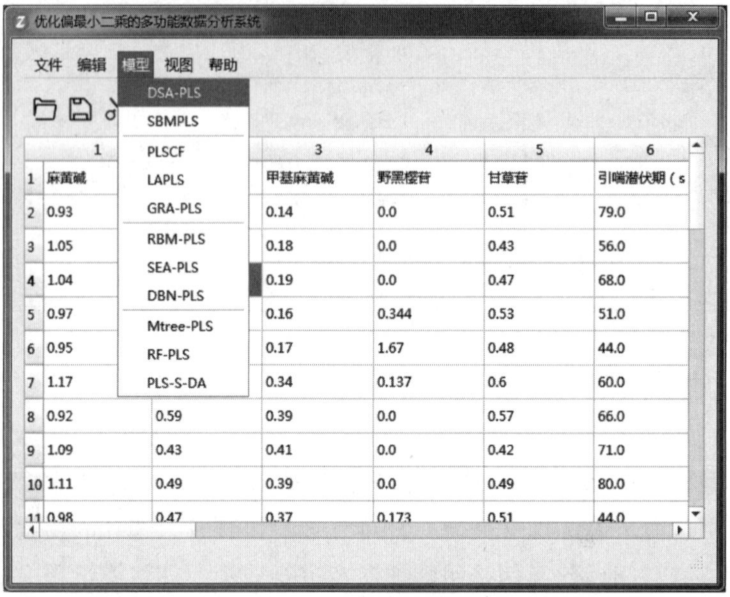

图 B.33　选择模型

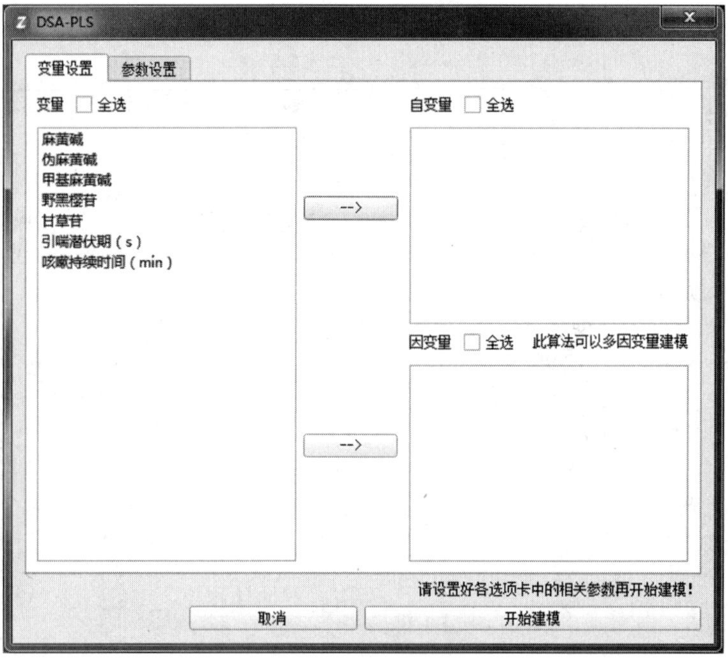

图 B.34　变量选择

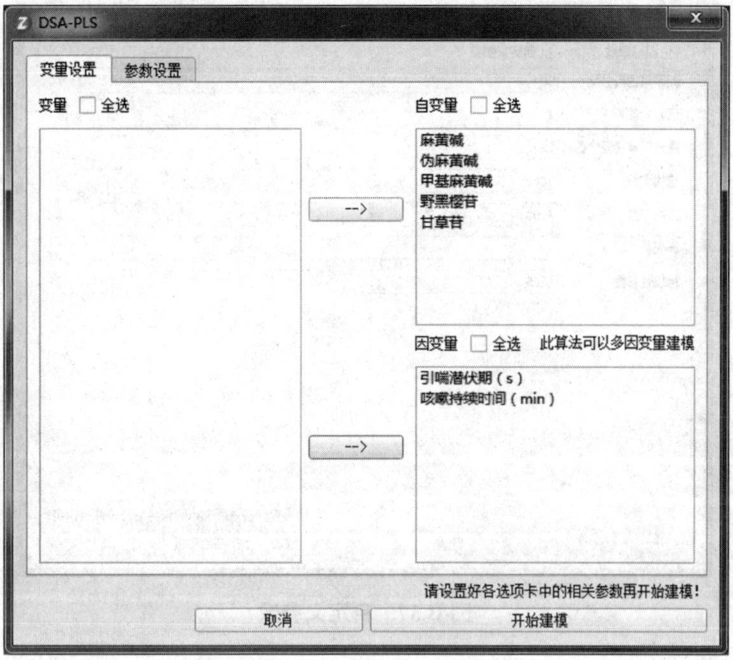

图 B.35　自变量和因变量

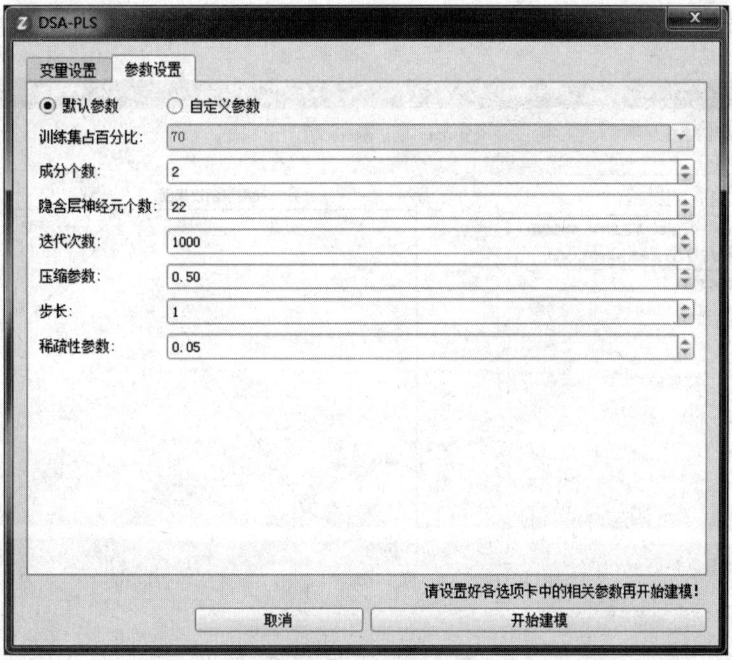

图 B.36　默认参数

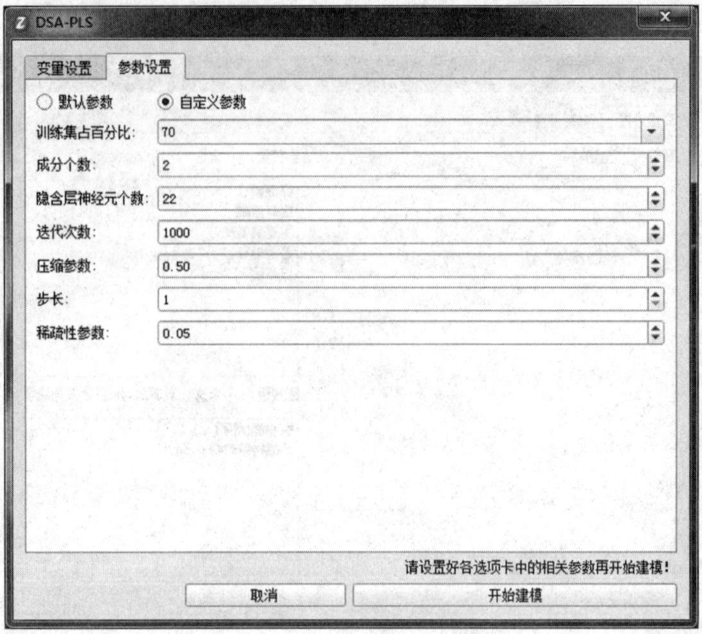

图 B.37　自定义参数

B.3.3　模型结果

模型结果如图 B.38、图 B.39 所示：

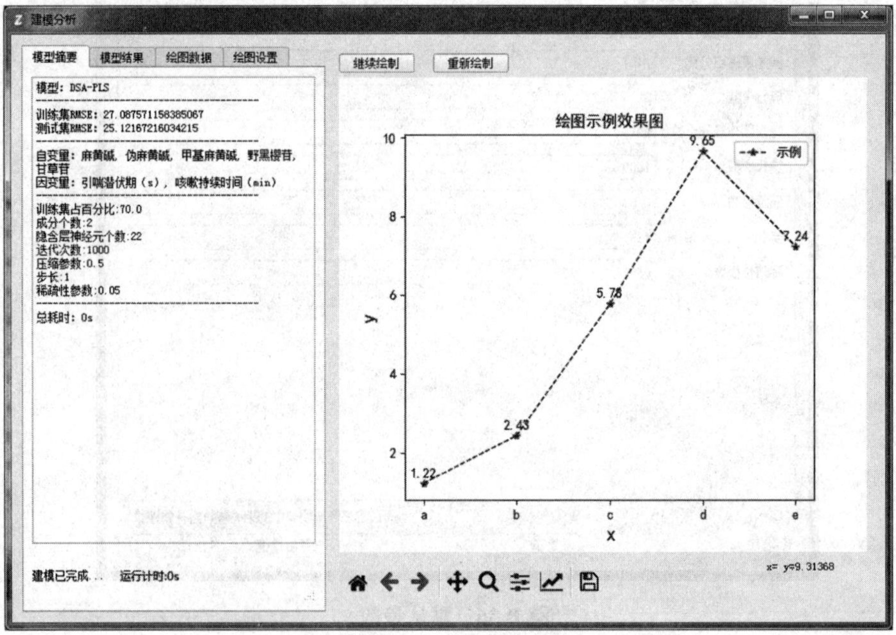

图 B.38　模型摘要

本案例演示了使用优化偏最小二乘的多功能数据分析系统对麻杏石甘汤实验数据进行处理，即用融合降噪稀疏自编码器的偏最小二乘法（DSA-PLS）进行回归分析的基本过程，从过程与结果来看，优化偏最小二乘的多功能数据分析系统使用方便，易理解且简单，功能全面，分析的效果也是令人满意。

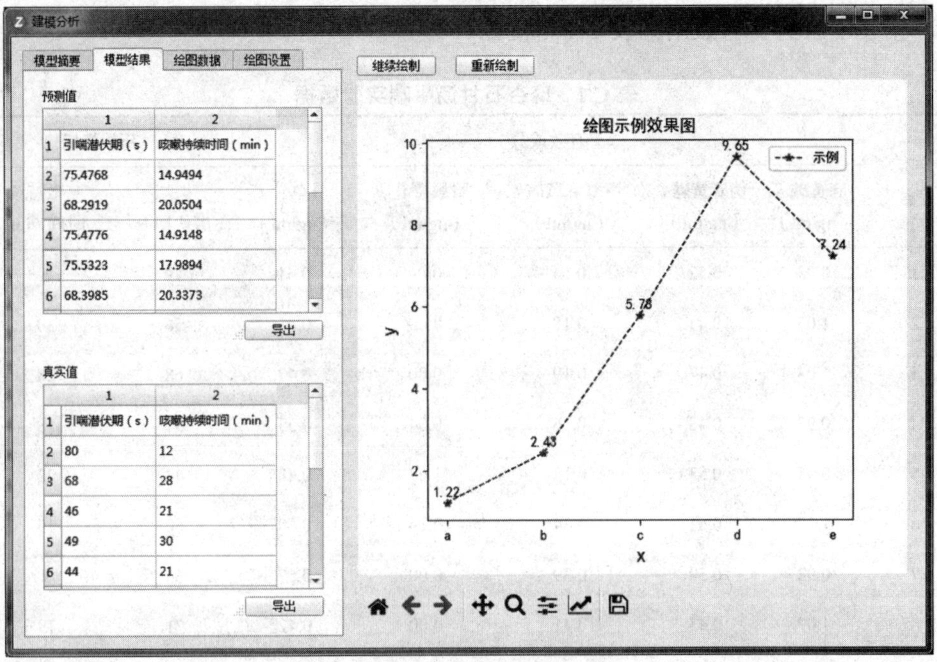

图 B.39　预测结果

附录 C　中医药实验数据表

相关中医药实验数据如表 C.1～表 C.11 所示。

表 C.1　麻杏石甘汤平喘实验数据

样本序号	有效成分					药效指标	
	麻黄碱 /（ng/ml）	伪麻黄碱 /（ng/ml）	甲基麻黄碱 /（ng/ml）	野黑樱苷 /（ng/ml）	甘草苷 /（ng/ml）	引喘潜伏期 /s	咳嗽持续时间 /min
1	0.93	0.52	0.14	0.00	0.51	79	8
2	1.05	0.44	0.18	0.00	0.43	56	30
3	1.04	0.47	0.19	0.00	0.47	68	28
4	0.97	0.48	0.16	0.34	0.53	51	18
5	0.95	0.53	0.17	1.67	0.48	44	22
6	1.17	0.61	0.34	0.14	0.60	60	19
7	0.92	0.59	0.39	0.00	0.57	66	9
8	1.09	0.43	0.41	0.00	0.42	71	19
…	…	…		…	…	…	…

表 C.2　麻杏石甘汤止咳实验数据

样本序号	有效成分					药效指标
	麻黄碱 /（ng/ml）	伪麻黄碱 /（ng/ml）	甲基麻黄碱 /（ng/ml）	苦杏仁苷 /（ng/ml）	野黑樱苷 /（ng/ml）	咳嗽次数 / 次
1	402.00	369.93	48.46	0.79	1.87	25
2	491.00	385.79	47.32	0.00	0.00	50
3	412.00	314.74	41.28	0.00	0.00	35
4	462.00	316.26	46.78	0.00	0.00	30
5	532.00	412.84	49.26	0.75	0.75	45
6	519.00	316.81	39.50	0.61	1.42	37
7	479.00	305.63	43.19	0.75	0.00	53
8	387.09	290.05	15.29	0.81	3.17	40
…	…	…	…	…	…	…

表 C.3　大承气汤实验数据集

样本序号	有效成分									药效成分		
	大黄素 /（ng/ml）	大黄酸 /（ng/ml）	大黄酚 /（ng/ml）	芦荟大黄素 /（ng/ml）	大黄素甲醚 /（ng/ml）	厚朴酚 /（ng/ml）	和厚朴酚 /（ng/ml）	橙皮苷 /（ng/ml）	橙皮素 /（ng/ml）	首次排便时间 / h	胃动素 /（ng/l）	血管活性肠肽 /（pg/ml）
1	1.19	31.35	2.82	2	0.67	0.5	0.18	4.91	0.99	6.91	0.15	3.46
2	2.6	54	3.95	1.89	0.68	0.26	0.13	4.61	1.17	6.55	0.18	3.27
3	2.82	26.55	4.85	1.49	0.76	0.15	0.28	6.91	2.49	5.78	0.19	3.88
4	3.08	131.55	16.5	2.3	2.07	0.72	0.79	7.91	0.3	6	0.19	3.88
5	4.08	66.75	26	1.77	1.5	0.69	0.44	8.15	2.33	5.88	0.18	3.61
…	…	…	…	…	…	…	…	…	…	…	…	…

表 C.4　参附注射液治疗心源性休克的物质基础实验数据　　m/z

代谢物质	空白组			模型组			给药组					
	NK-1	NK-2	…	NM-1	NM-2	…	N1-1	N1-2	…	N7-1	N7-2	…
0.03_27	43.8	39.96	…	36.4	35.9	…	54.24	39.25	…	64.98	35.18	…
0.03_16	889.	743.1	…	993.94	770.24	…	764.32	875.46	…	890.51	776.84	…
0.04_16	7.93	8.203	…	14.48	4.132	…	3.377	11.95	…	8.02	11.31	…
…	…	…	…	…	…	…	…	…	…	…	…	…
0.36_78	0	0	…	0	0	…	0.33	0.10	…	352	511	…
0.36_96	0	0	…	0	0	…	0	0	…	442	853	…
0.36_89	0	0	…	0.79	6.12	…	0	0.00	…	414	795	…
…	…	…	…	…	…	…	…	…	…	…	…	…

表 C.5 血红细胞流速的变化 μm/s

实验组	大鼠 1	大鼠 2	大鼠 3	大鼠 4	大鼠 5	大鼠 6
Control	2000	2750	2750	2600	2481	2970
Model	730	880	910	710	685	735
0.1	710	810	750	700	635	625
0.33	750	785	845	580	670	795
1	850	620	710	760	730	680
3.3	720	730	890	690	570	790
10	1680	1750	1380	1130	1210	1445
15	1860	1400	1800	2250	1860	1980
20	1700	2200	1860	2100	2200	2200

表 C.6 大承气汤及其成分对梗阻大鼠肠血流量和周长的影响

序号	总蒽醌				结合蒽醌					厚朴酚酸			血流量 / bpu	周长 / cm	效率值
	芦荟大黄素 /（mg/ml）	大黄素 /（mg/ml）	大黄酸 /（mg/ml）	大黄酚 /（mg/ml）	大黄素甲醚 /（mg/ml）	芦荟大黄素 /（mg/ml）	大黄素 /（mg/ml）	大黄酸 /（mg/ml）	大黄酚 /（mg/ml）	大黄素甲醚 /（mg/ml）	和厚朴酚 /（mg/ml）	厚朴酚 /（mg/ml）			
原方	0.063	0.0468	0.0945	0.072	0.0265	0.0455	0.0324	0.0213	0.0626	0.0226	0.0138	0.01	2.61	3571	1
方 1	0.045	0.0317	0.0558	0.09	0.0214	0.0122	0.0107	0.0066	0.0649	0.0138	0.0134	0.02	2.24	2653	1
方 2	0.008	0.0085	0.0126	0.014	0.0063	0.0062	0.007	0.0062	0.0111	0.0047	0.016	0.02	2.11	4380	1
方 3	0.035	0.0278	0.0434	0.053	0.0155	0.0245	0.0204	0.0164	0.048	0.014	0.0161	0.02	2.44	4747	0.5
方 4	0.018	0.0097	0.0232	0.016	0.0036	0.0128	0.0071	0.0139	0.0135	0.0031	0.0122	0.02	2.45	3783	1
方 5	0.034	0.0233	0.0631	0.065	0.0184	0.0215	0.0155	0.025	0.0586	0.0162	0.0085	0.01	2.39	4155	1
方 6	0.023	0.0104	0.032	0.021	0.0478	0.0047	0.007	0.0154	0.018	0.0037	0.003	0	2.59	2664	1
方 7	0.101	0.0875	0.1841	0.212	0.068	0.0509	0.071	0.0933	0.1973	0.0625	0.014	0.01	2.59	3956	0.229
方 8	0.106	0.096	0.1982	0.17	0.0495	0.0717	0.0701	0.0695	0.1504	0.042	0.0079	0	2.31	3472	1
方 9	0.054	0.0441	0.0871	0.1	0.0277	0.0383	0.0313	0.023	0.0918	0.0243	0.0042	0.01	2.49	3244	1

表 C.7　刀具磨损实验样本数据

序号	特征自变量					
	x_1	x_2	x_3	x_4	x_5	y
1	482.86	751	620.66	3.438	102.4	58
2	494.49	839	665.88	3.655	307.2	134
3	545.95	957	701.96	4.293	512	177
4	499.07	923	708.18	4.052	614.4	185
5	398.54	745	595.75	3.544	716.8	186
6	443.4	781	691.43	3.721	819.2	188
7	475.45	874	685.48	3.935	921.6	208
8	478.01	927	761.19	4.026	1126.4	254
9	517.2	1069	800.1	4.46	1228.8	276
10	513.44	1064	822.9	4.326	1331.2	290

表 C.8　中药物质基础实验的部分数据（WYHXB）

样本	代谢物质						
	0.34_237.0119 m/z	0.35_735.1196 m/z	0.35_502.7504 m/z	…	0.36_590.0903 m/z	0.36_692.1316 m/z	血红细胞流速 /（μm/s）
1	0.488083	302.16	161.099	…	27.8589	164.142	750
2	13.066	0	0	…	0	120.886	700
3	1.62553	0	58.1856	…	3.80712	0.76947	750
4	11.6992	52.5058	54.4992	…	4.85059	0	785
5	36.8038	22.4517	0	…	0.0025627	0	845
6	…	…	…	…	…	…	…
7	2.91064	0	144.292	…	3.41406	0.40462	620
8	7.02402	0.006814	0	…	0	0	710
…	…	…	…	…	…	…	…

表 C.9　中药物质基础实验的部分数据（NYWZ）

样本	代谢物质						
	11.10_787.508 m/z	12.17_503.336 m/z	12.29_526.1784 m/z	…	12.30_562.1317 m/z	12.47_631.385 m/z	血红细胞流速 /（μm/s）
1	53.3719	239.679	11557.6	…	1657.95	1795.79	2200
2	43.4717	26.1437	7971.33	…	1530.69	1842.39	2750
3	76.507	84.5091	3399.9	…	1936.07	1562.81	1980
4	153.145	9.51409	51027.4	…	1552.01	1619.62	1860
5	16.3197	70.7841	10694.4	…	1592.19	1612.42	2100
6	…	…	…	…	…	…	…
7	55.5021	41.1669	4702.83	…	1451.17	1632.9	2481
8	153.21	19.4077	78912.8	…	1418.42	1647.55	2970
…	…	…	…	…	…	…	…

表 C.10 中药药剂中的有效成分对生理指标的影响

样本	变量						
	芦荟大黄素 /（ng/ml）	大黄素 /（ng/ml）	大黄酸 /（ng/ml）	和厚朴酚 /（ng/ml）	……	辛弗林 /（ng/ml）	d- 乳酸 /（ng/ml）
1	0.0625	0.0468	0.0945	0.0138	…	0.2198	0.0625
2	0.045	0.0317	0.0558	0.0134	…	0.4865	0.0525
3	0.035	0.0278	0.0434	0.0161	…	0.0709	0.04
4	0.018	0.0097	0.0232	0.0122	…	0.4249	0.06
…	…	…	…	…	…	…	…
6	0.1006	0.0875	0.1841	0.014	…	0.1239	0.0575
7	0.106	0.096	0.1982	0.0079	…	0.0536	0.1325
8	0.054	0.0441	0.0871	0.0042	…	0.0471	0.19

表 C.11 rat blood 数据集

样本	变量							
	101.1m/z	102.2m/z	102.3m/z	104.1m/z	……	997.5m/z	998.6m/z	药性
1	368.44	29510.48	2496.76	7197.18	……	108.5	88.74	无
2	429.15	32079.48	2508.34	6386.03	……	96.6	66.55	寒
3	420.78	30926.72	2446.6	6535.72	……	84.69	70.25	寒
4	403.99	29343.42	2343.88	7331.1	……	97.25	167.42	热
……	……	……	……	……	……	……	……	……
133	340.93	31644.3	2567.95	6308.95	……	95.64	100.11	热
134	410.31	29115.25	2301.88	4806.21	……	70.13	77.65	寒

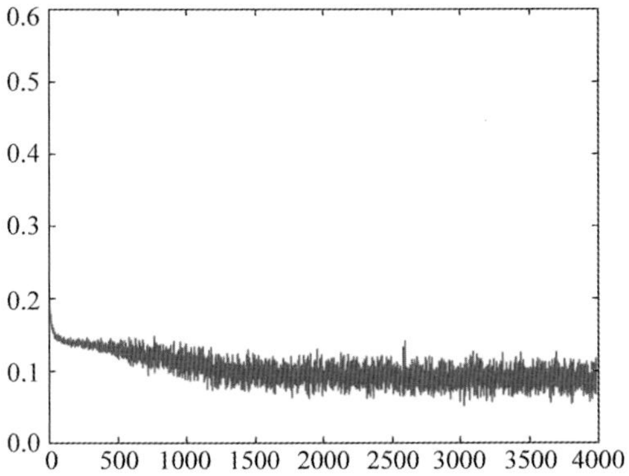

图 7.3　麻杏石甘汤训练过程

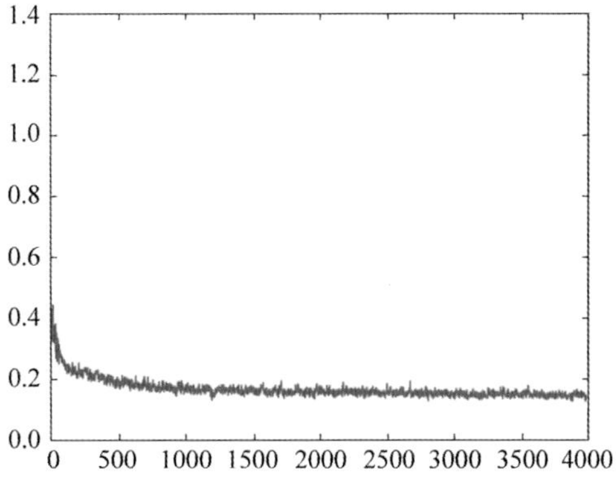

图 7.4　Air Quality 训练过程

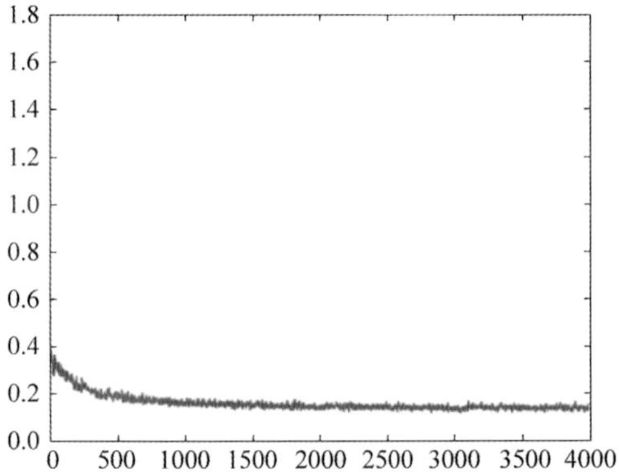

图 7.5　Slump 训练过程

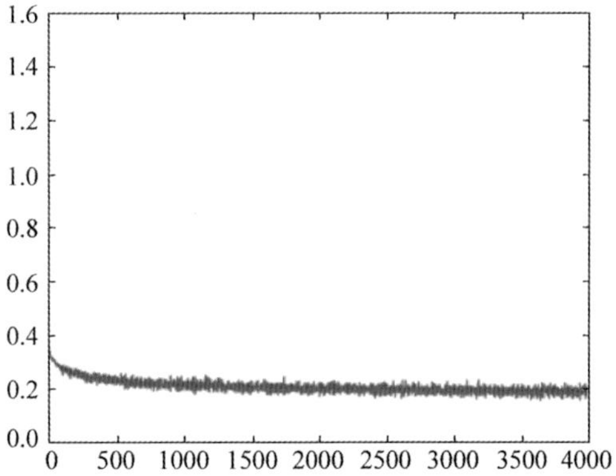

图 7.6　Housing 训练过程

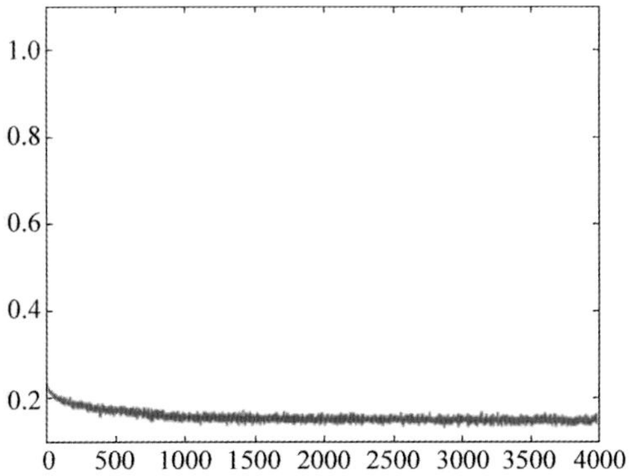

图 7.7　Aiffoil Self-Noise 训练过程

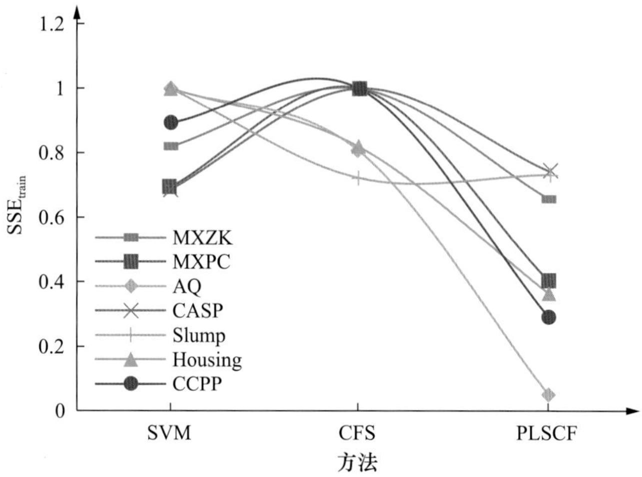

图 8.3　7 组实验数据下各方法的 SSE_{train} 比较

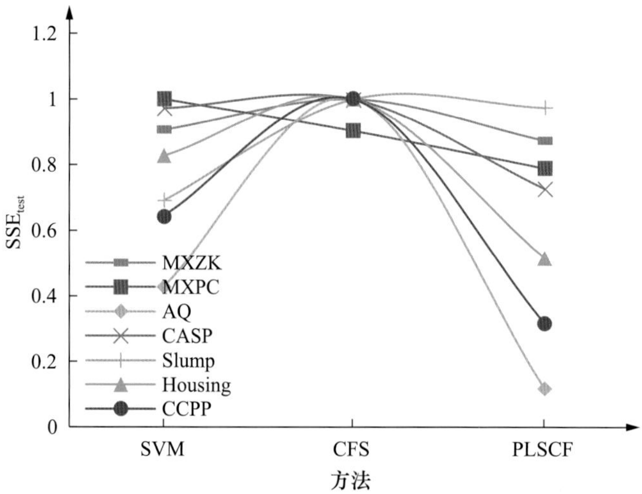

图 8.4　7 组实验数据下各方法的 SSE_{test} 比较

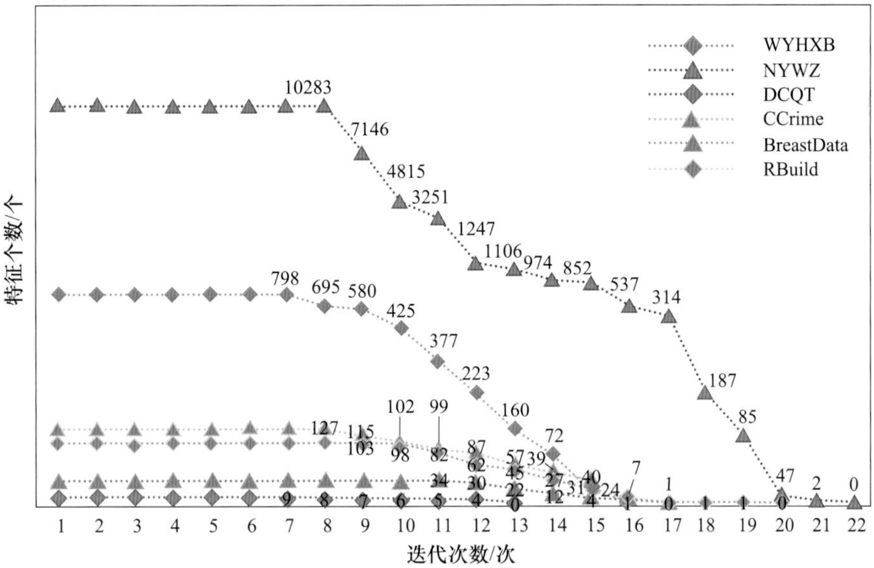

图 8.6　6 个数据集中特征选择个数的变化趋势

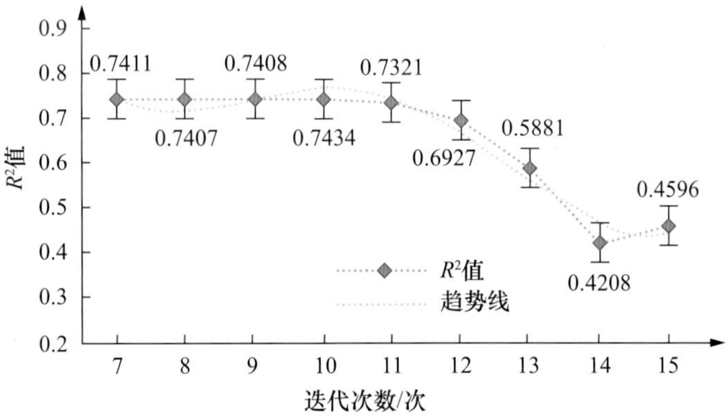

图 8.7　WYHXB 中特征变化对应的 R^2 值

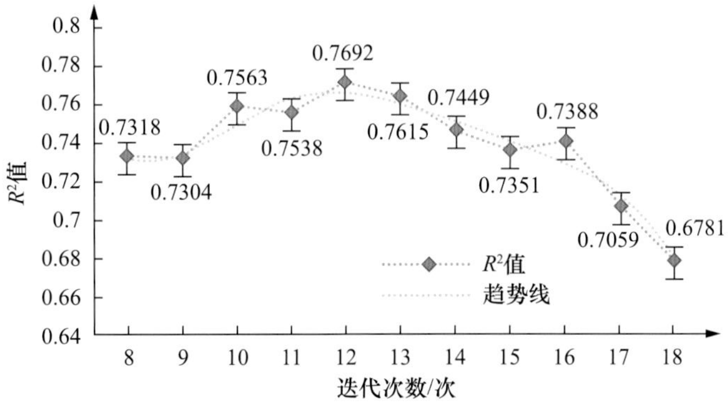

图 8.8　NYWZ 中特征变化对应的 R^2 值

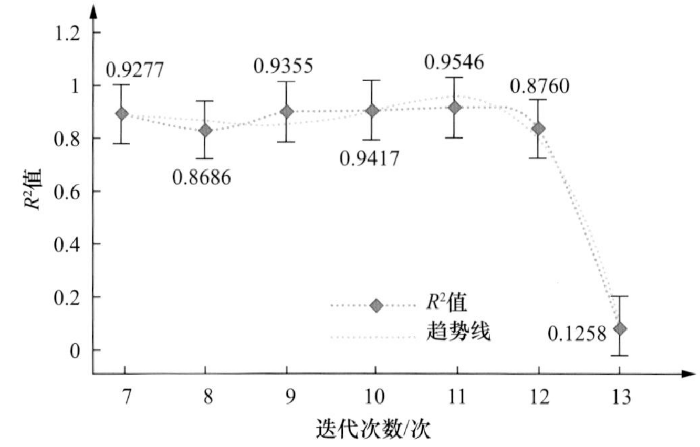

图 8.9　DCQT 中特征变化对应的 R^2 值

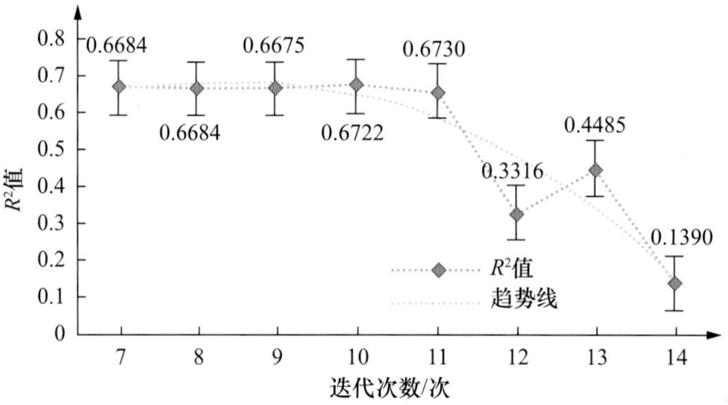

图 8.10　CCrime 中特征变化对应的 R^2 值

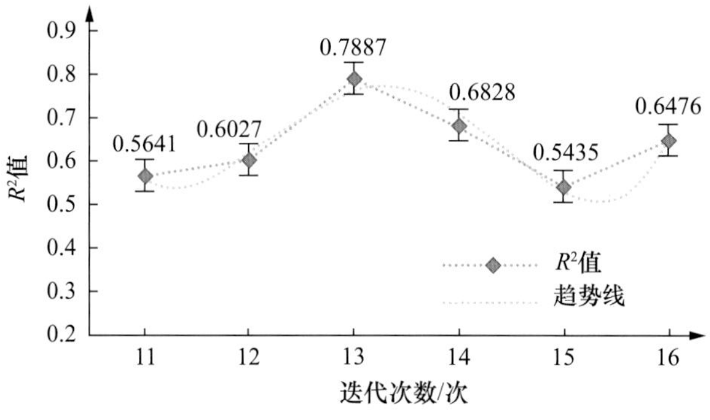

图 8.11　Breast Data 中特征变化对应的 R^2 值

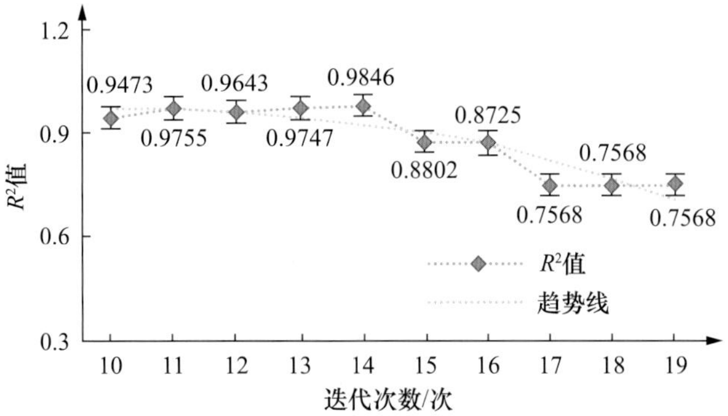

图 8.12　RBuild 中特征变化对应的 R^2 值

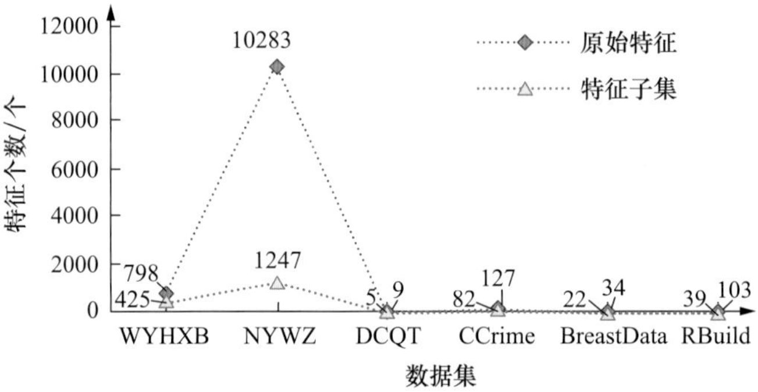

图 8.13　6 个数据集特征选择后的结果

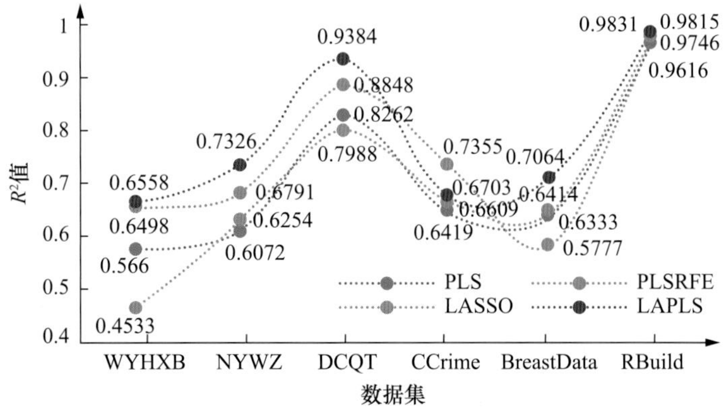

图 8.14　6 组数据的实验结果（R^2 值）

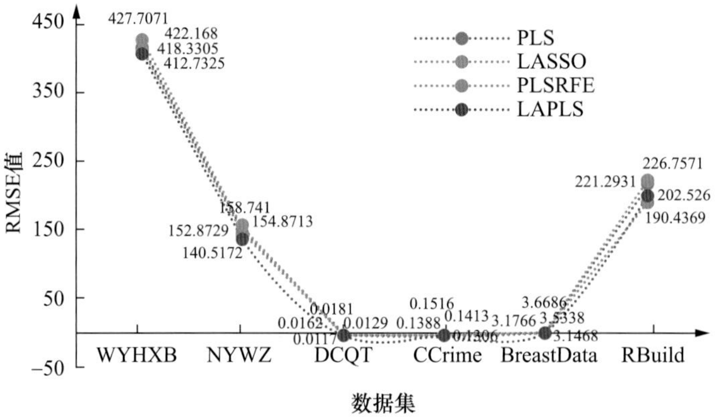

图 8.15　6 组数据的实验结果（RMSE 值）

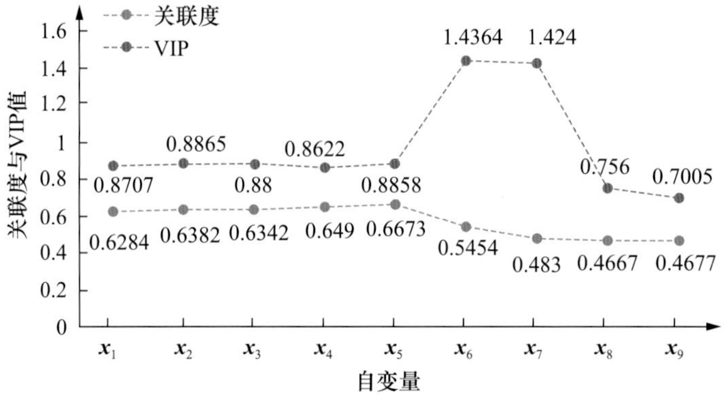

图 8.17　中药实验数据关联度与 VIP 的值

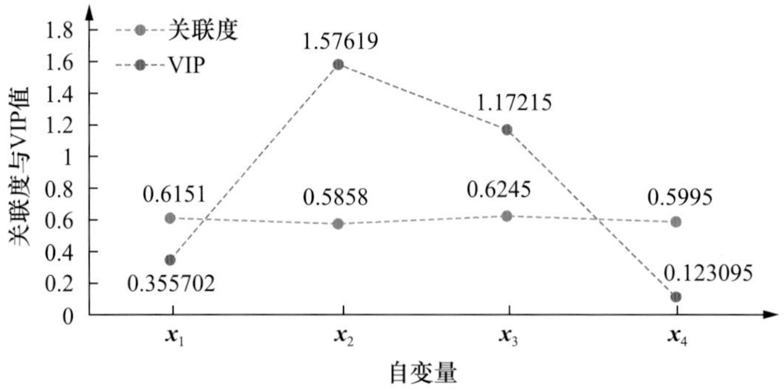

图 8.18　大承气汤实验数据关联度与 VIP 值

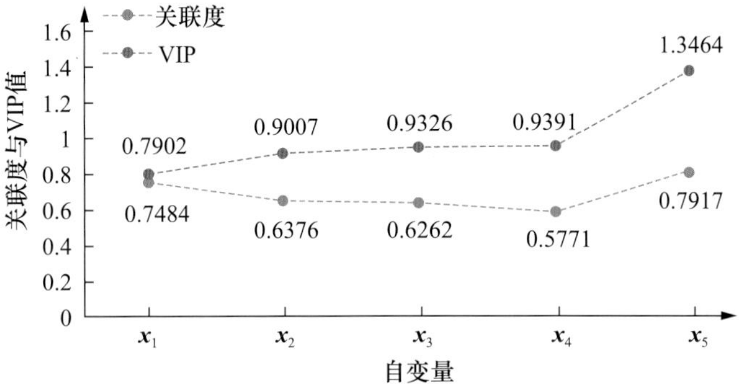

图 8.19　刀具磨损实验数据关联度与 VIP 值

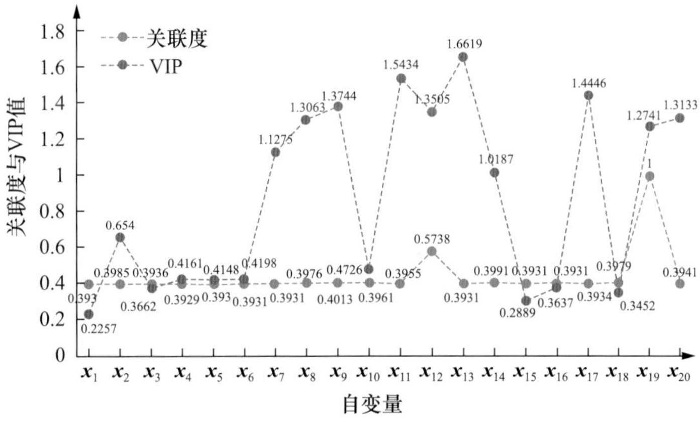

图 8.20　CarData 数据关联度与 VIP 值

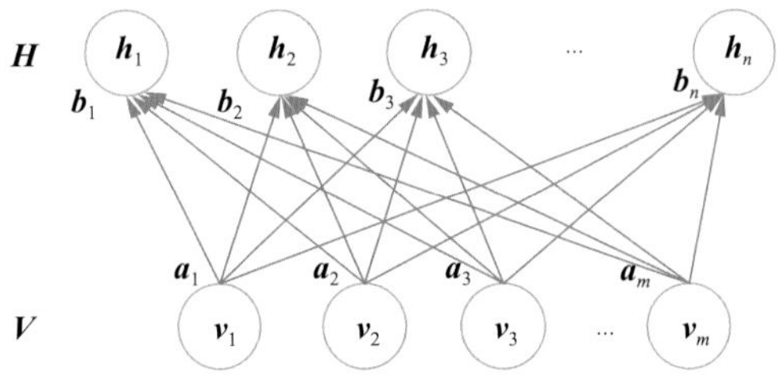

图 9.1　RBM 的模型结构

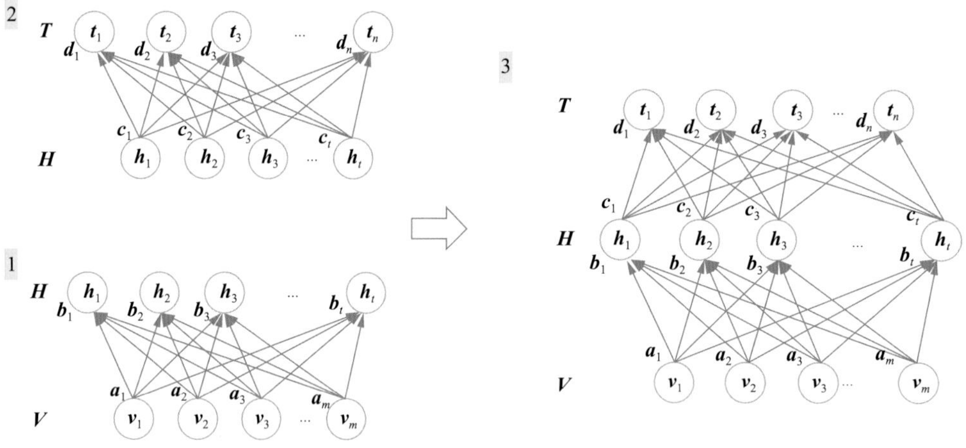

图 9.2　深度特征提取

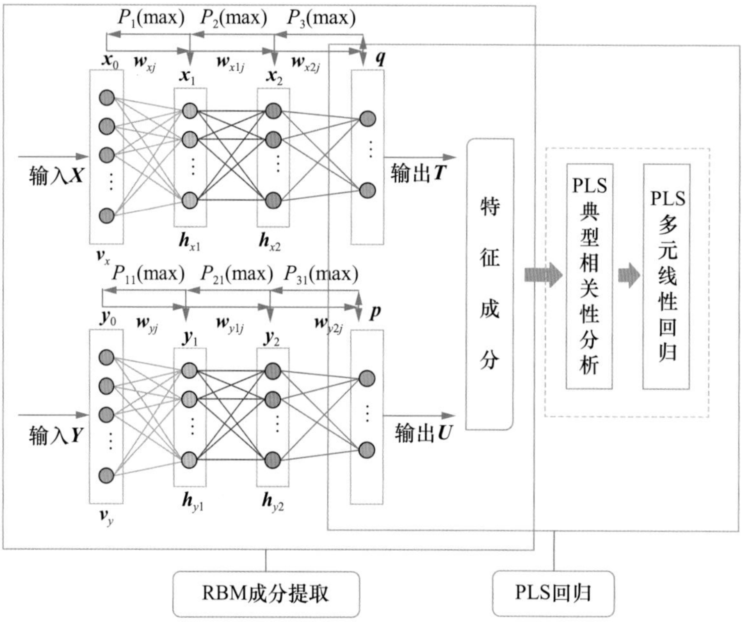

图 9.3　RBM-PLS 结构图

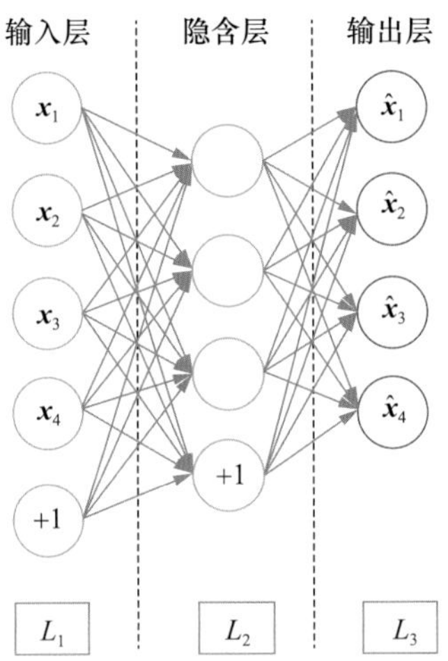

图 9.4　$s<n$ 的自编码器

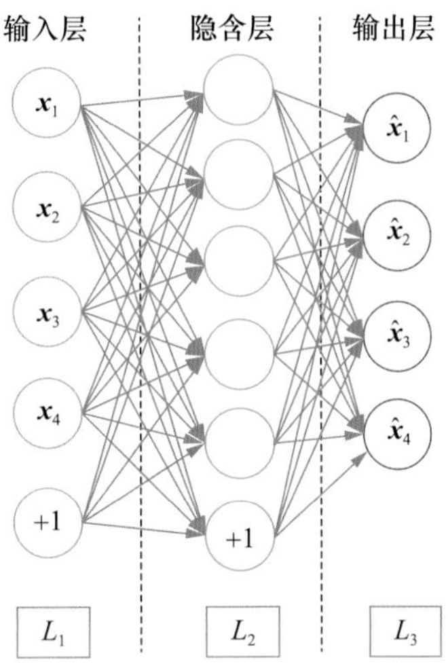

图 9.5　$s>n$ 的自编码器

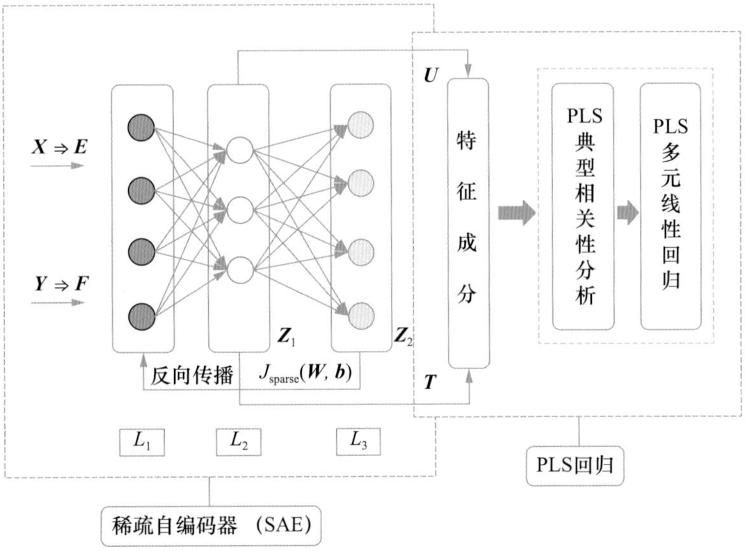

图 9.6　SAE-PLS 结构图

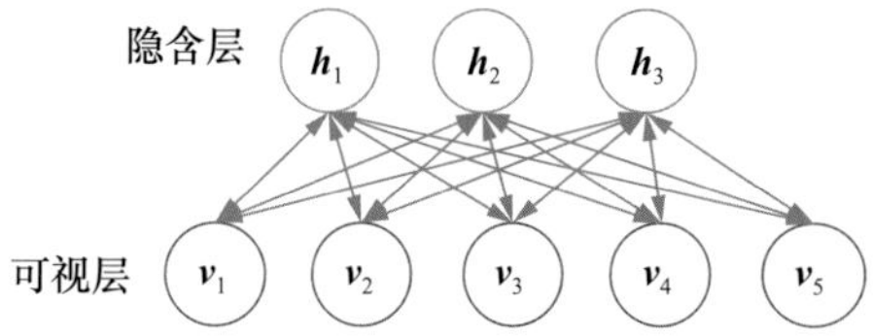

图 9.7 **RBM 结构图**

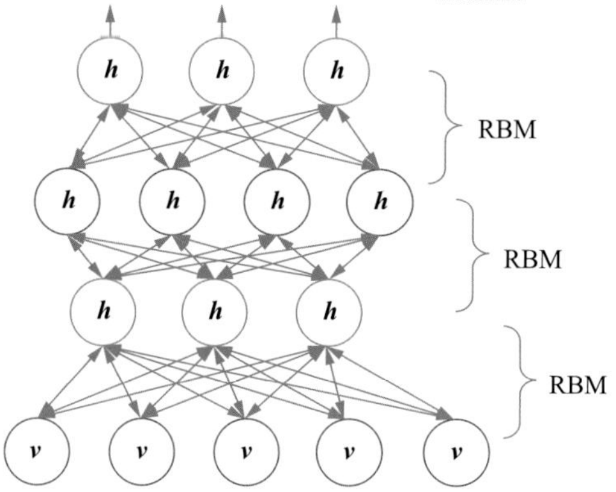

图 9.8 **DBN 模型结构图**

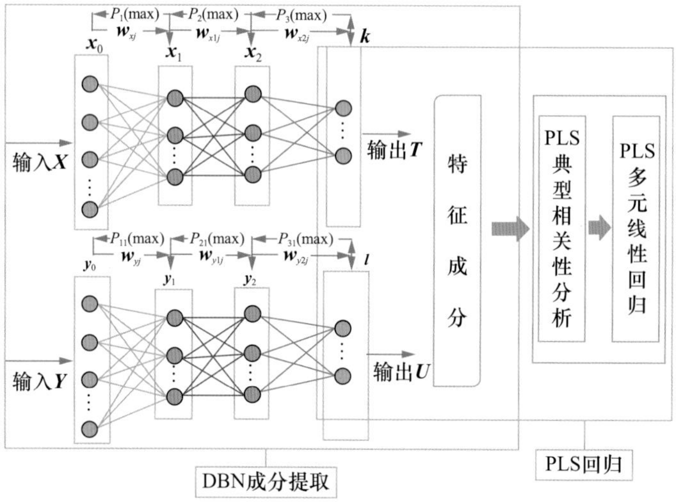

图 9.9 **DBN-PLS 结构图**

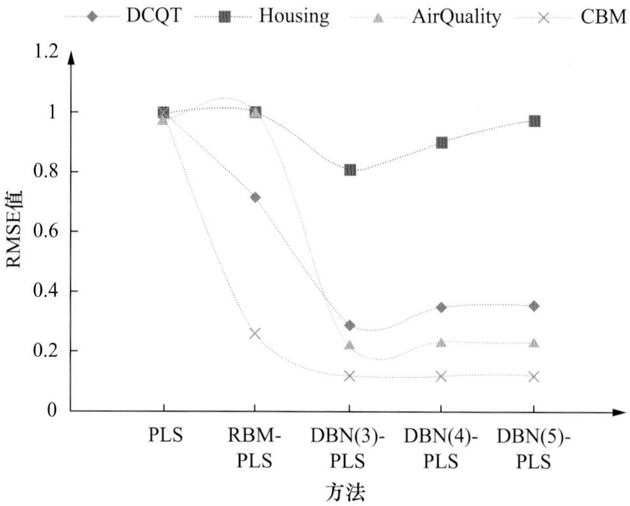

图 9.10 **4 组实验数据下各方法 RMSE 值比较**

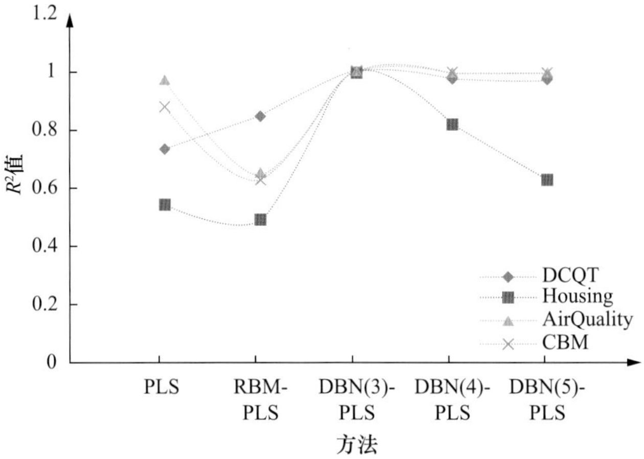

图 9.11　4 组实验数据下各方法 R^2 值比较

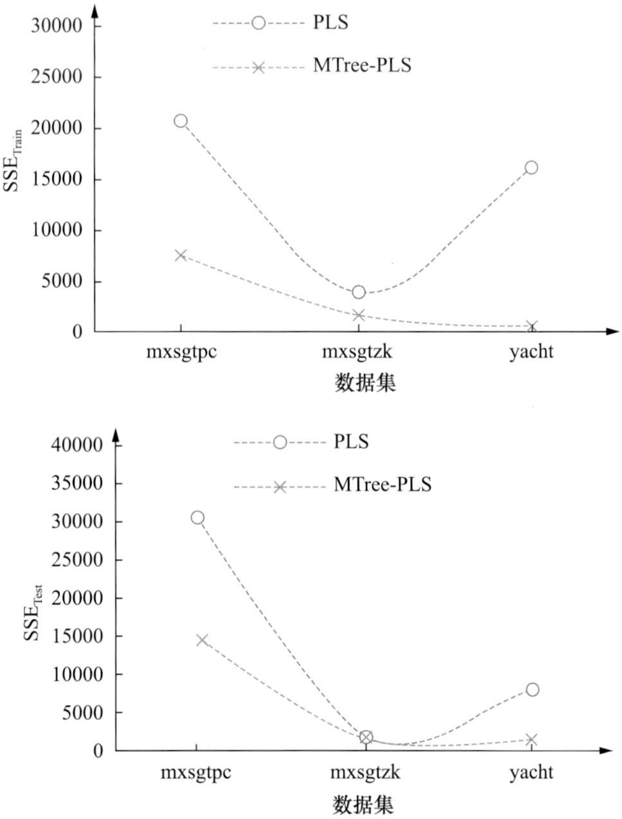

图 10.2　PLS 和 MTree-PLS 的 SSE_{Train} 和 SSE_{Test}

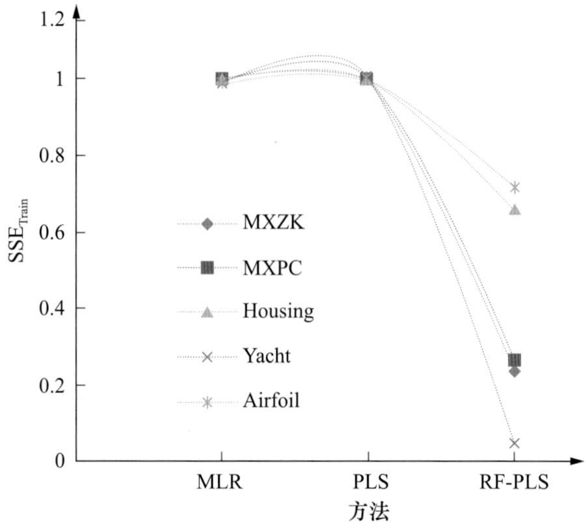

图 10.5　5 组实验数据下各方法 SSE_{Train} 比较

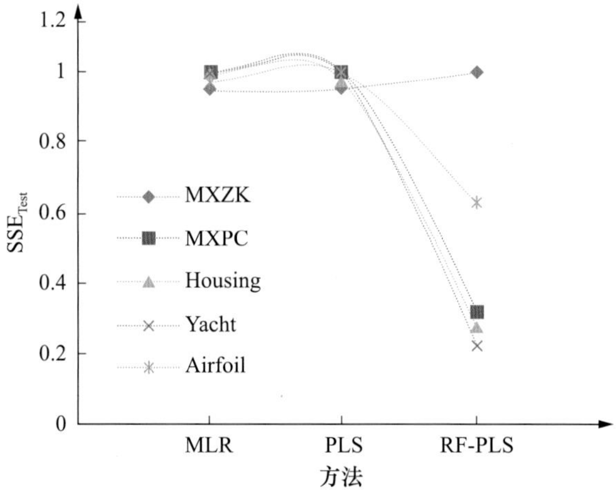

图 10.6　5 组实验数据下各方法 SSE_{Test} 比较

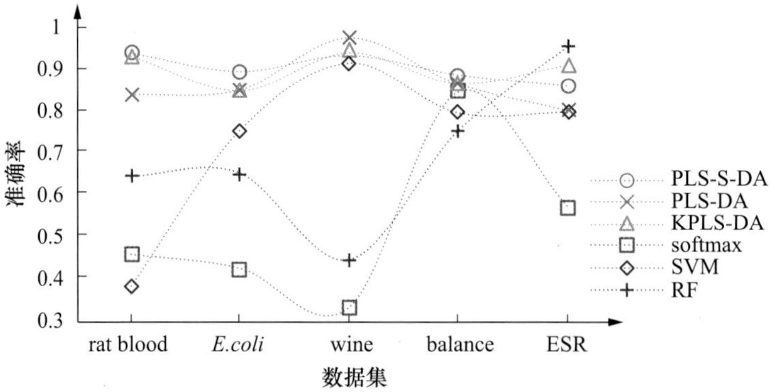

图 10.9　6 种算法准确率比较

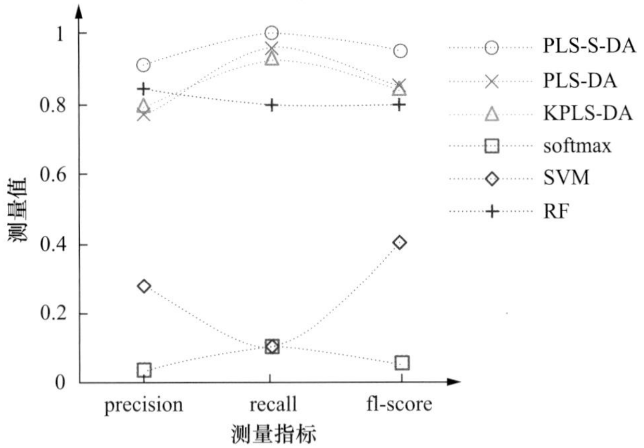

图 10.10　6 种算法对寒药的识别率的比较

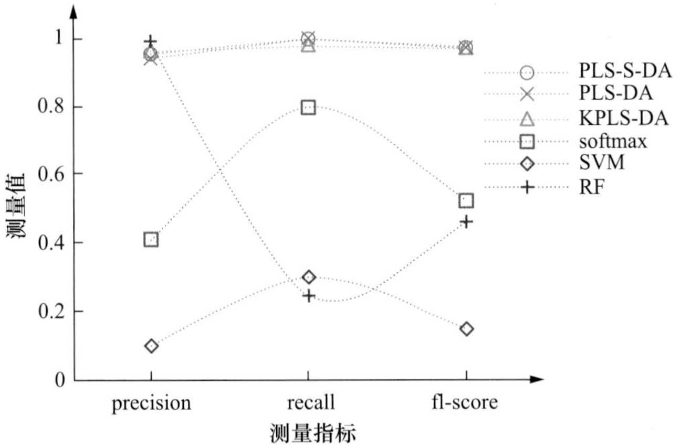

图 10.11　6 种算法对热药的识别率的比较